John R. Hampton
Vertaald door
Piet Machielse
m.m.v. mevrouw Fiona M. Walker R.N.

150 ECG-problemen

John R. Hampton
Vertaald door
Piet Machielse
m.m.v. mevrouw Fiona M. Walker R.N.

150 ECG-problemen

Bohn
Stafleu
van Loghum

Houten, 2016

Tweede (ongewijzigde) druk, Bohn Stafleu van Loghum, Houten 2016

ISBN 978-90-368-1373-0 **ISBN 978-90-368-1374-7 (eBook)**
DOI 10.1007/978-90-368-1374-7

Vertaald door: Piet Machielse
Deze vertaling is verschenen met instemming van Churchill Livingstone
Met dank aan mevrouw Fiona M. Walker R.N.

NUR 879
Omslagontwerp: Studio Imago, Amersfoort
Basisontwerp binnenwerk: Studio Imago, Marleen Klein Brinke, Amersfoort

Bohn Stafleu van Loghum
Het Spoor 2
Postbus 246
3990 GA Houten

www.bsl.nl

Voorwoord

Het leren interpreteren van ECG's met de boeken *The ECG made easy* of *The ECG in practice* gaat lang goed, maar het gaat nooit ver genoeg. Zoals zo vaak in de geneeskunde is er geen vervanging voor ervaring en om het beste uit het ECG te halen bestaat er geen vervanging om grote aantallen ECG's te beoordelen. ECG's dienen gezien te worden in de context van de patiënt van wie het ECG is gemaakt. Je dient te leren de verschillen te waarderen voor zowel het normale als het afwijkende patroon dat gepaard gaat met de verschillende aandoeningen, en te bedenken hoe het ECG je kan helpen bij het patiëntenmanagement.
Hoewel niet één boek de vervanging kan zijn voor de praktische ervaring, komt het boek *150 ECG-problemen* een stap dichterbij de klinische wereld dan boeken die eenvoudigweg proberen ECG-interpretatie te leren. Dit boek laat 150 klinische problemen zien in de vorm van eenvoudige casuïstiek, met de relevante ECG's. Het nodigt de lezer uit de ECG's eerst zelf te interpreteren in het licht van de kliniek, besluiten te nemen en een plan van aanpak te formuleren, voordat de interpretatie wordt bekeken. Bij het zien van de interpretatie kan de wens naar meer informatie ontstaan, waarop men de boeken *The ECG made easy* of *The ECG in practice* kan raadplegen.
De ECG's in dit boek variëren van eenvoudig tot complex. Ongeveer eenderde van de problemen is van een zodanig niveau dat een medisch student ze moet kunnen oplossen, en dat iemand die het boekje *The ECG made easy* heeft gelezen, ze moet kunnen beantwoorden. Eenderde deel moet beoordeeld kunnen worden door een afdelingsarts, een specialistisch verpleegkundige of een ambulanceverpleegkundige. Zij kunnen dit zeker ook doen als zij het boekje *The ECG in practice* hebben gelezen. Eenderde van de ECG's ten slotte is een uitdaging voor de specialist in opleiding. Er is een grove indeling gemaakt voor de moeilijkheidsgraad, variërend van één, twee of drie sterren; één ster staat voor erg gemakkelijk en drie sterren voor erg moeilijk.
De ECG's staan in een willekeurige volgorde en zijn niet gerangschikt op moeilijkheidsgraad. Dit is bedoeld om de aandacht vast te houden en de lezer uit te dagen eerst het ECG te beoordelen alvorens naar de moeilijkheidsgraad te kijken. Daarmee wordt de werkelijkheid nagebootst: je weet

nooit welke patiënt makkelijk en welke moeilijk te diagnosticeren of te behandelen is.

150 ECG-problemen is de succesvolle opvolger van *100 ECG-problemen* dat in 1997 werd uitgegeven. De populariteit heeft me aangemoedigd meer voorbeelden te laten zien van gewone afwijkingen en ook van enkele problemen die niet in de eerdere versie gepubliceerd konden worden. Ik hoop dat de lezer het boek *150 ECG-problemen* een aangename en makkelijke manier vindt om ECG's te leren lezen en beoordelen.

John R. Hampton
Nottingham

Moeilijkheidsgraad	*	makkelijk
	**	moeilijk
	***	erg moeilijk

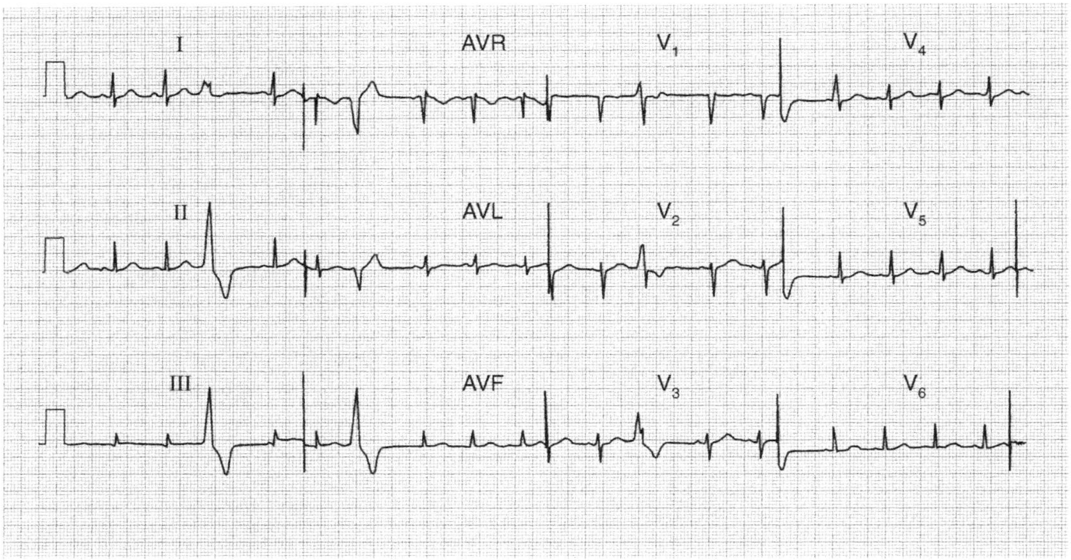

ECG 1 Dit ECG is van een 25-jarige zwangere patiënte die klaagt over een onregelmatige hartslag. Bij auscultatie wordt er een zachte systolische souffle gehoord, maar verder leek haar hart normaal. Wat laat het ECG zien en wat zou je eraan doen?

ANTWOORD 1

ECG-beoordeling:

- sinusritme
- ventriculaire extrasystolen
- normale as
- normale QRS-complexen en T-toppen

Klinische interpretatie

De extrasystolen zijn vrij regelmatig, maar verder is het een normaal ECG. Ventriculaire extrasystolen zijn vrij normaal tijdens de zwangerschap en een systolische souffle is vrij algemeen. Haar hart is zo goed als zeker normaal.

Wat te doen

Onthoud dat een anemie een vrij algemene oorzaak is van een systolische souffle. Bij twijfel kan de ernst van de souffle worden vastgesteld met een echo van het hart, maar dat dient niet bij iedere zwangere gedaan te worden. Om ogenschijnlijk ernstige souffles vast te stellen, kan hiermee gewacht worden tot na de bevalling. De patiënt dient gerustgesteld te worden en men hoeft de extrasystolen niet te behandelen.

Samenvatting
Sinusritme met ventriculaire extrasystolen.

Moeilijkheidsgraad: ★

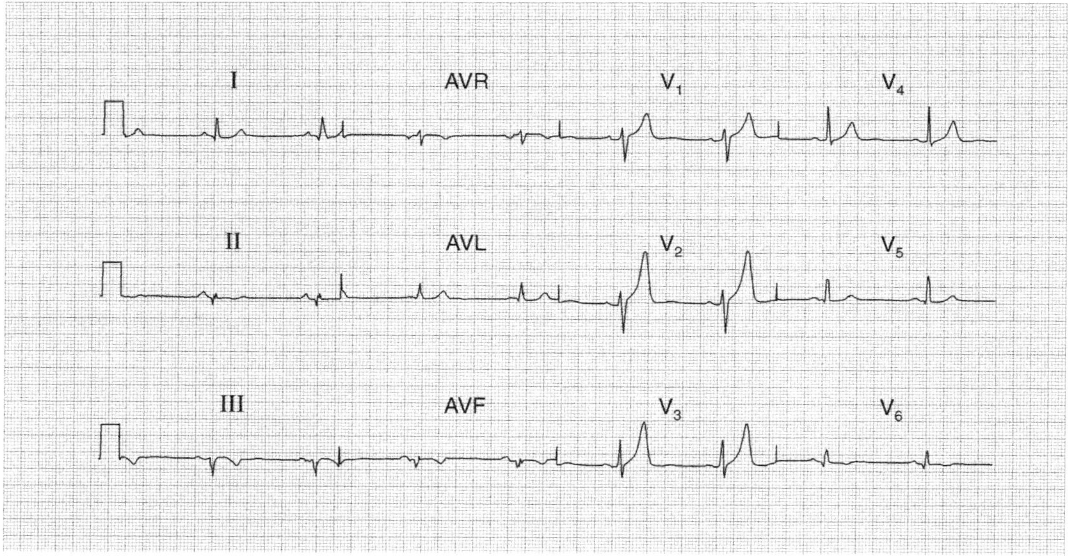

ECG 2 Een 60-jarige patiënt werd gezien op de polikliniek met klachten van een vage pijn op de borst bij inspanning. Hij heeft nooit pijn in rust gehad. Wat toont het ECG en wat zou je er vervolgens aan doen?

ANTWOORD 2

ECG-beoordeling:

- sinusritme
- normale as
- een smalle Q in de afleidingen II, III en AVF
- bifasische T in de afleidingen II en V_6; negatieve T in III en AVF
- hoge spitse T's in V_1-V_2

Klinische interpretatie

De Q's in de onderwandafleiding, samen met de negatieve T's, wijzen op een oud onderwandinfarct. Het gelijktijdig hebben van spitse T's in de voorwandafleidingen kan het gevolg zijn van hyperkaliëmie of ischemie, en vaak is het een normale variant.

Wat te doen

De patiënt heeft mogelijk in het verleden een myocard-infarct doorgemaakt, met als gevolg zijn vage pijn op de borst door cardiale ischemie. Men dient bedacht te zijn op risicofactoren (roken, bloeddruk, cholesterol) en mogelijk dient er langdurig behandeld te worden met aspirine en statines (lipideverlagend middel). Een inspanningsproef is de beste keuze om erachter te komen of er sprake is van coronairlijden dat een angiografie rechtvaardigt.

Samenvatting
Oud voorwandinfarct.

Moeilijkheidsgraad: ★

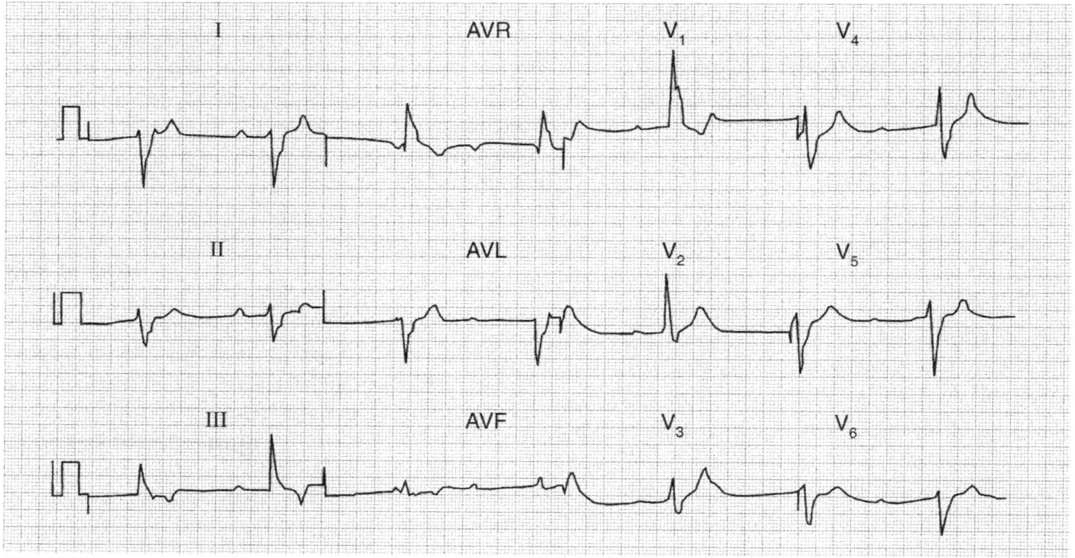

ECG 3 Een 80-jarige vrouw met duizeligheidsklachten is gevallen en heeft haar heup gebroken. Toen ze gevonden werd, had ze een trage pols. Dit is haar ECG. De chirurgen willen haar zo snel mogelijk opereren, maar de anesthesist is hier niet blij mee. Wat zie je op het ECG en wat ga je doen?

ANTWOORD 3

ECG-beoordeling:

- compleet blok
- ventrikelfrequentie 45/min

Klinische interpretatie

Bij een compleet hartblok is er geen relatie tussen P-top (hier met een frequentie van 70/min) en QRS-complexen. Het ventriculaire 'escape'-ritme heeft verbrede QRS-complexen en abnormale T's. Verder is het ECG niet te beoordelen.

Wat te doen

Indien er geen voorgeschiedenis voorhanden is van een mogelijk doorgemaakt hartinfarct, heeft deze vrouw zo goed als zeker een chronisch blok: de val zou wel of niet veroorzaakt kunnen zijn door een Adams-Stokes-aanval. Er dient, om de morbiditeit te verlagen, zo snel mogelijk een permanente (interne) pacemaker gegeven te worden. Indien een permanente pacing niet direct voorhanden is, zal men de preoperatieve fase met een tijdelijke (externe) pacing moeten overbruggen.

Samenvatting

Compleet (derdegraads) blok.

Moeilijkheidsgraad: *

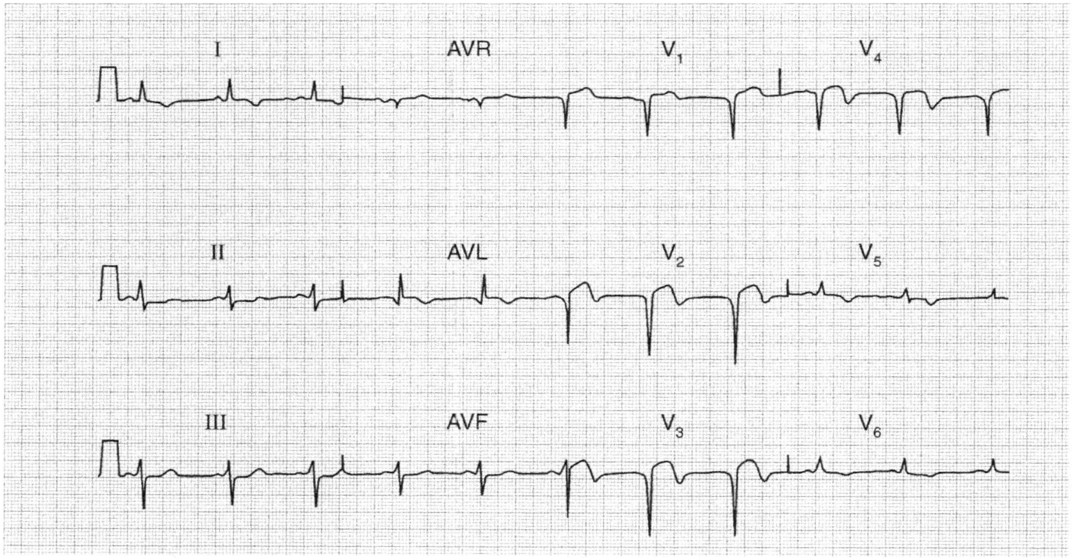

ECG 4 Een man van 50 jaar meldt zich op de spoedeisende hulp (SEH) met een ernstige pijn op de borst die al achttien uur bestaat. Wat zie je op het ECG en wat ga je doen?

ANTWOORD 4

ECG-beoordeling:

- sinusritme
- normale as
- Q's in V_2-V_4
- ST-segmentelevatie in V_2-V_4
- negatieve T's in de afleidingen I, AVL en V_2-V_6

Klinische interpretatie

Dit is een klassiek acuut voorwandinfarct.

Wat te doen

Sinds het ontstaan van de pijn is er al achttien uur verstreken, waardoor deze patiënt niet meer in aanmerking komt voor trombolyse. Wanneer deze patiënt nog steeds pijn aangeeft en er niet goed uitziet, kan trombolyse alsnog gegeven worden, tenzij er goede redenen zijn om het niet te doen. In veel gevallen zal er gestart worden met pijnbestrijding en aspirine, en moet hij opgenomen worden ter observatie.

Samenvatting
Acuut voorwandinfarct.

Moeilijkheidsgraad: ★

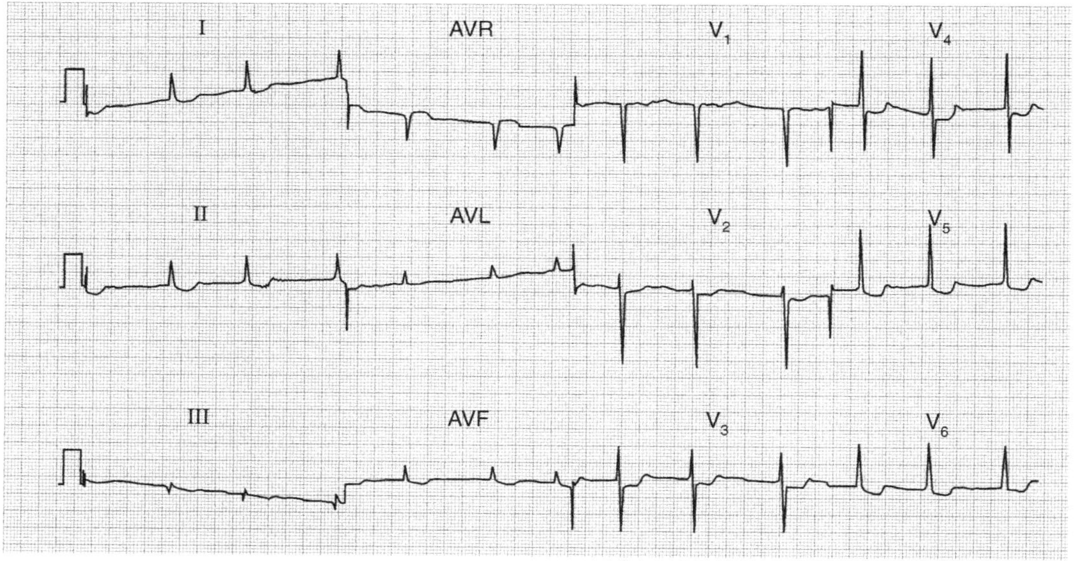

ECG 5 Dit is het ECG van een 60-jarige patiënte met een reumatische hartaandoening. Zij heeft een hartfalen, maar dit wordt behandeld, en zij was tot op heden niet kortademig. Wat zie je op het ECG en welke vraag kan hier gesteld worden?

ANTWOORD 5

ECG-beoordeling:

- atriumfibrillatie met een ventrikelrespons van 60-65/min
- normale as
- normale QRS-complexen
- prominente U-golf in V_2
- negatief weglopend ST-segment, het best te zien in V_5-V_6

Klinische interpretatie

Het negatief weglopen van het ST-segment toont aan dat er digoxine is gegeven. De ventrikelrespons is goed onder controle. De aanwezige U-golf in V_2 kan duiden op een hypokaliëmie.

Wat te doen

Vraag de patiënt naar haar eetlust; het eerste symptoom van een digoxine-intoxicatie is verminderde eetlust, gevolgd door misselijkheid en braken. Wordt de patiënt met diuretica behandeld, controleer dan het kalium. Een laag kalium versterkt het digoxine-effect. Indien er getwijfeld wordt, kan een digoxinespiegel bepaald worden.

Samenvatting
Atriumfibrillatie met digoxine-effect.

Moeilijkheidsgraad: ★★

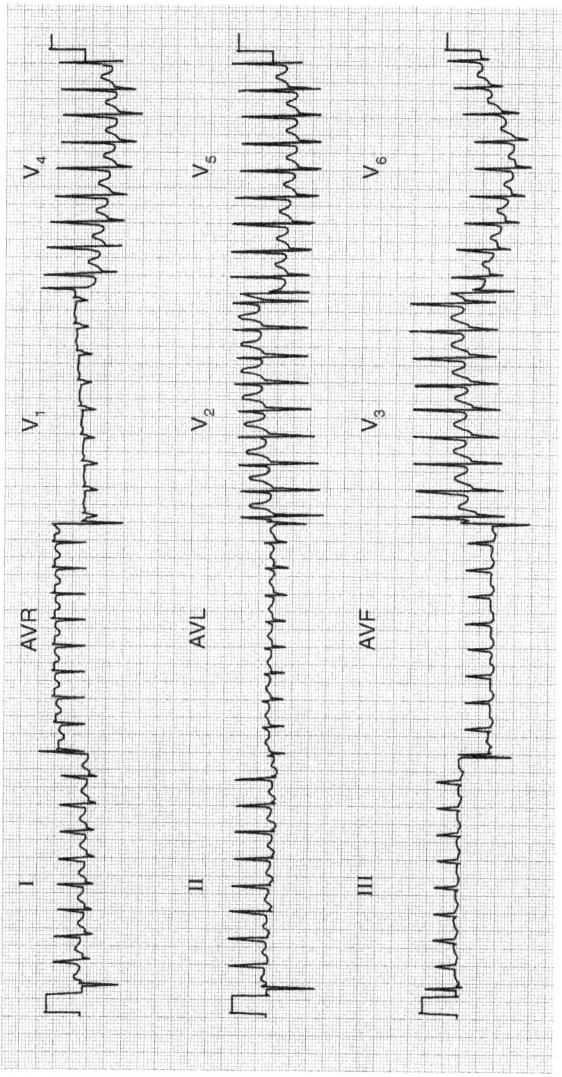

ECG 6 Dit ECG is van een 26-jarige vrouw die last heeft gehad van palpitaties. Zij wordt op de SEH gepresenteerd met palpitaties. Wat zie je op het ECG en wat ga je doen?

ANTWOORD 6

ECG-beoordeling:

- smal complex tachycardie, frequentie ongeveer 200/min
- geen zichtbare P-toppen
- normale as
- regelmatige QRS-complexen
- normale QRS-complexen, ST-segmenten en T-toppen

Klinische interpretatie

Dit is een supraventriculaire tachycardie en omdat er geen P-toppen zichtbaar zijn, wordt dit een junctie- of atrioventriculaire (AV) tachycardie genoemd.

Wat te doen

Een junctietachycardie is de meest voorkomende vorm van een paroxismale tachycardie bij jonge mensen en is de meest aannemelijke verklaring van haar klachten van palpitaties uit voorgaande periodes. AV-tachycardieën kunnen beëindigd worden door een van de vele manoeuvres te gebruiken die een vagusprikkeling geven, zoals de Valsalva-manoeuvre, carotis-sinusmassage, of het gelaat in erg koud water dompelen. Als dit niet helpt, dient er intraveneus een bolus adenosine gegeven te worden. Adenosine heeft een zeer korte halfwaardetijd, maar kan de patiënt laten gloeien en af en toe astma veroorzaken. Als de adenosine niet helpt, kan verapamil 5-10 mg als bolus intraveneus gegeven worden, waarna het ritme meestal herstelt. Zo niet, dan is een cardioversie geïndiceerd.

Samenvatting
Junctie (atrioventriculaire nodale re-entry) tachycardie.

Moeilijkheidsgraad: ★

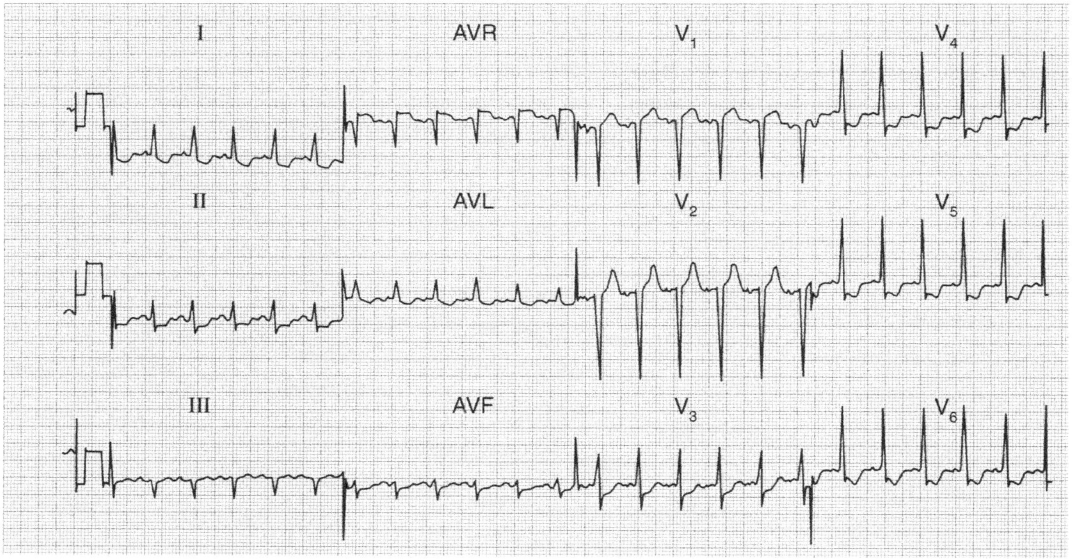

ECG 7 Dit ECG werd op de SEH gemaakt van een 55-jarige man die zes uur geleden pijn op de borst in rust heeft gehad. Bij lichamelijk onderzoek zijn geen afwijkingen gevonden. Wat zie je op het ECG en wat ga je doen?

ANTWOORD 7

ECG-beoordeling:

- sinusritme
- normale as
- normaal QRS-complex
- ST-depressie – horizontaal in V_3-V_4 en negatief weglopend in I, AVL, V_5-V_6

Klinische interpretatie

Het ECG laat ischemie over de voorwand en lateraal zien, zonder bewijs voor een infarct. Samen met de anamnese luidt de diagnose instabiele angina pectoris.

Wat te doen

Er is geen enkel bewijs dat hier voordeel te halen zal zijn met trombolyse. De patiënt moet aspirine krijgen, intraveneus heparine en nitraten. Op het moment van het maken van het ECG had de patiënt een sinustachycardie (hartfrequentie van 130/min). Wanneer deze niet snel genoeg daalt, kan intraveneus een bèta-blokker gegeven worden.

Samenvatting
Anterolaterale ischemie.

Moeilijkheidsgraad: ★

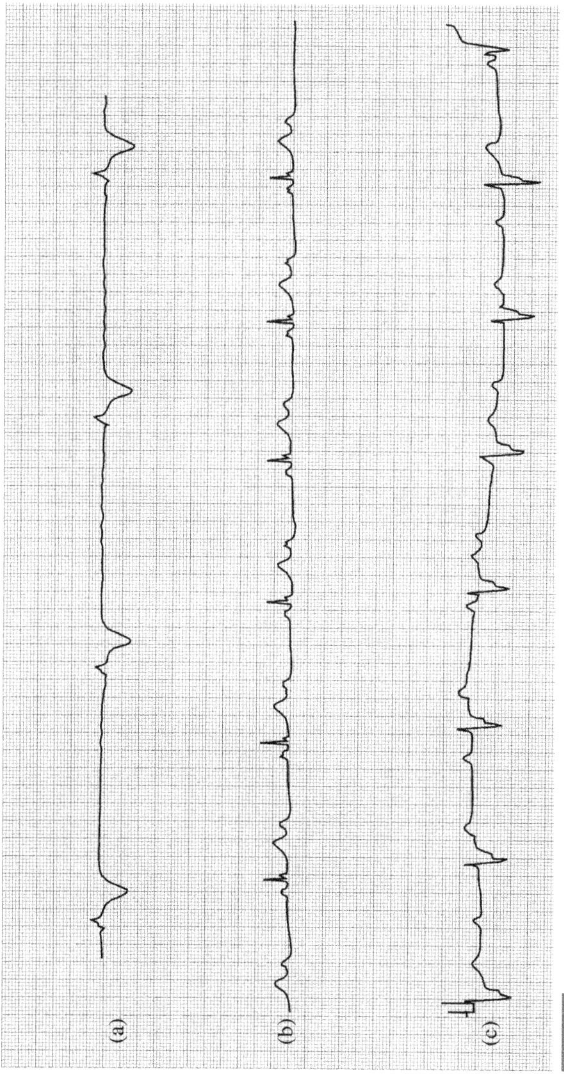

ECG 8 Deze drie ritmestroken zijn van drie verschillende patiënten (allen afleiding II). Al deze patiënten hadden de leeftijd van 80 en klachten van kortademigheid. Welke andere klachten zij ook mogen hebben, welke diagnose zou je stellen en wat is de mogelijke behandeling?

ANTWOORD 8

ECG-beoordeling:

a Geen zichtbare P-toppen en een onregelmatige basislijn; breed QRS-complex, regelmatig en traag.
b In de voortgeleide slagen is de PR-interval gelijk. De tweede smalle deflectie na de R is geen P-top, maar is onderdeel van het QRS-complex.
c Er is totaal geen relatie tussen de P-toppen en het QRS-complex.

Klinische interpretatie

Enkelvoudige ECG-afleidingen mogen alleen gebruikt worden om het ritme te bepalen, waarbij iedere andere interpretatie onbetrouwbaar is.

Wat te doen

Al deze patiënten zullen last hebben van hun bradycardie; bijkomende klachten kunnen zijn: angina, duizeligheid en collaps (Adams-Stokes). In iedere casus zal de waarschijnlijkheidsdiagnose idiopathische fibrose van het voortgeleidingssysteem luiden. Bijna alle cardiale aandoeningen kunnen samengaan met een blok – reumatoïde aandoeningen, ischemie, cardiomyopathie, trauma, metastasen, enzovoort. Bij de oudere patiënt gaat het blok vaak samen met een verkalkte aortaklep. Ongeacht hun leeftijd zullen deze patiënten veel baat hebben bij een permanente pacemaker.

Samenvatting

a Atriumfibrillatie met een totaal blok.
b Tweedegraads blok (2:1).
c Compleet (derdegraads) blok.

Moeilijkheidsgraad: ★★

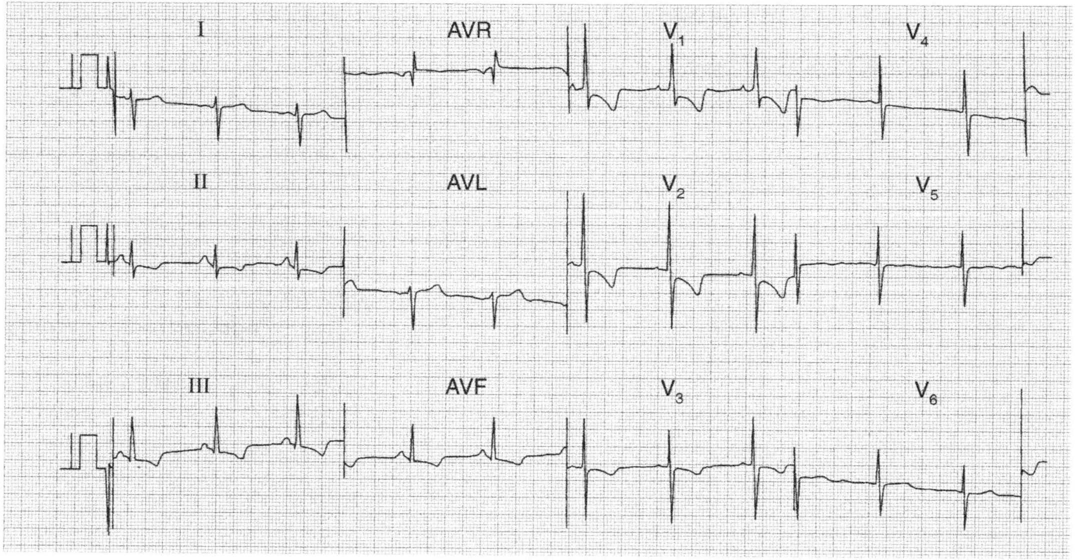

ECG 9 Een 40-jarige vrouw wordt naar de polikliniek verwezen in verband met toegenomen kortademigheid. Wat zie je op het ECG, welke lichamelijke klachten kun je verwachten en wat is het mogelijk onderliggende probleem? Wat zou je kunnen doen?

ANTWOORD 9

ECG-beoordeling:

- sinusritme
- spitse P-toppen, goed te zien in afleiding II
- rechterasdeviatie
- dominante R in V_1
- diepe S in V_6
- negatieve T-toppen in II, III, AVF, V_1-V_3

Klinische interpretatie

De combinatie van een rechteras, dominante R in V_1 en negatieve T's die vanuit de rechterkant van het hart komen, is klassiek voor een ernstige rechterventrikelhypertrofie. Rechterventrikelhypertrofie kan zijn oorzaak hebben in een congenitale hartafwijking, of secundaire pulmonale hypertensie ten gevolge van een mitralisklepprobleem, longziekten, of een longembolie. De symptomen die bij een rechterventrikelhypertrofie passen, zijn een links parasternale verheffing en een verplaatste, diffuse harttoon. Er kan een luide, tweede harttoon te horen zijn. De druk in de vena jugularis kan verhoogd zijn en er is een karakteristieke, tikkende A-golf in de vena-jugularispols.

Wat te doen

De twee hoofdoorzaken van pulmonale hypertensie van deze ernst bij deze 40-jarige patiënt zijn de recidiverende longembolie en de primaire pulmonale hypertensie. Klinisch is het moeilijk te differentiëren tussen beide, maar een scan van de longen zou uitkomst kunnen bieden. In beide gevallen is anticoagulantia geïndiceerd. Deze patiënt leed primair aan pulmonale hypertensie en moet uiteindelijk voor een hart-longtransplantatie gaan.

Samenvatting
Ernstige rechterventrikelhypertrofie.

Moeilijkheidsgraad: ★

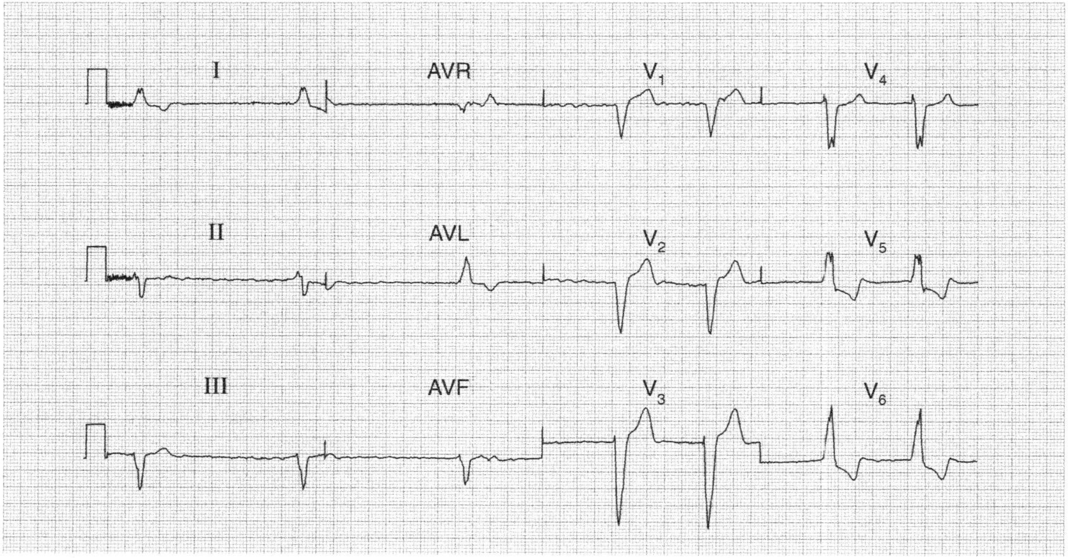

ECG 10 Dit ECG is van een 80-jarige man die klachten had van kortademigheid en een gezwollen enkel die de laatste maanden steeds ernstiger werden. Hij had geen klachten van pijn op de borst en slikte geen medicijnen. Hij had een trage pols en tekenen van hartfalen. Wat zie je op het ECG en wat ga je eraan doen?

ANTWOORD 10

ECG-beoordeling:

- atriumfibrillatie met een ventrikelrespons van 40/min
- linkeras
- linkerbundeltakblok (LBTB)

Klinische interpretatie

Wanneer je een ECG te beoordelen krijgt met een linkerbundeltakblok erop, is verdere interpretatie doorgaans niet mogelijk. Je ziet hier een atriumfibrillatie met een trage ventrikelrespons, wat inhoudt dat er een trage voortgeleiding is over de bundel van His en de linkerbundeltak.

Wat te doen

Het is altijd van belang om de oorzaak van hartfalen op te sporen. Het trage ventriculaire ritme is niet het belangrijkste maar wel een onderdeel van het probleem. De belangrijkste oorzaken van een linkerbundeltakblok zijn ischemie, aortastenose en cardiomyopathie. Bij deze patiënt kan een echocardiogram uitwijzen of de patiënt een ernstig kleplijden heeft en hoe de linkerventrikelfunctie is afgenomen. Een coronair-angiografie is waarschijnlijk niet geïndiceerd als er geen pijn op de borst is. Het hartfalen dient behandeld te worden met diuretica, een ACE-inhibitor, maar digoxine dient vermeden te worden, omdat het de ventrikelrespons alleen maar verder vertraagt. Hier dient men zeker een permanente pacemaker te overwegen.

Samenvatting
Atriumfibrillatie met een linkerbundeltakblok.

Moeilijkheidsgraad: ★

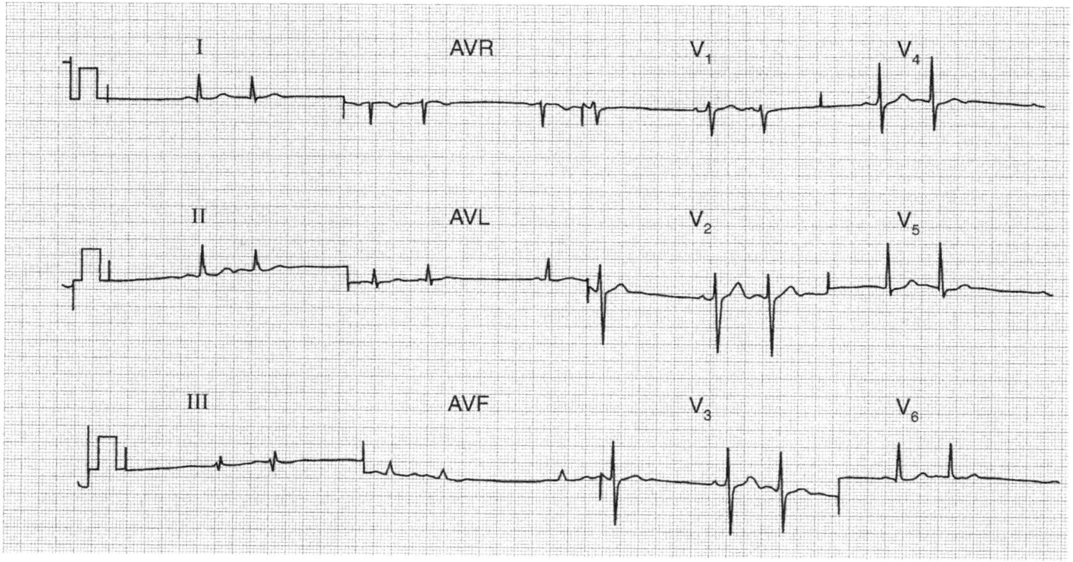

ECG 11 Dit ECG is van een 40-jarige vrouw met klachten van palpitaties, die op het moment van het maken van het ECG aanwezig waren. Welke afwijking zie je?

ANTWOORD 11

ECG-beoordeling:

- sinusritme
- atriale extra's, te zien als vroegvallende slagen met brede abnormale P-toppen (het best te zien in V_2 en V_3)
- extrasystolen, gevolgd door een compensatoire pauze
- normale hartas
- er is een RSR-complex in afleiding III, maar met een smal QRS-complex
- ST-segment en de T-toppen zijn normaal

Klinische interpretatie

Omdat de patiënt de klachten had op het moment van het ECG maken, kunnen we met zekerheid de klachten verklaren, behorend bij dit ECG-beeld. Atriale extrasystolen, zoals junctionele (atrioventriculair nodale) extrasystolen, zijn geen uiting voor een cardiale ziekte.

Wat te doen

Ervan uitgaand dat er niets anders in de voorgeschiedenis is en er tijdens onderzoek geen cardiale aandoening is gevonden, kan de patiënt gerustgesteld worden dat haar hart normaal is.

Samenvatting
Sinusritme met atriale extra's.

Moeilijkheidsgraad: *

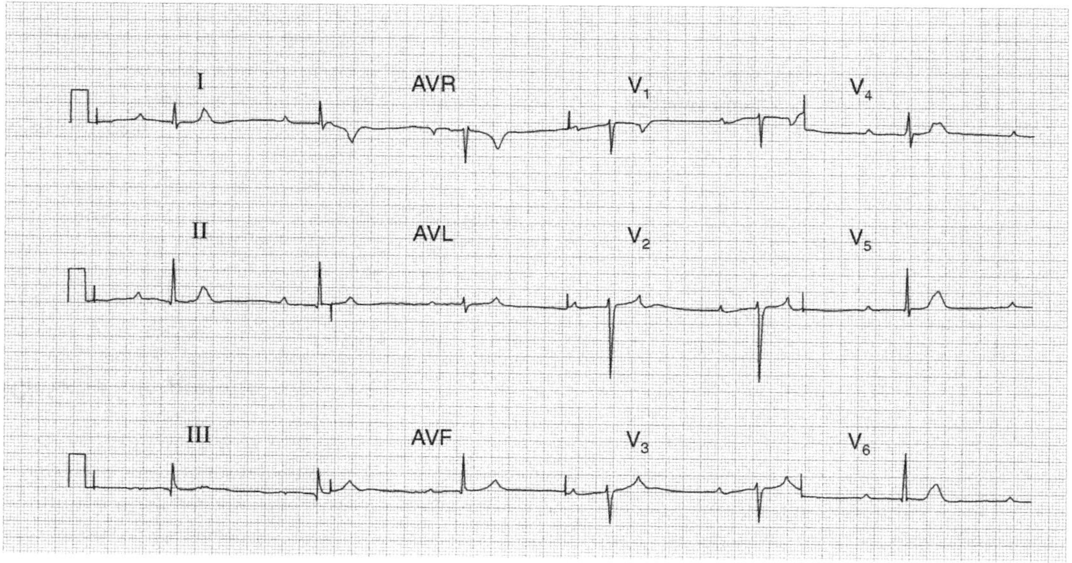

ECG 12 Een 90-jarige patiënte wordt opgenomen met een heupfractuur. Tijdens onderzoek geeft ze aan kortademig te zijn en al enige maanden last van duizeligheid te hebben. Dit is haar preoperatieve ECG. Wat zie je en wat ga je doen?

ANTWOORD 12

ECG-beoordeling:

- tweedegraads AV-blok (2:1)
- verlengd PR-interval (440 ms) in de voortgeleide slagen
- ventrikelrespons ongeveer 40/min
- normaal QRS-complex en T-toppen

Klinische interpretatie

Hoewel bij de trage ventrikelrespons het vermoeden van een compleet blok toeneemt, bewijst het feit dat de PR-interval constant is, dat we te maken hebben met een tweedegraads blok. De niet-voortgeleide P-toppen zijn moeilijk te zien, maar de oplossing ligt in de vreemd gevormde T-toppen, te zien in de voorwandafleidingen. Bij een tweedegraads AV-blok zijn de QRS-complexen smal en de T-toppen normaal.

Wat te doen

Vanwege het feit dat deze patiënte al enige tijd duizelig en kortademig is en dat zowel de voorgeschiedenis als het ECG geen aanwijzingen geven voor een acuut infarct, is het onwaarschijnlijk dat deze afwijkingen nieuw zijn. Ze komt in aanmerking voor een permanente pacemaker; het besluit voor haar acute heup is terecht, maar het geven van een tijdelijke pacemaker vormt het enige probleem. Ideaal is het direct geven van de permanente pacemaker, zodat haar de ingreep van een tijdelijke (externe) pacemaker bespaard blijft.

Samenvatting
Tweedegraads blok (2:1).

Moeilijkheidsgraad: ★

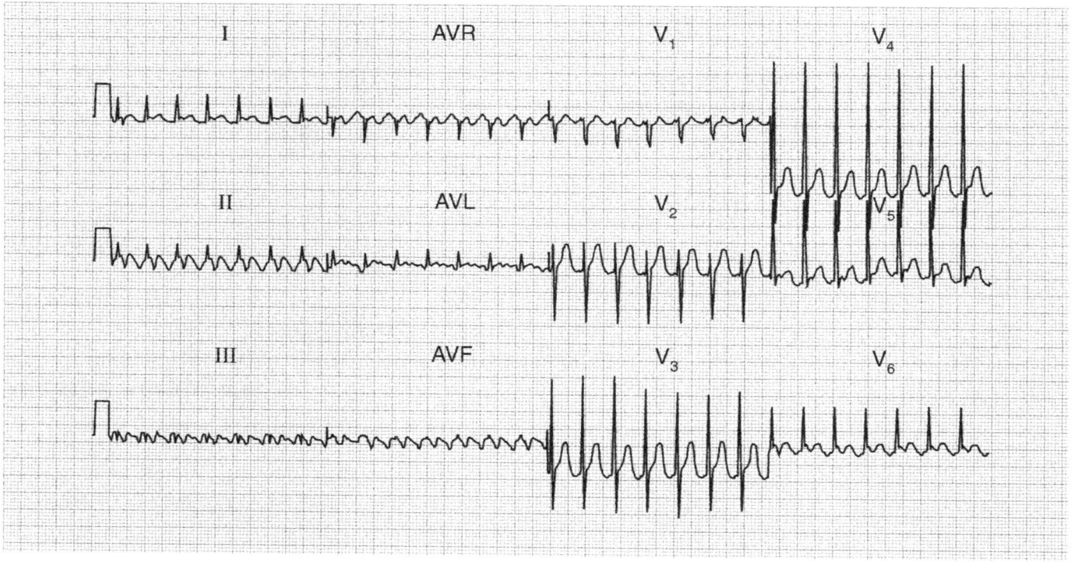

ECG 13 Dit is het ECG van een 40-jarige man die met spoed naar het ziekenhuis werd gebracht met plotseling ontstane klachten en symptomen van ernstig linkerventrikelfalen. Wat zie je op het ECG en wat ga je doen?

ANTWOORD 13

ECG-beoordeling:

- atriumflutter met een 2:1-blok (het best te zien in de afleidingen II, AVR en AVF)
- normale as
- normale QRS-complexen en T-toppen

Klinische interpretatie

Het plotseling ontstaan van de atriumflutter is mogelijk de oorzaak van het hartfalen. Er is niets op het ECG te zien als mogelijke oorzaak voor de aritmie.

Wat te doen

Wanneer een aritmie ernstig hartfalen veroorzaakt, is direct behandelen belangrijker dan het bepalen van de onderliggende oorzaak. Carotis-sinus-massage en adenosine kunnen het blok verergeren, en zullen waarschijnlijk het hart niet omzetten naar een sinusritme. Het is het proberen waard om flecaïnide intraveneus te geven, maar bij een patiënt met een ernstig circulatoir probleem dient men direct over te gaan tot DC-cardioversie.

Samenvatting

Atriumflutter met een 2:1-blok.

Moeilijkheidsgraad: *

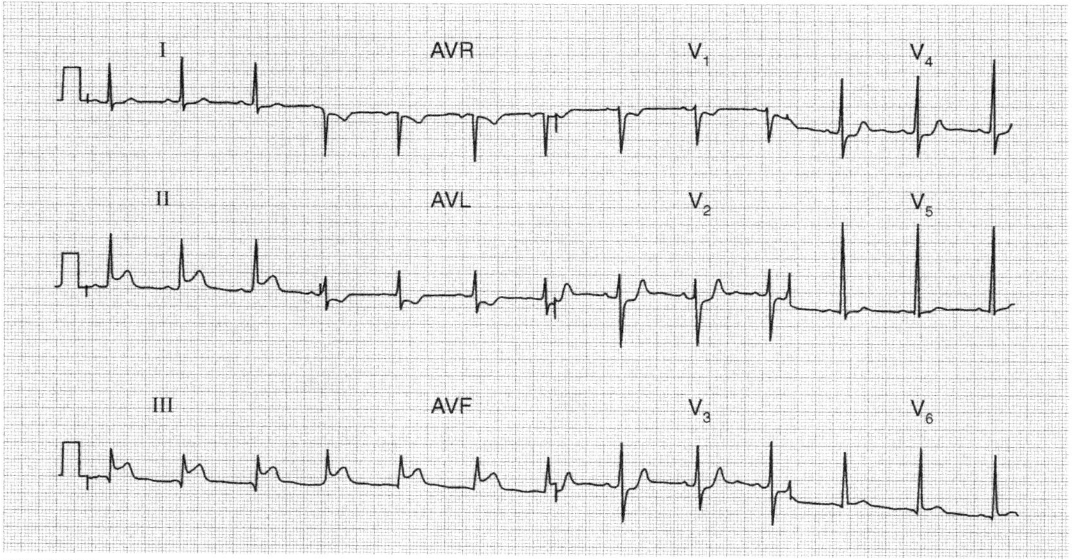

ECG 14 Een 50-jarige man wordt met spoed naar het ziekenhuis gebracht met karakteristieke klachten van pijn op de borst gedurende vier uur. Behalve de kenmerken passend bij de pijn, worden er geen lichamelijke afwijkingen gevonden. Wat zie je op het ECG en wat ga je doen?

ANTWOORD 14

ECG-beoordeling:

- sinusritme
- normale as
- smalle Q's alleen in afleiding III
- ST-elevatie in de afleidingen II, III en AVF, en positieve T's
- T-top-inversie in afleiding AVL
- ogenschijnlijk negatief ST-segment in V_2-V_3

Klinische interpretatie

Een klassiek ECG van een acuut onderwandinfarct, met in afleiding AVL aanwijzing voor ischemie. De snelheid waarin de Q's ontstaan, is wisselend: vergelijk dit met ECG 32, genomen van een patiënt met dezelfde soort klachten en duur.

Wat te doen

Pijnbestrijding is belangrijk. Indien er geen contra-indicaties zijn (bijvoorbeeld verhoogde neiging tot bloeding), dient de patiënt behandeld te worden met aspirine en trombolyse.

Samenvatting
Acuut onderwandinfarct.

Moeilijkheidsgraad: *

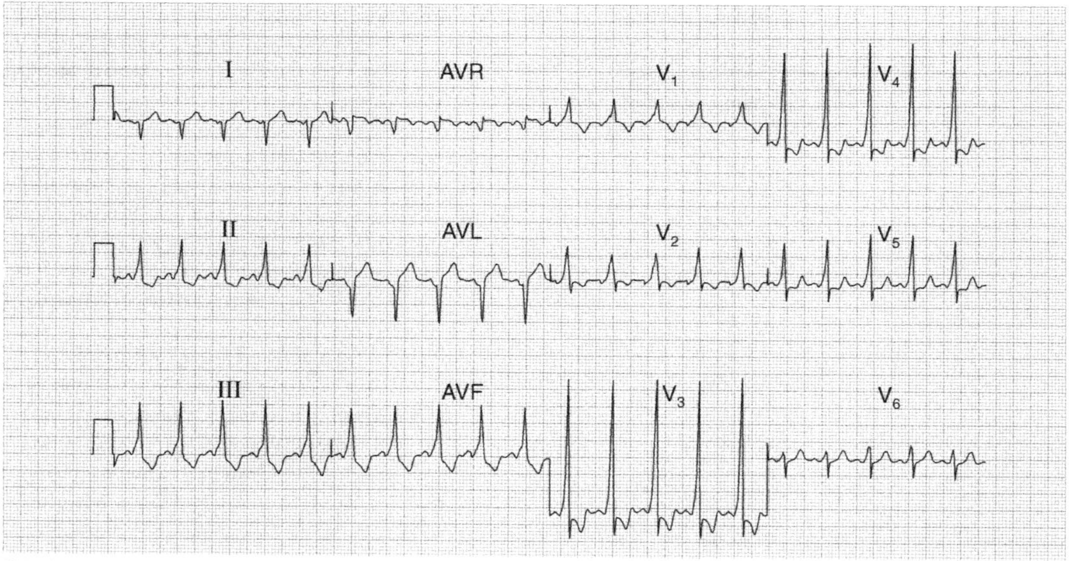

ECG 15 Een 20-jarige student klaagt over palpitaties. De aanvallen zijn één keer per jaar. Het begint onverwacht, hij voelt dat zijn hart snel en regelmatig klopt, wordt snel kortademig en valt flauw. De aanval verdwijnt na enkele minuten. Bij onderzoek worden er geen afwijkingen gevonden en dit is het ECG. Wat doe je?

ANTWOORD 15

ECG-beoordeling:

- sinusritme
- rechteras
- kort PR-interval (112 ms)
- iets verbreed QRS-complex (124 ms)
- vertraagd komvormig been van QRS-(delta)golf
- dominante R in afleiding V_1
- negatieve T's in diverse afleidingen

Klinische interpretatie

Dit is een klassiek Wolff-Parkinson-White-syndroom. De overeenkomst met het ECG van een rechterventrikelhypertrofie is dat het een type A is, met een aan de linkerkant gelegen accessoirebundel. De ECG-veranderingen zoals de rechteras, de dominante R in V_1 en de T-top-veranderingen zijn verder niet van belang.

Wat te doen

De patiënt heeft een duidelijk verhaal van een paroxismale tachycardie, waarbij gedurende de aanval de circulatie duidelijk bedreigd is, doordat hij zich duizelig voelt. Omdat de aanvallen niet frequent voorkomen, heeft een Holter-tape weinig zin voor het vastleggen van de stoornis. Hij dient direct verwezen te worden naar een elektrofysioloog voor een ablatio van de accessoirebundel.

Samenvatting
WPW-syndroom type A.

Moeilijkheidsgraad: *

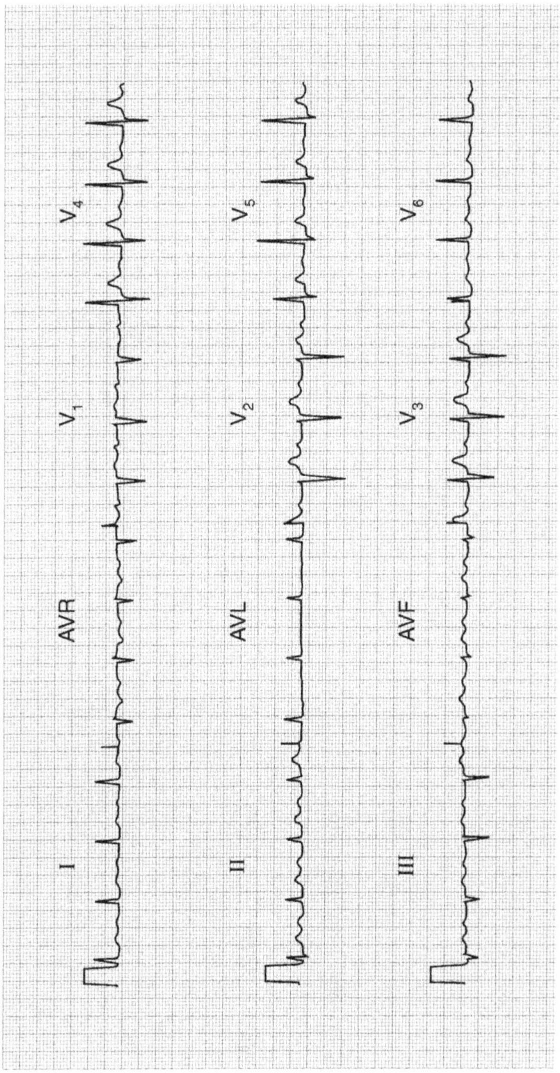

ECG 16 Dit is een ECG van een 75-jarige patiënte met duizeligheidsklachten. Het ECG laat één afwijking zien: wat is daar het belang van?

ANTWOORD 16

ECG-beoordeling:

- sinusritme
- verlengd PR-interval tot 280 ms (het best te zien in de afleidingen V_1 en V_2)
- normale as
- normale QRS-complexen
- normaal ST-segment en T-toppen

Klinische interpretatie

Sinusritme met een eerstegraads AV-blok.

Wat te doen

Een eerstegraads AV-blok zal geen hemodynamische problemen opleveren, en is op zich niet van belang. Echter, wanneer een patiënt klachten heeft die mogelijk veroorzaakt worden door een bradycardie (in dit geval duizeligheid), kunnen er dus periodes zijn van een tweede- of derdegraads AV-blok, of Adams-Stokes-aanvallen, die gepaard gaan met een traag ventrikelritme. De juiste actie hiervoor is om een 24-uurs Holter-tape-recording aan te vragen, en te hopen dat de patiënt weer de klachten van duizeligheid krijgt gedurende het dragen van de tape. Het is dan mogelijk om te bepalen of de duizeligheid al dan niet te maken heeft met een veranderend hartritme. Een eerstegraads AV-blok is op zichzelf geen indicatie om over te gaan tot behandeling met een pacemaker of een andere interventie.

Samenvatting
Sinusritme met een eerstegraads AV-blok.

Moeilijkheidsgraad: ★★

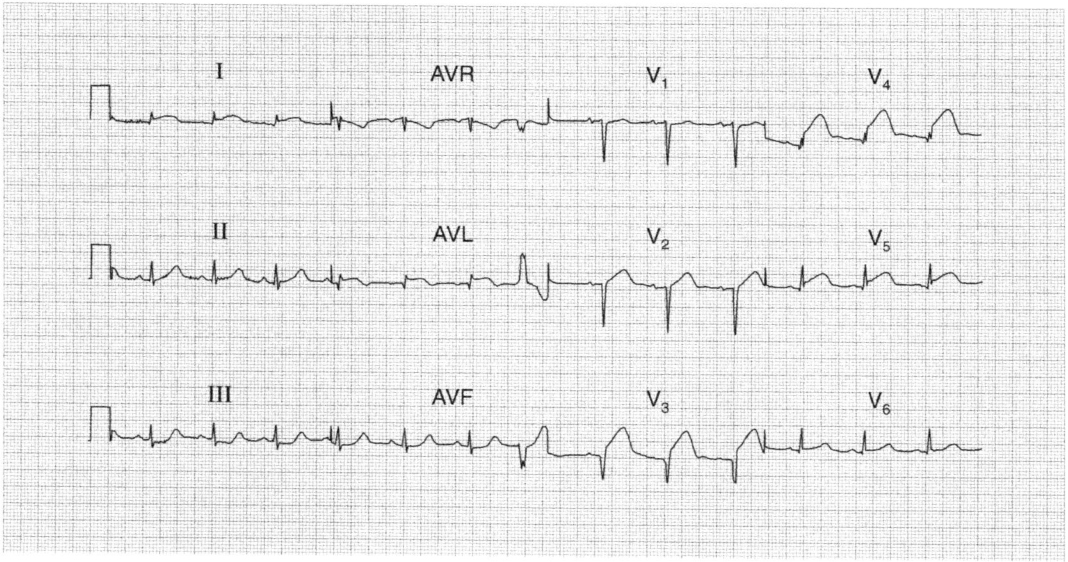

ECG 17 Dit ECG is op de SEH gemaakt van een 60-jarige man met ernstige klachten van pijn op de borst gedurende één uur. Wat zie je en wat ga je doen?

ANTWOORD 17

ECG-beoordeling:

- sinusritme
- één ventriculaire extrasystole
- normale as
- Q's in de afleidingen V_2-V_3; smalle Q's in de afleidingen AVL en V_4
- ST-elevaties in de afleidingen I, AVL en V_3-V_5

Klinische interpretatie

Een acuut anterolateraal infarct. Hoewel de Q in V_3 al duidelijk aanwezig is, passen de ECG-veranderingen goed bij het verhaal van pijn op de borst, die al een uur bestaat.

Wat te doen

De patiënt heeft pijnbestrijding nodig in de vorm van diamorfine. Het ECG laat in diverse afleidingen ST-elevaties van meer dan 2 mm zien. Deze patiënt dient voor trombolyse te gaan, mits er geen contra-indicaties zijn. De behandeling mag niet vertraagd worden door het maken van een thoraxfoto of ander onderzoek, maar dient meteen op de SEH gestart te worden voordat de patiënt naar de CCU/IC vervoerd gaat worden. De ventriculaire extra's hoeven niet behandeld te worden.

Samenvatting
Acuut anterolateraal infarct.

Moeilijkheidsgraad: *

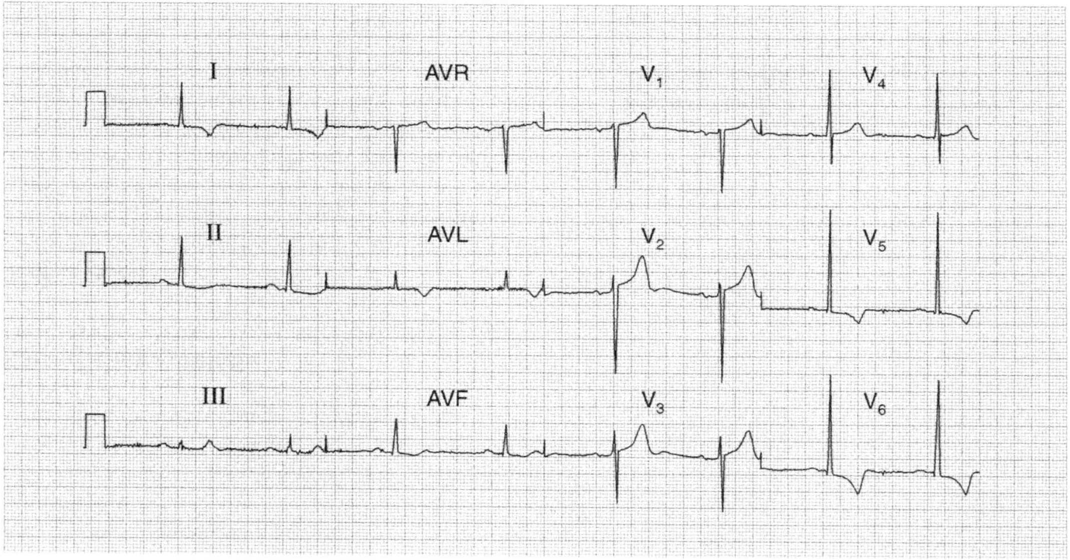

ECG 18 Een 70-jarige gepensioneerde orthopeed belt op met de mededeling dat hij altijd tijdens het golfen duizelig wordt. Je vindt bij lichamelijk onderzoek een systolische souffle, en dit is het ECG. Wat is de diagnose en wat ga je doen?

ANTWOORD 18

ECG-beoordeling:

- sinusritme, frequentie 48/min
- normale as
- normale QRS-tijd, maar de R in afleiding V_5 is 30 mm, en de S in afleiding V_2 is 25 mm.
- negatieve T's in de afleidingen I, AVL en V_5-V_6

Klinische interpretatie

Dit is een klassiek ECG met een linkerventrikelhypertrofie.

Wat te doen

De combinatie van duizeligheid tijdens inspanning, een systolische souffle en het bewijs van een linkerventrikelhypertrofie geven aan dat er een aortastenose is. De volgende stap is het maken van een echocardiogram: bij deze patiënt wordt een gradiënt gevonden van 140 mmHg over de aortaklep, wat op een ernstige aortastenose duidt. Hier is met enige spoed een operatie nodig om de aortaklep te vervangen.

Samenvatting
Linkerventrikelhypertrofie.

Moeilijkheidsgraad: *

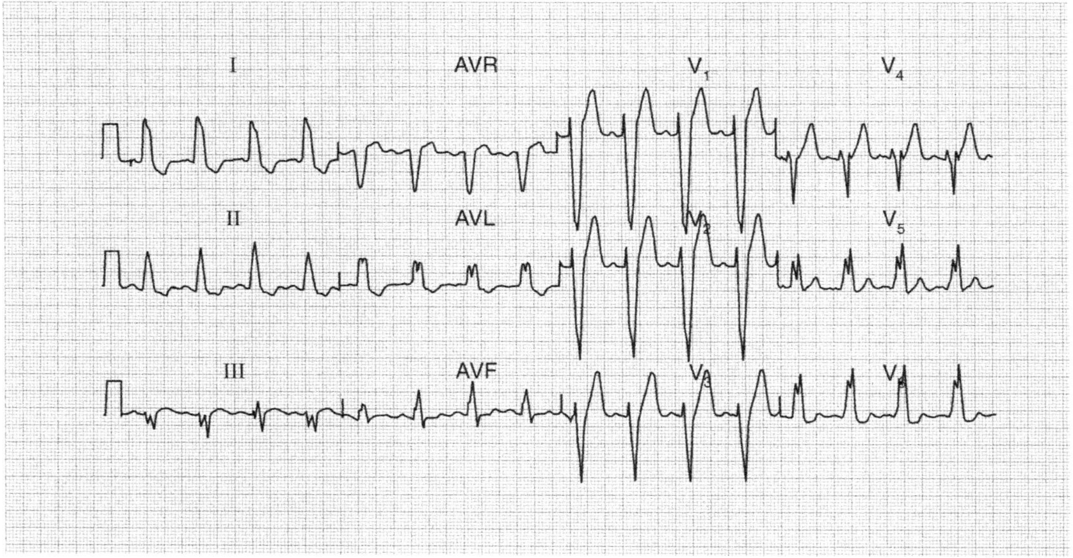

ECG 19 Een 75-jarige patiënte komt binnen met klachten van pijn op de borst tijdens een bergwandeling, gepaard gaande met duizeligheid; één keer is ze flauwgevallen tijdens het traplopen. Welke afwijking zie je op het ECG en naar welke klinische bevindingen ga je op zoek?

ANTWOORD 19

ECG-beoordeling:

- sinusritme
- brede QRS-complexen (140 ms)
- 'M'-patroon in V_6
- negatieve T in de afleidingen I, AVL en V_6

Klinische interpretatie

Dit is een typisch beeld van een linkerbundeltakblok. Het ECG kan niet verder beoordeeld worden.

Wat te doen

Een patiënt met pijn op de borst, mogelijk angina pectoris, die duizelig is en collabeert tijdens inspanning, heeft vermoedelijk een ernstige aortastenose. Dat is ook het geval bij deze patiënte. Klinisch had zij een traag oplopende pols, een bloeddruk van 100/80 mmHg en een licht vergroot hart. Er was een duidelijke systolische ejectiesouffle, het best te horen aan de rechterbovenzijde van het sternum en uitstralend naar beide carotiden. De diagnose werd bevestigd met een echocardiogram. Deze liet een gradiënt zien van ongeveer 100 mmHg over de aortaklep. Een hartkatheterisatie was nodig om coronairlijden uit te sluiten. Zij onderging een operatie ter vervanging van de aortaklep, waarna zij volledig herstelde.

Samenvatting
Sinusritme met linkerbundeltakblok.

Moeilijkheidsgraad: ★

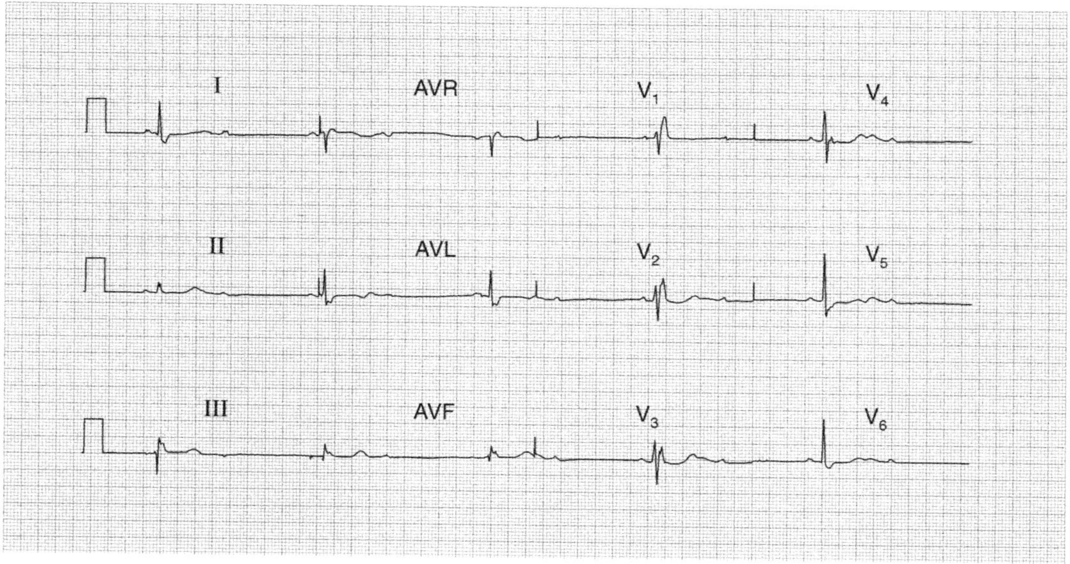

ECG 20 Een 70-jarige man wordt op de afdeling gezien in verband met kortademigheid. Deze ontstond drie maanden geleden binnen enkele dagen. Dit is het ECG: wat zie je en welke behandeling is er nodig?

ANTWOORD 20

ECG-beoordeling:

- sinusritme
- tweedegraads AV-blok (2:1), het best in afleiding V_3 te zien
- ventrikelfrequentie 30/min
- normaal PR-interval bij voortgeleide slagen
- normale as
- verlengde QRS-tijd (160 ms)
- RSR-beeld in de afleidingen V_1-V_3 en een brede S in afleiding V_6
- prominente U in de afleidingen V_3-V_6

Klinische interpretatie

Deze patiënt heeft een tweedegraads AV-blok met een rechterbundeltakblok, hetgeen een ernstige aandoening is in de voortgeleidende cellen.

Wat te doen

De trage frequentie is waarschijnlijk het gevolg van zijn hartfalen. De patiënt dient daarvoor een pacemaker te krijgen. Het verhaal wijst niet op een hartfalen in combinatie met pijn op de borst. De onderliggende aandoening lijkt meer op fibrose van het geleidingssysteem dan op ischemie. Er dient een echocardiogram gemaakt te worden. Behandeling starten met een ACE-remmer indien er aanwijzingen zijn voor een linkerventrikeldisfunctie.

Samenvatting

Tweedegraads AV-blok met een rechterbundeltakblok.

Moeilijkheidsgraad: ★★

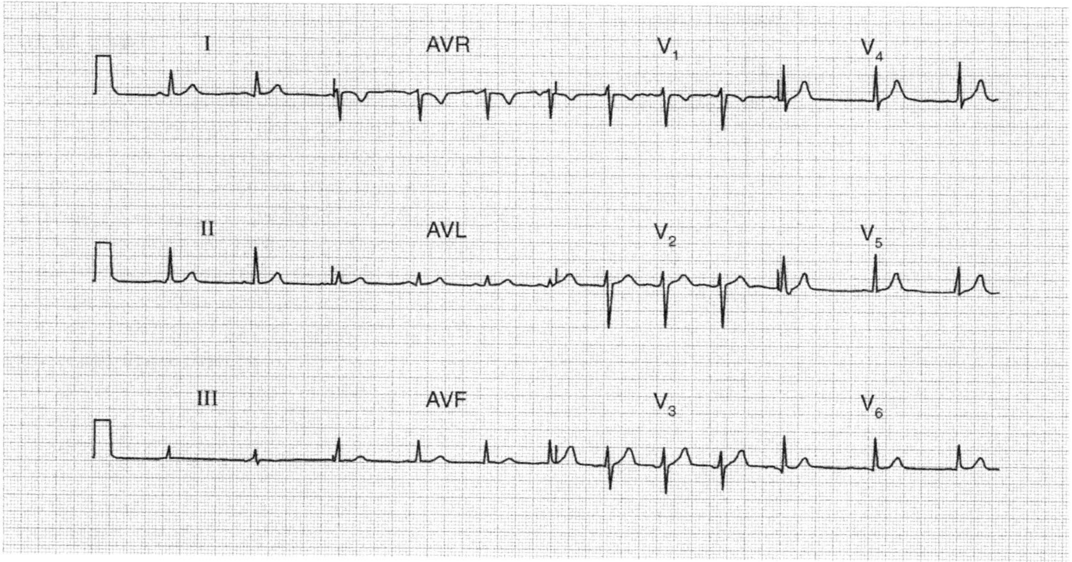

ECG 21 Dit ECG is van een medisch student tijdens een practicum. Wat zie je?

ANTWOORD 21

ECG-beoordeling:

- sinusritme
- sinus-aritmie
- normale as
- normaal QRS-complex
- normaal ST-segment en T-toppen

Klinische interpretatie

Dit is een normaal ECG. Er is een variatie in de slagen tussen de verschillende QRS-complexen, met versnelling en vertraging in de hartfrequentie. Vergelijking van de frequentie in de afleidingen V_1-V_3 met die van V_4-V_6 geven een verkeerd beeld van die frequentie. De variatie in de hartfrequentie wordt veroorzaakt door de ademhaling en wordt ook sinus-aritmie genoemd; dit is normaal bij jonge mensen. Het onderscheid tussen atriale extrasystolen en een sinus-aritmie ligt in de morfologie van de P-toppen, die onveranderd blijven bij de sinus-aritmie.

Wat te doen

Niets!

Samenvatting

Normaal ECG met sinus-aritmie.

Moeilijkheidsgraad: ★

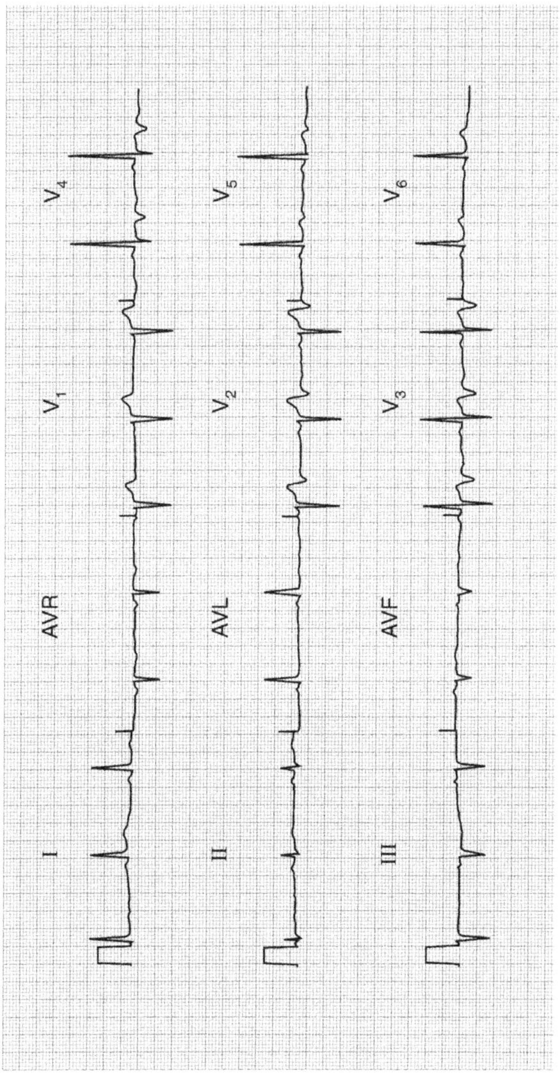

ECG 22 Dit is een ECG van een 48-jarige man met ernstige pijn op de borst gedurende één uur. Wat zie je en wat ga je doen?

ANTWOORD 22

ECG-beoordeling:

- sinusritme
- normale as
- normaal QRS-complex
- bifasische T in de afleidingen V_2, V_3 en V_5
- negatieve T in afleiding V_4

Klinische interpretatie

Dit is een klassiek voorwandinfarct zonder Q's (non-Q-golf-infarct).

Wat te doen

Dit ECG komt niet overeen met de standaardcriteria voor trombolyse, zoals ST-elevatie of een nieuw linkerbundeltakblok. De eerste verwachting is goed, maar de patiënt dient gemonitord te worden en het ECG dient na één uur herhaald te worden, om te zien of er alsnog een ST-elevatie verschijnt.

Samenvatting

Acuut voorwandinfarct zonder Q's (non-Q-golfinfarct).

Moeilijkheidsgraad: ★

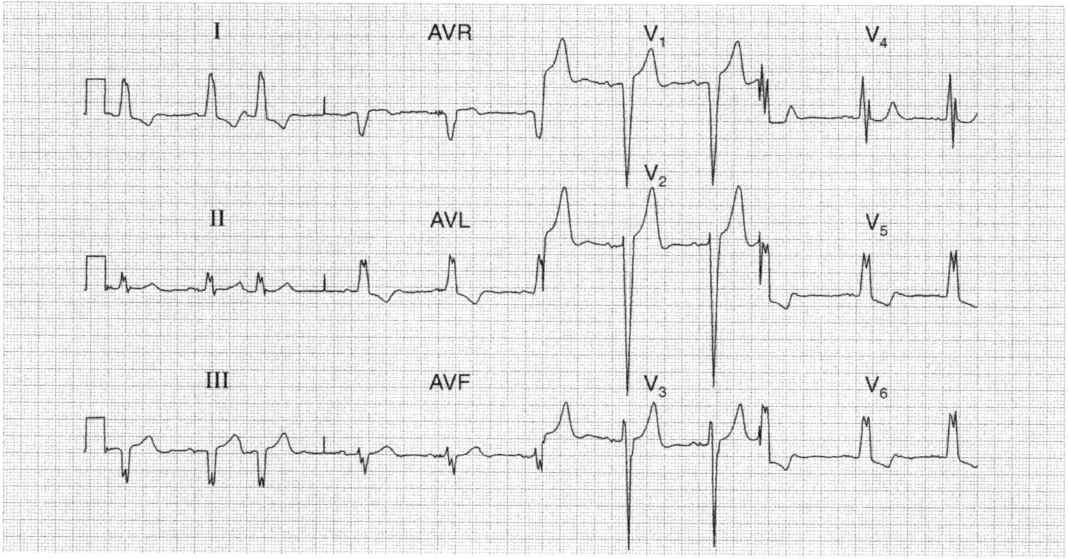

ECG 23 Dit is het ECG van een 70-jarige man die al enige tijd angina pectoris had en behandeld werd met een bètablokker. Hij kwam naar de SEH met klachten gelijkend op angina pectoris, maar dan erger en al vier uur aanhoudend. Wat zie je op het ECG en wat is de juiste behandeling?

ANTWOORD 23

ECG-beoordeling:
Let op: dit ECG is gemaakt op een halve ijk (0,5 cm = 1mV)

- sinusritme
- supraventriculaire (junctioneel) extrasystolen
- normale as
- verbrede QRS-complexen (140 ms)
- 'M'-beeld van het QRS-complex in de afleidingen V_4-V_6
- negatieve T's in de afleidingen I, AVL en V_4-V_6

Klinische interpretatie

Dit ECG toont een sinusritme met supraventriculaire extrasystolen en een linkerbundeltakblok (LBTB). Verdere interpretatie is niet mogelijk.

Wat te doen

Indien een patiënt klachten en symptomen heeft die verdacht zijn voor een myocard-infarct met een LBTB op het ECG, die korter dan zes uur aanhouden, kan trombolyse gestart worden indien het LBTB nieuw blijkt te zijn. Deze patiënt heeft een voorgeschiedenis van angina pectoris, dus het eerste wat gedaan moet worden is pijnbestrijding. Het tweede wat gedaan moet worden, is de oude ECG's ophalen en beoordelen of het LBTB nieuw is. Als er geen oude ECG's voorhanden zijn, mag er geen trombolyse gestart worden. De klacht dient dan behandeld te worden als zijnde acuut coronairlijden. De supraventriculaire extrasystolen zijn niet belangrijk.

Samenvatting
Linkerbundeltakblok met supraventriculaire extrasystolen.

Moeilijkheidsgraad: ★

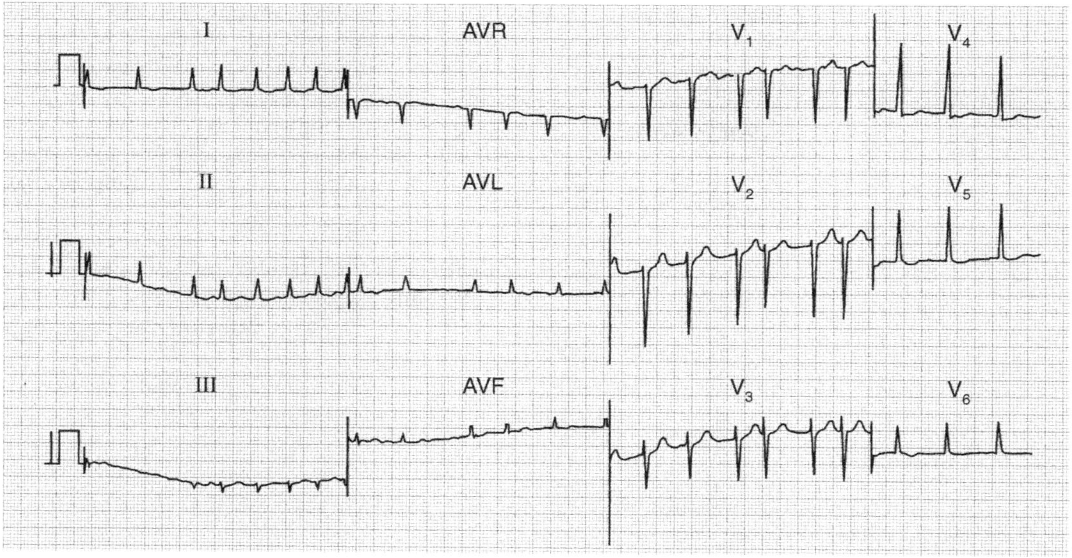

ECG 24 Dit is het ECG van een 60-jarige man die op de poli behandeld wordt voor ernstig hartfalen. Wat kan de diagnose van het onderliggende hartlijden zijn en wat is eraan te doen?

ANTWOORD 24

ECG-beoordeling:

- atriumfibrillatie
- ventrikelrespons 75-200/min
- normale as
- normale QRS-complexen
- komvormig negatief ST-segment, voornamelijk in de afleidingen V_5 en V_6

Klinische interpretatie

De ventrikelfrequentie is niet goed onder controle; de ST-depressie wijst op digoxinegebruik. Er zijn geen veranderingen die op ischemie wijzen.

Wat te doen

Wanneer er zowel op het ECG als klinisch geen aanwijzingen zijn voor ischemie, kan de vermoedelijke diagnose gezocht worden in de hoek van reumatische hartaandoening, thyrotoxicose, hartaandoeningen op basis van alcoholgebruik en andere vormen van cardiomyopathie. Het maken van een echocardiografie is een noodzaak. Bij gebruik van digoxine dient er een digoxinespiegel bepaald te worden, en zo nodig dient de dosis aangepast te worden. Als aanvulling van de digoxine kan de patiënt een ACE-remmer gegeven worden, een diureticum en mogelijk antistolling. Bètablokkers dienen pas dan gegeven te worden als het hartfalen onder controle is.

Samenvatting
Atriumfibrillatie met een wisselende ventrikelrespons en digitaliseffect.

Moeilijkheidsgraad: ★★

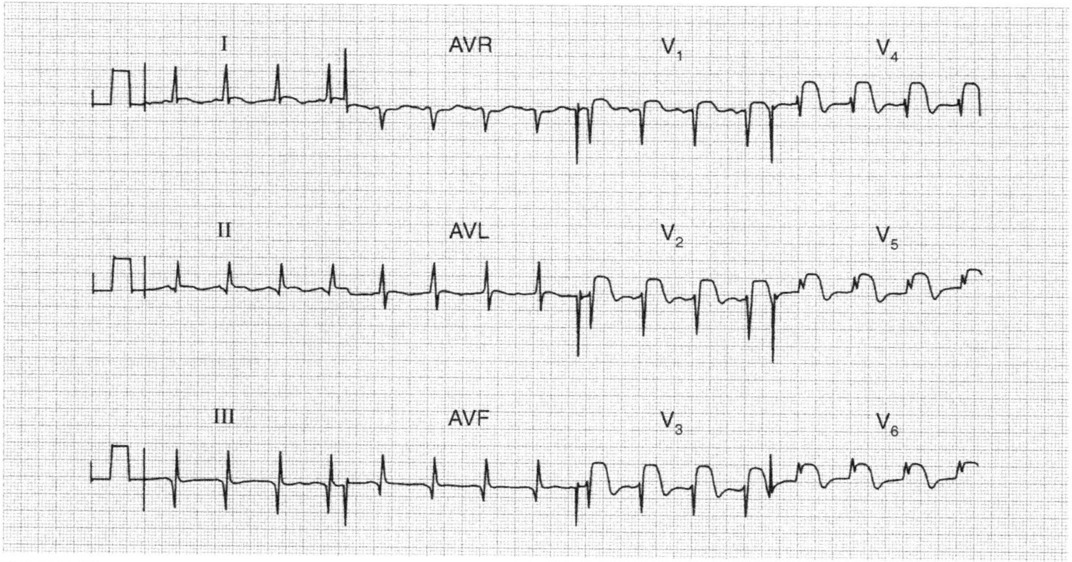

ECG 25 Een 60-jarige man die drie jaar eerder een myocard-infarct heeft doorgemaakt gevolgd door milde angina-pectorisklachten, wordt in het ziekenhuis gepresenteerd nadat hij al gedurende één uur klachten heeft van pijn op de borst. Hij reageert niet op NTG sublinguaal. Wat zie je op het ECG en wat ga je doen?

ANTWOORD 25

ECG-beoordeling:

- sinusritme
- normale as
- Q's in de afleidingen II, III en AVF
- normale QRS-complexen in de voorwandafleidingen
- duidelijke ST-elevaties in de afleidingen V_1-V_6

Klinische interpretatie

De Q's in de afleidingen III en AVF wijzen op een onderwandinfarct, terwijl de ST-elevaties in de afleidingen V_1-V_6 op een acuut voorwandinfarct wijzen.

Wat te doen

De patiënt verdient pijnbestrijding en wanneer er geen contra-indicaties zijn, dient er gestart te worden met het geven van aspirine en trombolyse. Als de patiënt eerder behandeld is geweest met streptokinase, dan dient men alteplase of reteplase te geven.

Samenvatting
Oud onderwandinfarct en een vers voorwandinfarct.

Moeilijkheidsgraad: ★★

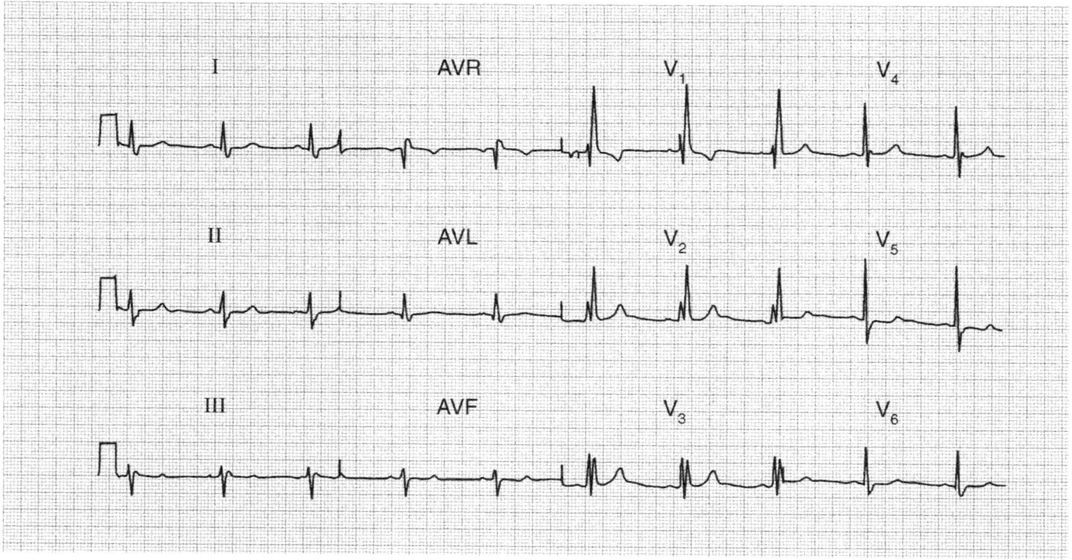

ECG 26 Een jongen van 15 jaar wordt naar de polikliniek verwezen in verband met een hartruis; hij heeft geen klachten of symptomen. Wat zie je op het ECG en naar welke klinische bevindingen ga je op zoek?

ANTWOORD 26

ECG-beoordeling:

- sinusritme
- normale as
- brede QRS-complexen (140 ms)
- RSR-patroon in afleiding I
- brede trage S in afleiding V_5
- normale ST-segmenten en T-toppen

Klinische interpretatie

Rechterbundeltakblok (RBTB).

Wat te doen

Rechterbundeltakblok komt bij een kleine groep mensen met een gezond hart voor. Als er geen hartruis is, dan dient er gedacht te worden aan een atrium-septumdefect. Dit is ook wat deze patiënt heeft. Bij lichamelijk onderzoek wordt een duidelijke vertraagde twee-pulmonale toon gehoord, die niet verandert tijdens inademing (dit is typisch voor een rechterbundeltakblok), en een systolische ruis tijdens ejectie die het best links sternaal te horen is. Tijdens diepe inademing kan er links laag sternaal een zachte diastolische ruis gehoord worden. De systolische ruis is een pulmonale flowruis, veroorzaakt door een extra flow door de rechterzijde van het hart, en de diastolische ruis die tijdens inspiratie ontstaat, wordt veroorzaakt door de flow langs de tricuspidalisklep. De diagnose werd bevestigd met een echocardiografie, en het defect werd gesloten met een 'parapluutje'. Het rechterbundeltakblok bleef bestaan.

Samenvatting
Sinusritme met een rechterbundeltakblok.

Moeilijkheidsgraad: ⋆

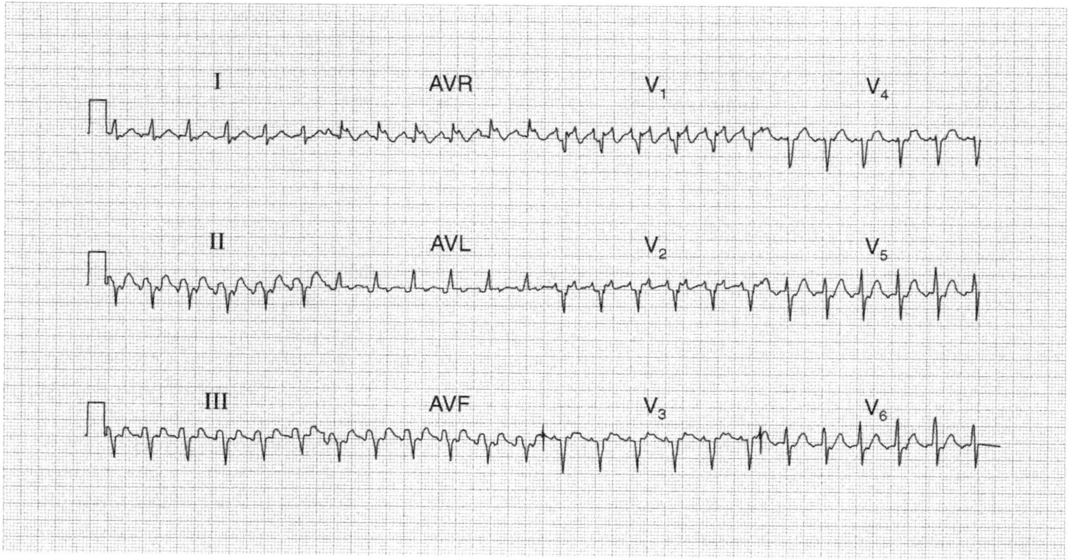

ECG 27 Een ECG van een 40-jarige man met klachten van kortademigheid tijdens traplopen. Hij had geen pijn op de borst en geen last van zijn snelle hartfrequentie. Afgezien van het snelle ritme waren er cardiovasculair geen afwijkingen. Hij zag wat gelig en had een vergrote milt. Wat zou je doen?

ANTWOORD 27

ECG-beoordeling:

- atriumflutter
- ventrikelfrequentie van 140/min
- linkeras
- normale QRS-complexen, behalve de S in V_6

Klinische interpretatie

Het ECG laat een atriumflutter met een 2:1-blok zien. De linkeras kan veroorzaakt zijn door het linker anterior hemiblok, hoewel de QRS-complexen een normale duur en verloop hebben, waardoor de as niet met zekerheid bepaald kan worden. De duidelijke S in afleiding V_6 doet denken aan een chronische longaandoening.

Wat te doen

Ervan uitgaand dat de patiënt niet in een acuut hartfalen verkeert, is het altijd goed om naar de oorzaak te zoeken voordat de aritmie behandeld gaat worden. De combinatie van een atriale aritmie, geel zien en een miltvergroting doen denken aan overmatig alcoholgebruik. De patiënt moet antistolling hebben, maar zijn INR kan al verhoogd zijn. Een echocardiogram is nodig om zijn linkerventrikelfunctie te bepalen, en digoxine dient gestart te worden om zijn ventrikelrespons te reguleren. Na het starten van antistolling zal een cardioversie, chemisch of elektrisch, nodig zijn.

Samenvatting
Atriumflutter met een 2:1-geleiding.

Moeilijkheidsgraad: ★

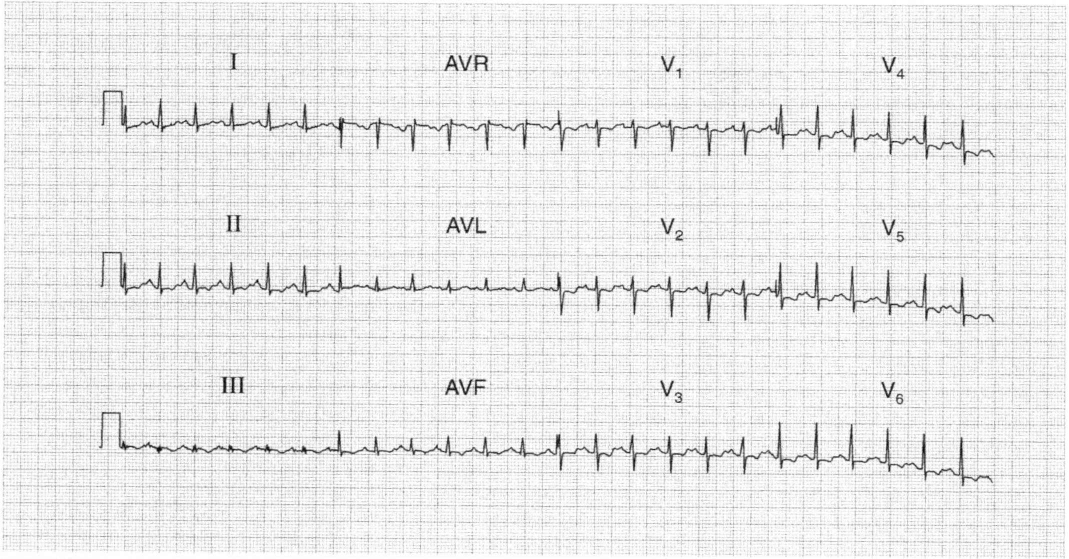

ECG 28 Dit is het ECG van een 39-jarige vrouw met klachten van plotseling ontstane benauwdheid. Zij heeft een blanco voorgeschiedenis en geen klachten van pijn op de borst. Bij onderzoek wordt er niets gevonden, alleen een hoge frequentie. Hoe luidt de diagnose?

ANTWOORD 28

ECG-beoordeling:

- sinusritme, frequentie 140/min
- normale geleiding
- normale as
- normale QRS-complexen
- lichte ST-depressie in de afleidingen V_1-V_4
- bifasische of negatieve T-toppen in onderwandafleidingen en alle borstwandafleidingen

Klinische interpretatie

Op het ECG is een sinustachycardie te zien, geen asveranderingen en normale QRS-complexen. De vele ST/T-veranderingen zijn vrij ongewoon, maar niet specifiek voor een bepaalde aandoening. Maar het feit dat de afleidingen V_1-V_3 afwijkend zijn, wijst op een rechterventrikelprobleem.

Wat te doen

Hier dient het ECG niet alleen beoordeeld te worden, maar dient het in het licht gezien te worden van de klachten en het verhaal van de patiënt. Er moet iets gebeurd zijn: de plotseling ontstane benauwdheid zonder pijn kan op een longembolie wijzen. Een VP-scan die werd gemaakt, bevestigde ook multipele kleine longinfarcten.

Samenvatting
Sinustachycardie met overal ST/T-veranderingen, verdacht voor een longembolie.

Moeilijkheidsgraad: ★★

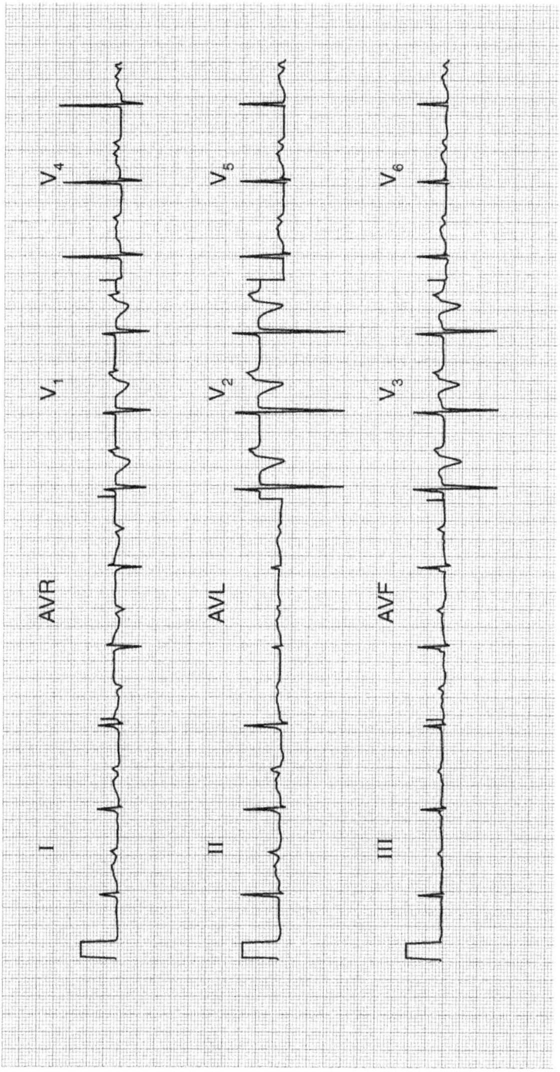

ECG 29 Het ECG van een 50-jarige man die naar de SEH werd gebracht met klassieke klachten van pijn op de borst gedurende de laatste drie uur. Wat zie je op het ECG en hoe dient de patiënt behandeld te worden?

ANTWOORD 29

ECG-beoordeling:

- sinusritme
- normale as
- normale QRS-complexen
- PR-interval sterk verlengd (480 ms)
- negatieve T in de afleidingen V_1-V_3

Klinische interpretatie

Eerstegraads AV-blok met een non-Q-voorwandinfarct. Omdat de negatieve T alleen maar in V_1-V_3 zit en niet in V_4, moet men aan een longembolie denken.

Wat te doen

De ECG-veranderingen voldoen niet aan de criteria voor trombolyse bij een myocard-infarct (ST-elevatie of een nieuw linkerbundeltakblok). Een tijdelijke pacemaker is niet de indicatie bij een eerstegraads AV-blok, wel dient de patiënt gemonitord te worden in het geval het blok toeneemt.

Samenvatting
Eerstegraads AV-blok met een non-Q-voorwandinfarct.

Moeilijkheidsgraad: ★★

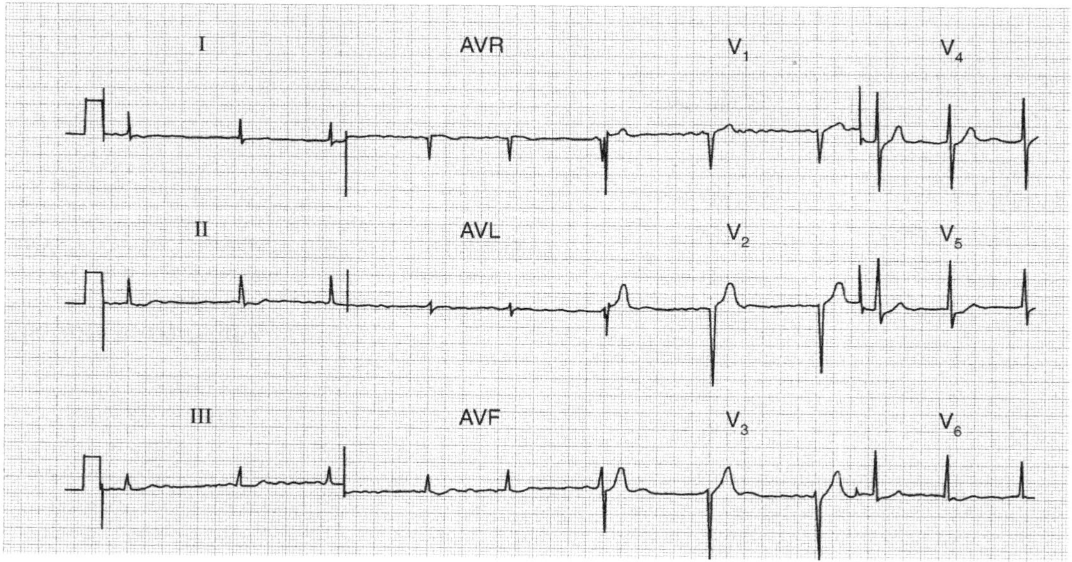

ECG 30 Een 65-jarige man wordt op de polikliniek gezien in verband met benauwdheidsklachten en pijn op de borst. Hij wordt op dit moment niet behandeld. Helpt dit ECG bij het stellen van de diagnose en de behandeling?

ANTWOORD 30

ECG-beoordeling:
- atriumfibrillatie
- ventrikelfrequentie 50-70/min
- normale as
- matige R-progressie (verlies van de R in afleiding V_3), met een normale R in afleiding V_4
- normaal ST-segment en T-toppen

Klinische interpretatie

Normale ventrikelfrequentie, ondanks dat de atriumfibrillatie niet behandeld werd. De slechte R-progressie tussen de afleidingen V_3 en V_4 komt waarschijnlijk door een slechte elektrodeplaatsing in de borstwandafleiding, maar kan ook op een oud voorwandinfarct duiden.

Wat te doen

Oorzaken voor de atriumfibrillatie anders dan ischemie dienen uitgezocht te worden. Een inspanningstest zal moeten uitwijzen of de pijn al dan niet door de angina pectoris komt, en zal tevens laten zien of de ventriculaire snelheid zich op een normale wijze aanpast dan wel ongebreideld versnelt.

Samenvatting
Atriumfibrillatie met mogelijk een oud voorwandinfarct.

Moeilijkheidsgraad: ★★

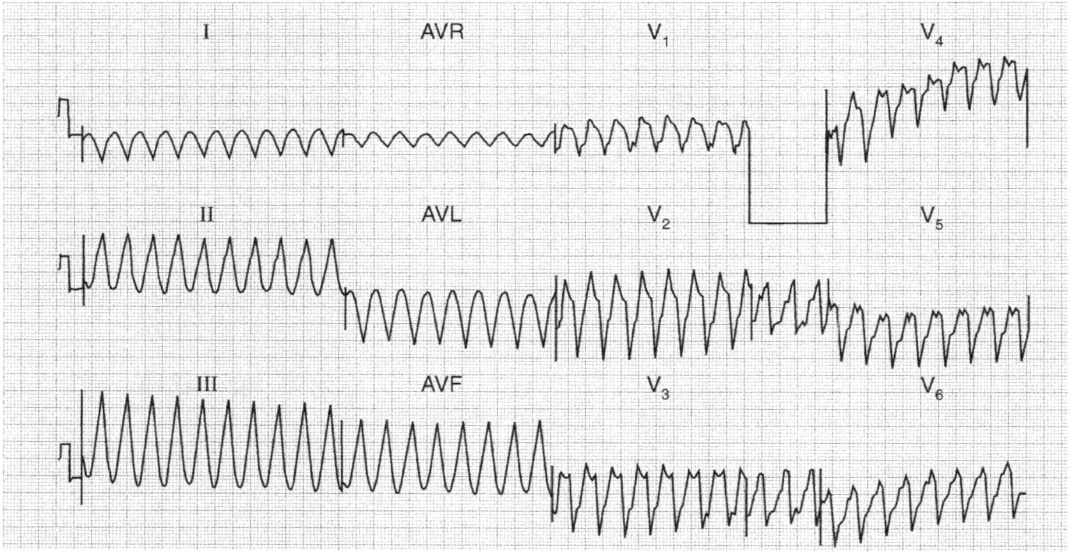

ECG 31 Dit ECG is van een patiënt die op de cardiologic care unit (CCU) lag en twee uur hiervoor een voorwandinfarct heeft doorgemaakt. De patiënt voelde koud en klam aan, was verward en de bloeddruk was niet te meten. Wat zie je op het ECG en wat ga je doen?

ANTWOORD 31

ECG-beoordeling:

- breed complex tachycardie, snelheid rond de 250/min
- regelmatige QRS-complexen
- QRS-duur 200 ms
- onbepaalde as en QRS-vorm

Klinische interpretatie

In de context van een acuut infarct dient de oorsprong van een breed complex tachycardie als ventriculair beschouwd te worden, tenzij de patiënt bekend is met een linkerbundeltakblok tijdens sinusritme. De regelmaat en de brede bizarre vorm van de complexen laten er geen twijfel over bestaan dat het om een ventriculaire tachycardie gaat.

Wat te doen

In gevallen van een ernstig circulatoir falen dient men direct een cardioversie uit te voeren.

Samenvatting
Ventrikeltachycardie.

Moeilijkheidsgraad: ★★★

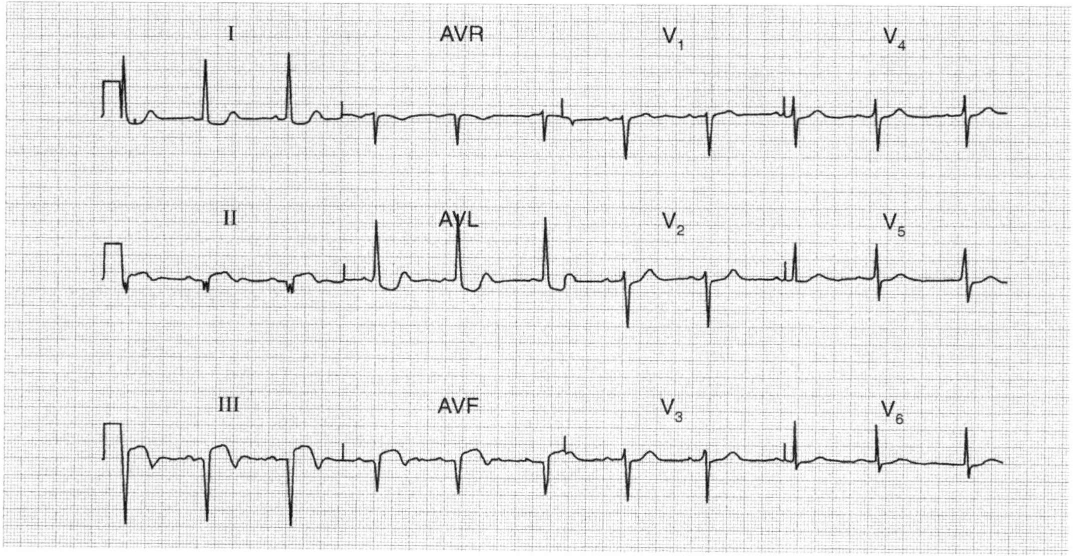

ECG 32 Een 50-jarige man wordt naar de SEH gestuurd met pijn op de borst gedurende vier uur. Het is een klassieke pijn op de borst, passend bij een infarct. Los van deze klachten wordt er bij onderzoek niets gevonden. Wat zie je op het ECG en wat ga je doen?

ANTWOORD 32

ECG-beoordeling:

- sinusritme
- normale as
- Q's in de afleidingen II, III en AVF
- ST-elevaties in de afleidingen II, III en AVF, en bifasische T's
- negatief ST-segment in afleiding AVL
- normale QRS-complexen, ST-segmenten en T-toppen in de borstwandafleidingen

Klinische interpretatie

Dit is een acuut onderwandinfarct. De snelheid waarmee de Q's zich kunnen ontwikkelen varieert in tijd, maar het beeld past zeker bij de voorgeschiedenis en duur van vier uur.

Wat te doen

Pijnbestrijding is een belangrijke component in de behandeling. Indien er geen contra-indicaties zijn, zal direct gestart moeten worden met aspirine en waar mogelijk trombolyse.

Samenvatting

Acuut onderwandinfarct.

Moeilijkheidsgraad: *

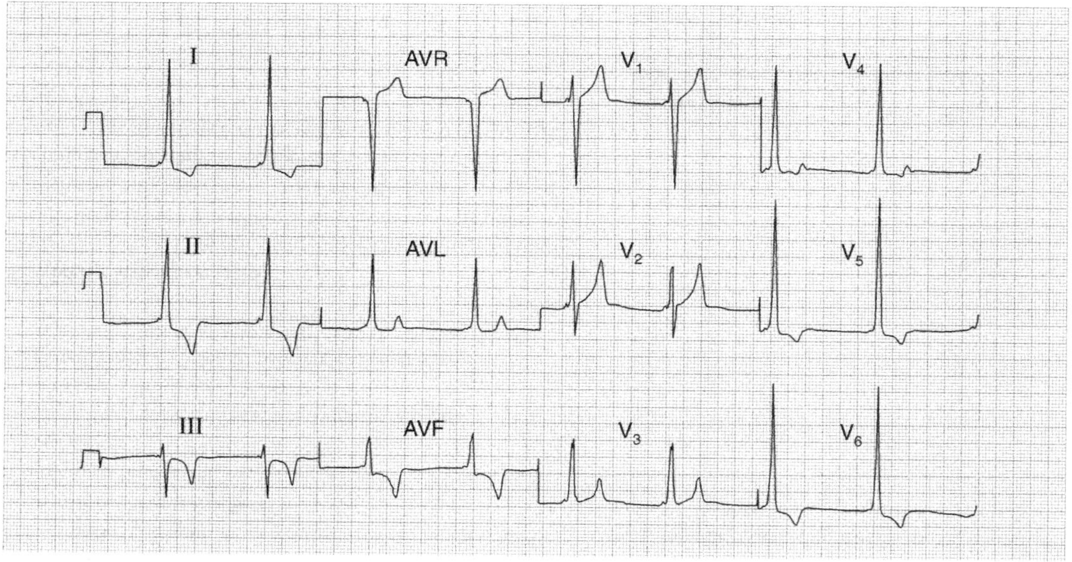

ECG 33 Dit is een ECG van een 35-jarige man, zonder klachten, bij wie tijdens een routineonderzoek een bloeddruk van 180/105 is gevonden. Wat zie je en wat stel je voor te gaan doen?

ANTWOORD 33

ECG-beoordeling:
Let op: dit ECG is gemaakt op een halve ijk (0,5 cm = 1 mV)

- sinusritme, frequentie 50/min
- zeer kort PR-interval
- normale as
- komvormig been van het QRS-complex; deltagolf
- verlengde QRS-tijd (200 ms)
- grote QRS-complexen in de laterale afleidingen
- negatieve T's in de afleidingen I, AVL, III, AVF en V_5-V_6

Klinische interpretatie

Dit is een voorbeeld van een Wolff-Parkinson-White-syndroom type B. Bij patiënten met een hoge bloeddruk en grote QRS-complexen en negatieve T's in de laterale afleidingen dient men rekening te houden met een linkerventrikelhypertrofie, maar hier zijn de veranderingen te fors en passen meer bij het preëxcitatiesyndroom.

Wat te doen

Als de patiënt geen klachten heeft van paroxismale tachycardieën, dient men dit niet te behandelen; er zijn nogal wat patiënten die bekend zijn met een preëxcitatiesyndroom en nooit last hebben van tachycardieën.

Samenvatting
Wolff-Parkinson-White-syndroom type B.

Moeilijkheidsgraad: ★★

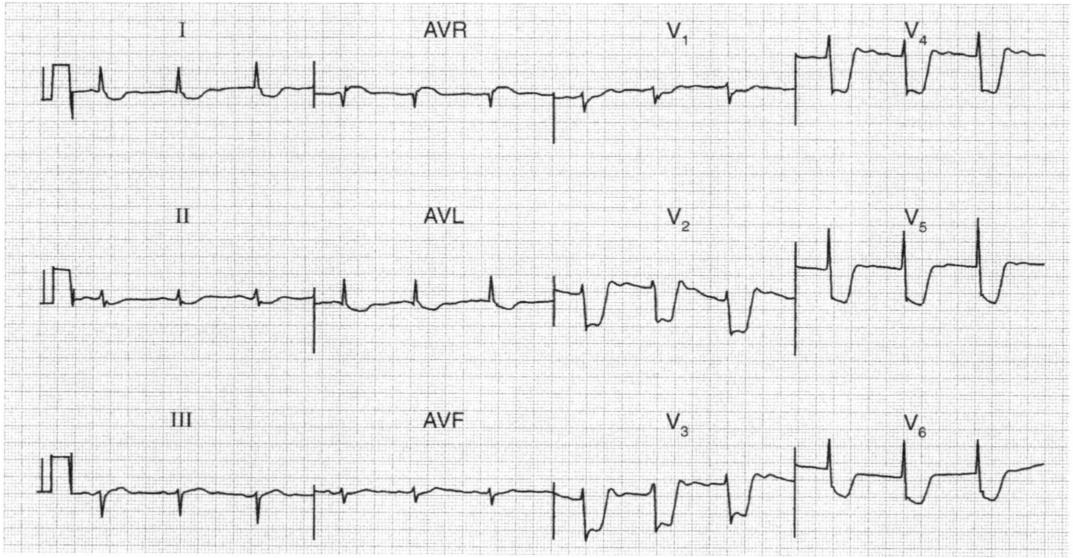

ECG 34 Een 80-jarige man wordt op de recovery bewaakt na een fem-pop-bypassoperatie. Het ECG op de monitor vertoonde enkele afwijkingen. Wat zie je en wat ga je doen?

ANTWOORD 34

ECG-beoordeling:

- sinusritme
- normale as
- normale QRS-complexen
- een duidelijke (ongeveer 8 mm) horizontale ST-segmentdepressie in de afleidingen V_2-V_4 en komvormig neerwaartse ST-segmentdepressie in de laterale afleidingen

Klinische interpretatie

Dit is een oudere patiënt met vaatlijden dus waarschijnlijk ook met coronairlijden. Het ECG-beeld is zeer herkenbaar voor ernstige cardiale ischemie. Dat er geen tachycardie is, is verrassend.

Wat te doen

De keuze voor behandeling is moeilijk, omdat de postoperatieve status een nauwkeurig beleid vraagt. Er dient gestart te worden met antistolling in de vorm van aspirine en heparine en men dient voorzichtig te starten met nitroglycerine intraveneus.

Samenvatting
Ernstige anterolaterale ischemie.

Moeilijkheidsgraad: ★★

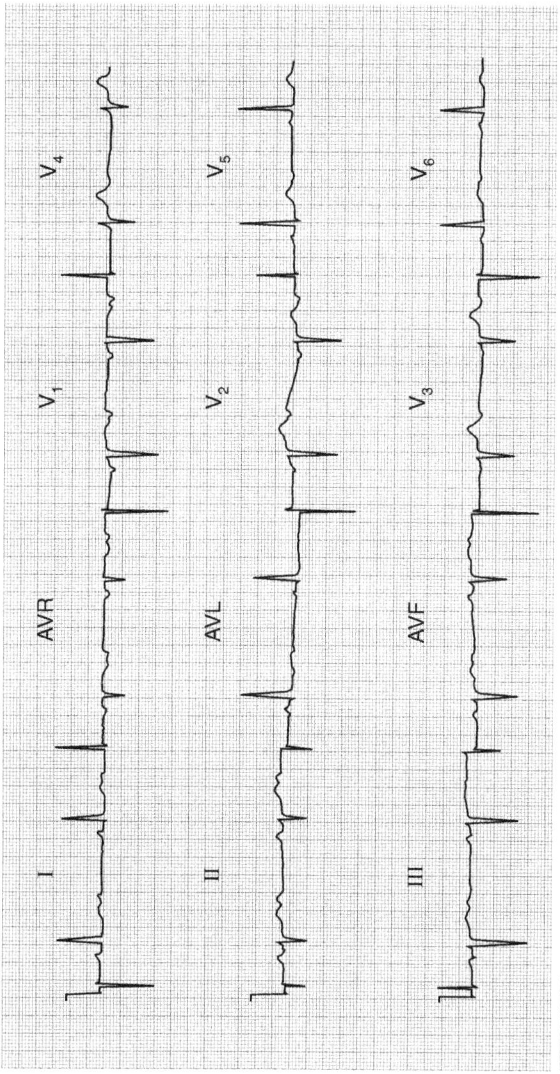

ECG 35 ECG-opname van een 75-jarige man met benauwdheidsklachten. Hij heeft nooit pijn op de borst gehad en is nooit duizelig geweest. Afgezien van de trage pols werden er verder geen afwijkingen gevonden. Welke drie afwijkingen zie je en hoe zou je de patiënt behandelen?

ANTWOORD 35

ECG-beoordeling:

- sinusritme
- tweedegraads AV-blok (2:1)
- linkerasdeviatie
- matige R-progressie in de voorwandafleidingen
- normale T-toppen

Klinische interpretatie

De ventrikelfrequentie van 45/min wijst op een tweedegraads AV-blok, dat de benauwdheidsklachten kan veroorzaken. De linkerasdeviatie indiceert een linker anterior hemiblok. De matige R-progressie is verdacht voor een oud voorwandinfarct (geen R in afleiding V_3, een smalle R in afleiding V_4 en een normale R in afleiding V_5).

Wat te doen

De patiënt dient een pacemaker te krijgen.

Samenvatting

Tweedegraads AV-blok (2:1), linker anterior hemiblok en mogelijk een oud voorwandinfarct.

Moeilijkheidsgraad: ★★★

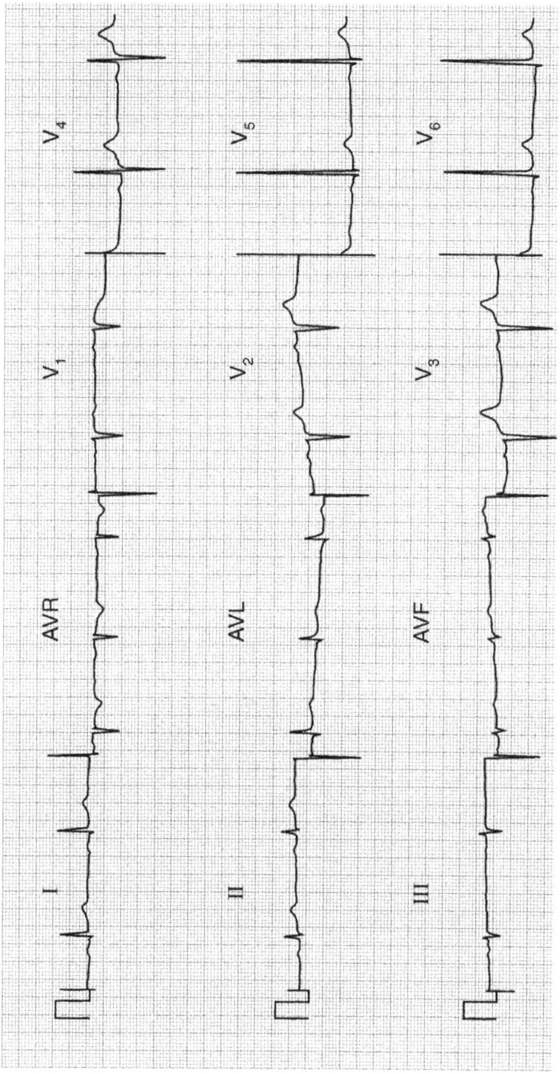

ECG 36 Dit ECG is van een gezonde 22-jarige medisch student. Hij maakt zich zorgen, is dit nodig?

ANTWOORD 36

ECG-beoordeling:

- sinusritme
- normale as
- hoge R-toppen (28 mm in afleiding V_6, 32 mm in afleiding V_5)
- afwezige R in afleiding V_3
- normaal ST-segment en T-toppen

Klinische interpretatie

Dit ECG toont een linkerventrikelhypertrofie volgens de 'voltagemeting' (R groter dan 25 mm in afleiding V_5 of V_6, of de som van de R in afleiding V_5 of V_6 plus de S in afleiding V_1 of V_2 is groter dan 35 mm). Er zijn geen T-top-veranderingen. De voltagemeting is op zichzelf een onbetrouwbare methode en bij gezonde jonge mensen kan dit een normale variant zijn. R-verlies in afleiding V_3 kan op een oud infarct wijzen, maar dit is bij jonge mensen meestal onwaarschijnlijk en komt veelal door een foute plaatsing van de elektrode op V_3.

Wat te doen

Geef de student een goed boek over ECG-interpretatie. Als geruststelling niet voldoende is, kan er altijd nog een echocardiogram gemaakt worden om te zien of er werkelijk een linkerventrikelhypertrofie is en kan de wanddikte gemeten worden.

Samenvatting

Linkerventrikelhypertrofie op basis van 'voltagemeting', maar is waarschijnlijk normaal.

Moeilijkheidsgraad: ★★

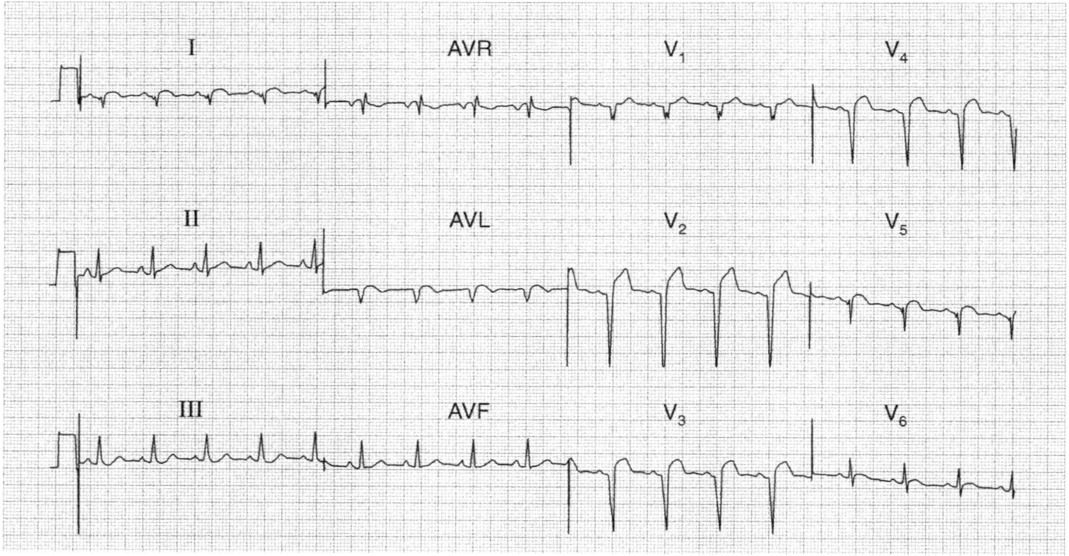

ECG 37 Een 70-jarige man wordt op de polikliniek gezien in verband met klachten en symptomen van hartfalen. Zijn klachten zijn enkele weken geleden vrijwel plotseling ontstaan, toen hij een paar uur een onwel gevoel op de borst heeft gehad. Wat zie je op het ECG en wat ga je doen?

ANTWOORD 37

ECG-beoordeling:

- sinusritme, frequentie 100/min
- normale as
- Q's in de afleidingen I, AVL en V_2-V_5
- verhoogd ST-segment in de afleidingen I, AVL en V_2-V_6
- T-top-inversie in afleiding V_6

Klinische interpretatie

De ST-elevatie wijst op een acuut infarct, maar de Q's suggereren dat het infarct al enige uren moet bestaan. Uit het verhaal van de patiënt blijkt dat hij al enkele weken geleden een infarct moet hebben doorgemaakt, dus voordat hij werd beoordeeld. Verder was er niets in de anamnese dat deed vermoeden dat er iets van recentere datum moest zijn. Alle ECG-veranderingen zijn vermoedelijk van oudere datum; de veranderingen in de voorwand wijzen mogelijk op een linkerventrikelaneurysma.

Wat te doen

Het ECG dient altijd met het klinische beeld van de patiënt beoordeeld te worden. Omdat het ECG past bij het beeld van een oud infarct, dient men het ook zo te beoordelen, en behoort de patiënt op de gebruikelijke wijze behandeld te worden met diuretica, ACE-remmers en bètablokkers. Mede omdat het hartfalen berust op ischemie, dient er gestart te worden met aspirine en een lipideverlager.

Samenvatting
Anterolateraal infarct van recente datum.

Moeilijkheidsgraad: *

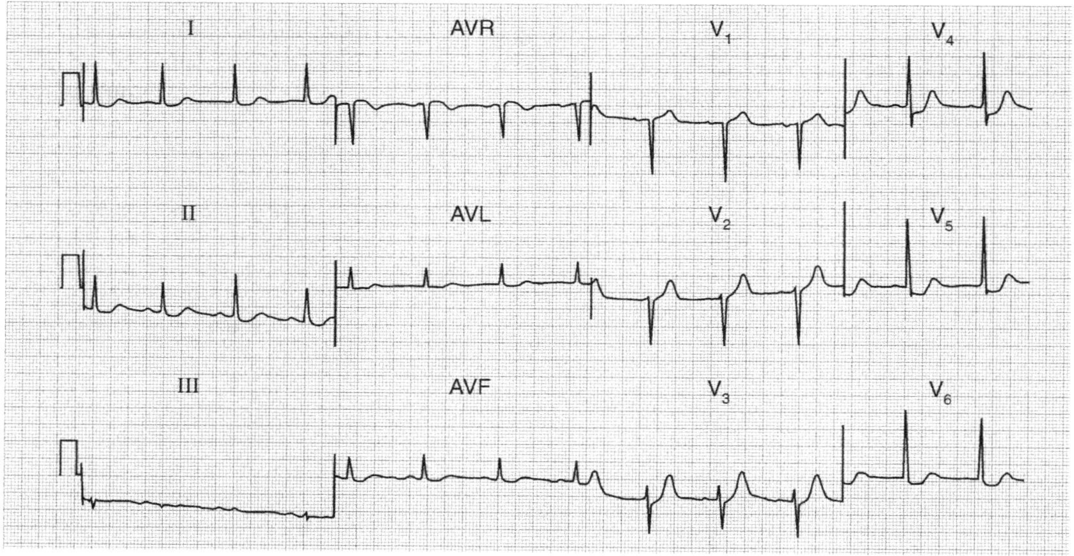

ECG 38 Een man van 60 jaar wordt naar de polikliniek gestuurd in verband met inspanningsgerelateerde pijn op de borst, en zijn huisarts heeft dit ECG gemaakt. Wat zie je op het ECG en wat kun je bij lichamelijk onderzoek verwachten?

ANTWOORD 38

ECG-beoordeling:

- sinusritme
- normale as
- normale QRS-complexen
- lichte ST-depressie in de afleidingen I, II en AVL
- 2-3 mm platte of dalende ST-segmentdepressie in afleiding V_4-V_6

Klinische interpretatie

De ST-segmentveranderingen zijn niet specifiek in de afleidingen I, II en AVL, maar die in de afleidingen V_4-V_5 hebben zonder meer te maken met ischemie, omdat de depressie horizontaal en meer dan 2 mm is. De daling van het ST-segment in V_6 is waarschijnlijk ook veroorzaakt door ischemie, maar kan ook veroorzaakt zijn door digoxinegebruik.

Wat te doen

Er zijn geen aanwijzingen voor angina pectoris, maar er kunnen tekenen zijn van pijn (bleekheid, sinustachycardie), hartfalen (inclusief galopritme aan de apex), of er kan bewijs gevonden worden voor hypertensie, hypercholesterolemie of roken. Perifeer kunnen pulsaties afwezig zijn of kunnen er souffles gehoord worden in de perifere arteriën, die te maken kunnen hebben met vaatlijden. Een inspanningstest zal waarschijnlijk de ischemische veranderingen bevestigen, maar is niet nodig voor de diagnostiek.

Samenvatting

ST-segmentdepressie ten gevolge van ischemie.

Moeilijkheidsgraad: ★★

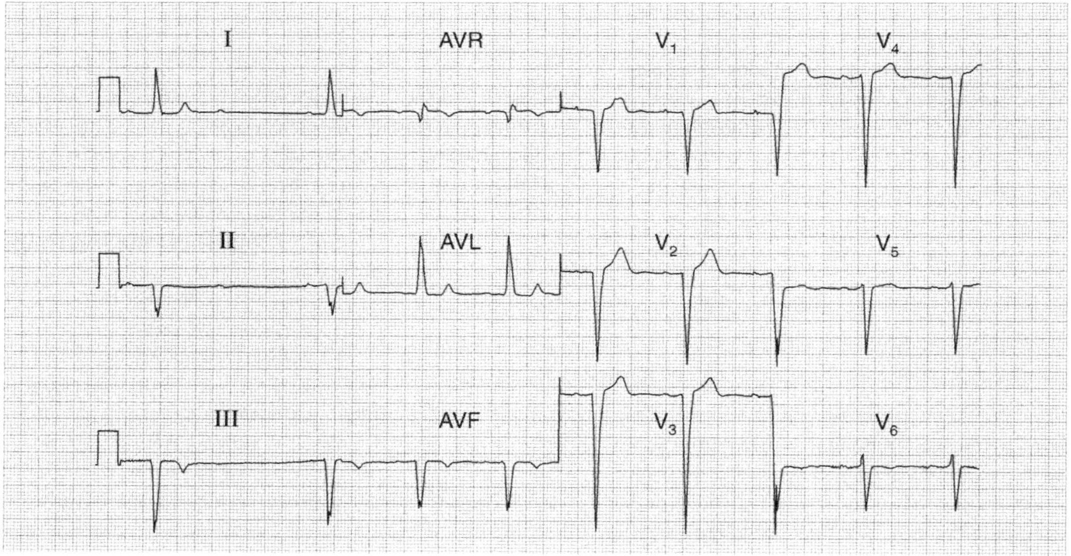

ECG 39 Een man van 65 jaar, met in de voorgeschiedenis een infarct van drie jaar geleden, meldt zich met pijn op de borst gedurende twee uur. Tegen de tijd dat hij wordt gezien, is de pijn minder. Wat zie je op het ECG, wat denk je dat er aan de hand is en hoe moet hij behandeld worden?

ANTWOORD 39

ECG-beoordeling:

- sinusritme
- tweedegraads AV-blok (Mobitz-type-II-blok); het best te zien in de afleidingen I en II)
- ventrikelsnelheid 50/min
- normale PR-tijd in de voortgeleide slagen
- linkerasdeviatie
- brede QRS-complexen (160 ms)
- geen R in de voorwandafleidingen
- diepe S in afleiding V_6

Klinische interpretatie

De combinatie van een Mobitz-type-II-blok en een linker anterior hemiblok (te zien aan de linkeras) toont aan dat er ernstige schade is in het geleidingsweefsel. Geen R in de borstwandafleidingen kan het gevolg van een oud voorwandinfarct zijn, maar de diepe S in V_6 wijst meer op een intraventriculaire geleidingsvertraging.

Wat te doen

De recente periode van pijn op de borst kan te maken hebben met het infarct of kan een relatie hebben met de bradycardie ten gevolge van een compleet blok. Wanneer er bij herhaalde ECG- en enzymbepalingen geen infarct gevonden wordt, dan heeft de patiënt een pacemaker nodig; als er duidelijk bewijs is voor een nieuw infarct, dan dient de patiënt nauwkeurig bewaakt te worden om te zien of het blok verbetert.

Samenvatting

Mobitz-type-II-blok (tweedegraads) en linker anterior hemiblok; mogelijk oud voorwandinfarct.

Moeilijkheidsgraad: ★★

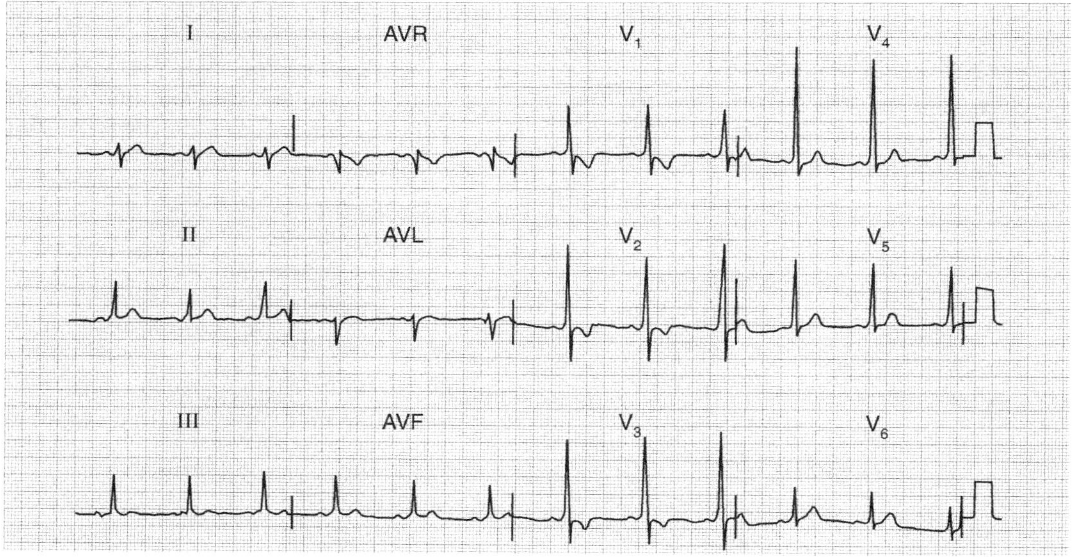

ECG 40 Een 30-jarige vrouw, na een normale zwangerschap en drie maanden geleden bevallen, klaagt alleen maar over benauwdheid. Ze heeft een zachte systolische souffle en dit is het ECG. Wat zie je en wat ga je doen?

ANTWOORD 40

ECG-beoordeling:

- sinusritme
- normale as
- kort PR-interval; het best te zien in afleiding V_5
- dominante R in afleiding V_1
- komvormig oplopend been van het QRS-complex (deltagolf)
- negatieve T-toppen in de afleidingen V_1-V_3

Klinische interpretatie

Dit is een Wolff-Parkinson-White-syndroom, met een kort PR-interval en een verbreed QRS-complex. Dit beeld, waar de accessoirebundel aan de linkerzijde ligt en type A genoemd wordt, kan gemakkelijk aangezien worden voor een rechterventrikelhypertrofie.

Wat te doen

Het Wolff-Parkinson-White-syndroom staat los van de zwangerschap en bevalling. Er zijn geen aanwijzingen voor een aritmie en dit verklaart dus niet haar benauwdheid. Haar Wolff-Parkinson-White-syndroom hoeft niet behandeld te worden zolang dat geen klachten geeft. Er dient een andere oorzaak gevonden te worden voor haar benauwdheid, zoals anemie of longembolie.

Samenvatting
Wolff-Parkinson-White-syndroom.

Moeilijkheidsgraad: ★★

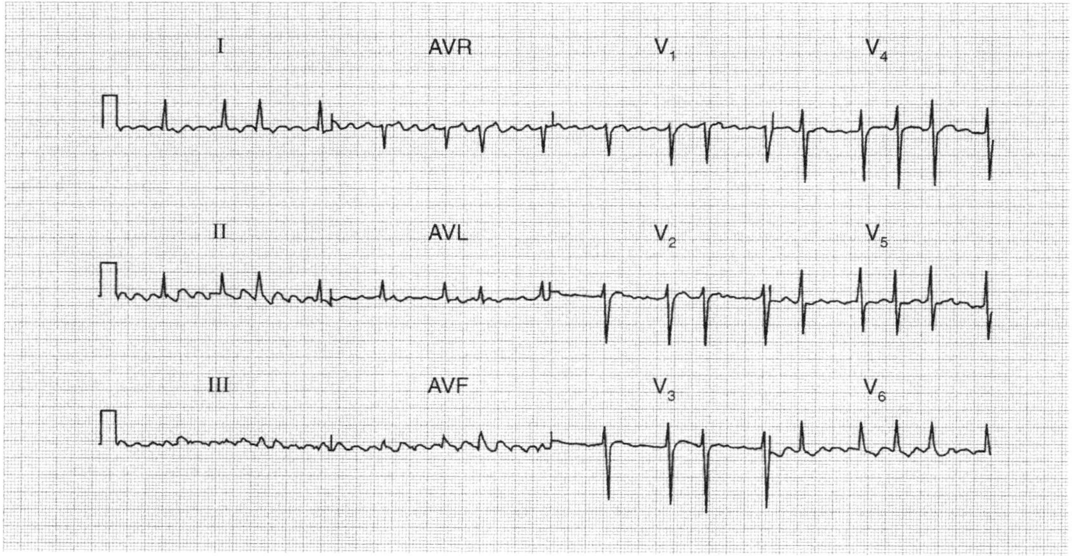

ECG 41 Dit ECG is van een 70-jarige vrouw die naar het ziekenhuis werd gestuurd in verband met een toenemend pompfalen. Wat zie je en wat ga je doen?

ANTWOORD 41

ECG-beoordeling:
- atriumfibrillatie
- normale as
- normale QRS-complexen
- negatief verlopend ST-segment in afleiding V_6

Klinische interpretatie

Het ritme kan geïnterpreteerd worden als een atriumflutter, voornamelijk in de afleidingen II en V_1. De flutteractiviteit is wisselend en de QRS-complexen komen onregelmatig. De ouderwetse term voor deze ritmestoornis was 'fibrilloflutter'. De depressie van het ST-segment veronderstelt een digitaliseffect.

Wat te doen

De fibrilloflutter heeft de karakteristieken van een atriumfibrillatie en het is daarom beter deze term aan te houden. De ventrikelfrequentie is vrij hoog waaruit blijkt dat de patiënt nog niet voldoende gedigitaliseerd is. Voordat de dosis verhoogd gaat worden, dient men eerst een digoxinespiegel af te nemen en te bepalen. De snelle ventrikelrespons zou ook goed kunnen zakken als de patiënt voor deze pompfunctiestoornis behandeld gaat worden met een ACE-remmer en diuretica. Antistolling is ook nodig en verder zal de schildklierfunctie onderzocht moeten worden.

Samenvatting
Atriumfibrillatie met digoxine-effect.

Moeilijkheidsgraad: ★

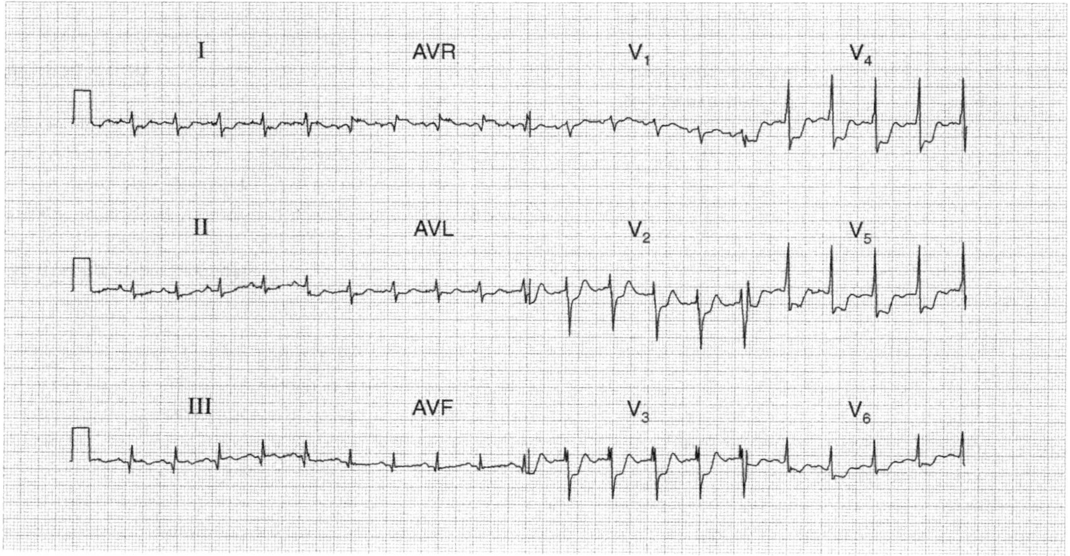

ECG 42 Een 50-jarige man wordt op de SEH gezien in verband met aanhoudende pijn op de borst. Hij vertelt je dat hij al enige maanden pijn heeft bij inspanning. De pijn op de borst houdt nu al een uur aan. Dit is het ECG. Wat zie je en wat ga je doen?

ANTWOORD 42

ECG-beoordeling:

- sinusritme, frequentie 120/min
- normale as
- kleine Q's in de afleidingen II en AVF
- vreemd QRS-complex in V_3; normale QRS-tijd (100 ms)
- duidelijke ST-segmentdepressie, horizontaal in de afleidingen V_3-V_6, en negatief verlopend in de afleidingen V_5 en V_6
- ST-segmentdepressie van 5 mm in V_3
- normale T-toppen

Klinische interpretatie

De sinustachycardie past bij de pijnklachten. De horizontale of negatief verlopende ST-segmentdepressies wijzen op ischemie van de voorwand. De kleine Q's in de onderwandafleidingen en het vreemde QRS-complex in de voorwandafleidingen zijn waarschijnlijk van geen betekenis.

Wat te doen

De patiënt heeft zeker een acuut coronair syndroom (instabiele angina pectoris). Trombolyse is niet geïndiceerd bij een ECG met ST-segmentdepressies. Hier dient een bètablokker en NTG (intraveneus of sublinguaal) gegeven te worden en mogelijk iets van diamorfine. Het ECG dient frequent herhaald te worden om te zien of er ST-elevaties gaan ontstaan. Ook zal deze patiënt snel een coronair angiogram moeten ondergaan en mogelijk een interventie in de vorm van een percutane transluminale coronair angioplastie (PTCA) of coronary bypass graft (CABG).

Samenvatting
Voorwandischemie.

Moeilijkheidsgraad: ★

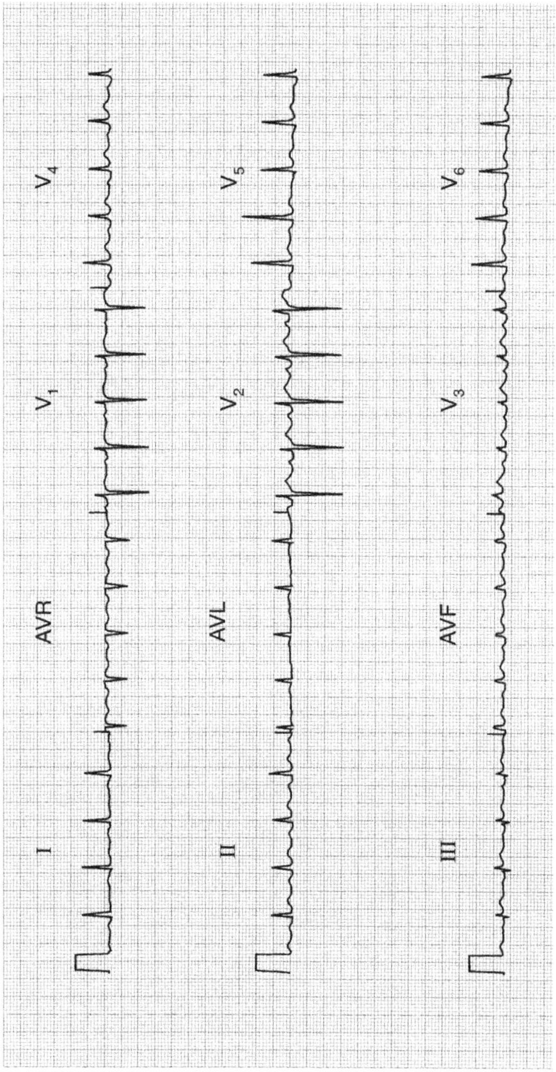

ECG 43 Deze 30-jarige vrouw had last van palpitaties. Hoe luidt de diagnose?

ANTWOORD 43

ECG-beoordeling:

- sinusritme, frequentie 110/min
- normale as
- kleine Q in afleiding III
- normale QRS-complexen en T-toppen

Klinische interpretatie

Kleine Q in afleiding III maar niet in afleiding AVF wordt als normaal beschouwd. Om de oorzaak van de palpitaties vast te kunnen stellen, zijn de voorgeschiedenis en het lichamelijk onderzoek van groot belang en heeft een ECG dikwijls geen meerwaarde tenzij gemaakt tijdens klachten. Een aanhoudende sinustachycardie kan veroorzaakt worden door angst, thyrotoxicose, acuut bloedverlies, anemie of hartfalen. Deze patiënt had een thyrotoxicose.

Wat te doen

Behandel het onderliggende lijden.

Samenvatting

Sinustachycardie.

Moeilijkheidsgraad: ★★

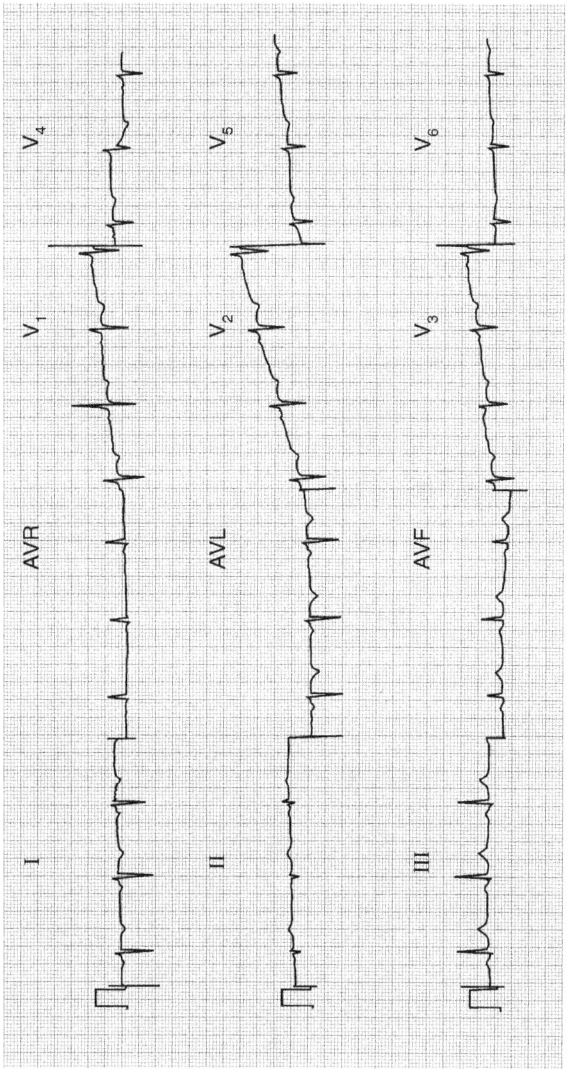

ECG 44 Dit ECG is van een 25-jarige man tijdens een standaard medische keuring. Wat zie je?

ANTWOORD 44

ECG-beoordeling:

- een erg raar beeld
- sinusritme
- negatieve P in afleiding I
- rechterasdeviatie
- normale QRS-complexen
- dominante R in afleiding AVR
- geen R-progressie over de borstwandafleidingen, met in V_6 een rechterventrikelbeeld

Klinische interpretatie

Dit is het beeld van een dextrocardie. Een gewoon beeld kan verkregen worden door de extremiteitafleidingen om te draaien en de borstwandafleidingen op de juiste plaats te plaatsen maar dan recht op de thorax.

Wat te doen

Wees zeker dat alle afleidingen op de juiste plaats zaten; een negatieve P in afleiding I kan bijvoorbeeld gezien worden wanneer de afleidingen van de linker- en rechterarm verwisseld zijn. Maar dit beïnvloedt natuurlijk niet het ECG in de borstwandafleidingen.

Samenvatting

Dextrocardie.

Moeilijkheidsgraad: ★★★

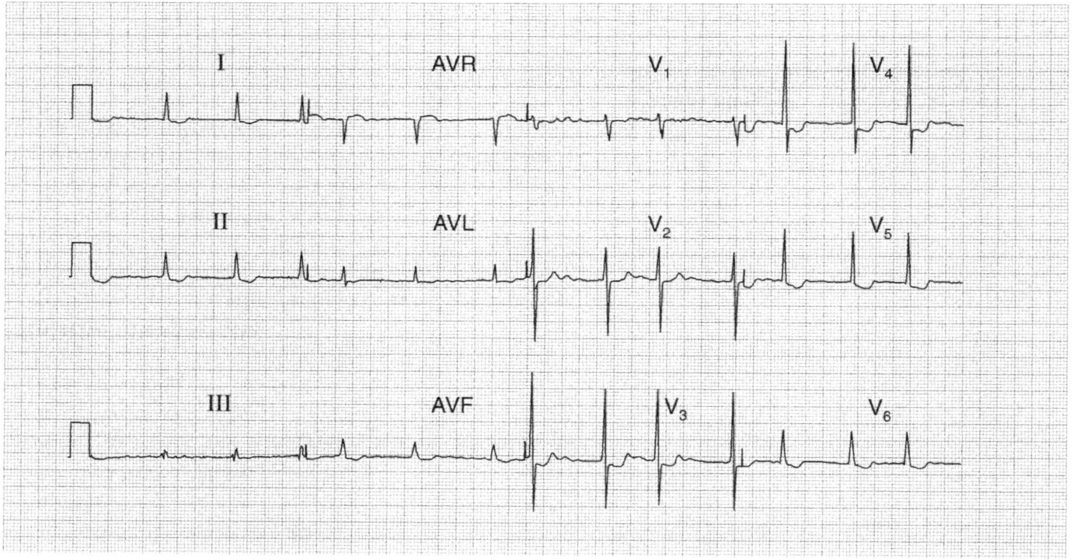

ECG 45 Een 80-jarige patiënte die ooit al eens behandeld is geweest voor hartfalen, komt nu met klachten van misselijkheid en braken. Er zijn geen andere ECG's van haar beschikbaar. Wat zie je op het ECG en helpt dit om het verdere beleid te bepalen?

ANTWOORD 45

ECG-beoordeling:

- atriumfibrillatie, ventrikelrespons 80/min
- normale as
- normale QRS-complexen
- neerwaarts verlopende ST-segmentdepressie, voornamelijk in de afleidingen V_4-V_6
- T-golven rechtop

Klinische interpretatie

Het ECG toont een atriumfibrillatie met een gecontroleerde ventrikelfrequentie. Niets op het ECG wijst op een oorzaak van haar aritmie of haar pompfunctiestoornis. Het negatief verlopende ST-segment is een teken dat ze behandeld wordt met digoxine. Op het ECG zijn geen aanwijzingen te vinden die een digitalisintoxicatie verraden. Haar misselijkheid is wel de meest voor de hand liggende oorzaak.

Wat te doen

De behandeling met digoxine dient tijdelijk gestaakt te worden. Controle van het serumkalium en een digoxinespiegel dient gedaan te worden.

Samenvatting
Atriumfibrillatie met een digitaliseffect.

Moeilijkheidsgraad: ★

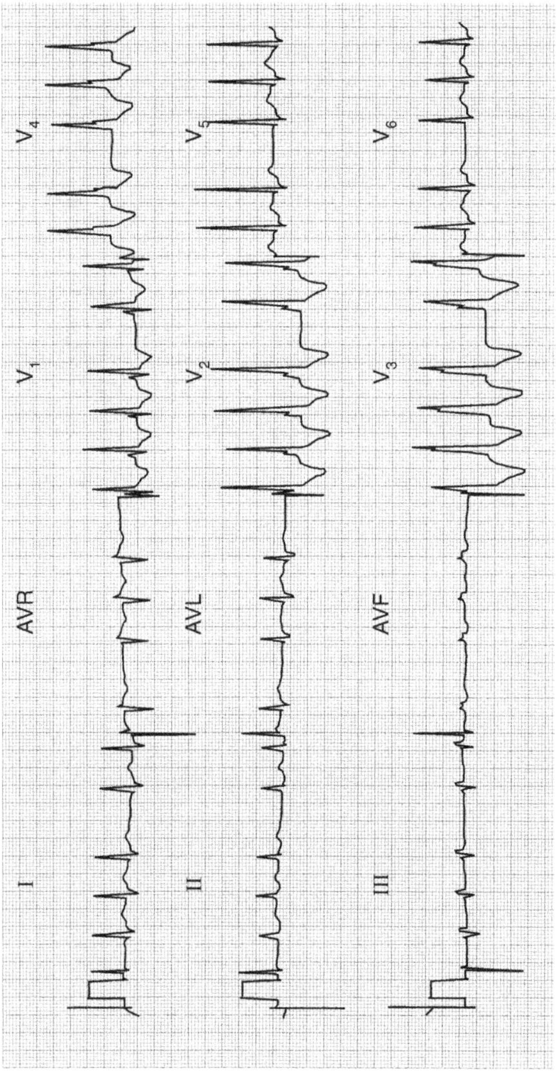

ECG 46 Een 60-jarige man, van wie hart en ECG preoperatief normaal waren, ontwikkelde daags na zijn galblaasoperatie een hoest en pleurale pijn. Wat zie je en wat ga je doen?

ANTWOORD 46

ECG-beoordeling:

- atriumfibrillatie
- normale as
- rechterbundeltakblok

Klinische interpretatie

Hier ontbreekt de onregelmatige basislijn die altijd te zien is bij een atriumfibrillatie, maar de QRS-complexen komen zo onregelmatig dat het wel dit ritme moet zijn. De verandering van het ritme samen met het ontstaan van een rechterbundeltakblok kan veroorzaakt zijn door of een longinfectie of – meer voor de hand liggend – een longembolie.

Wat te doen

Het geven van antistolling bij een postoperatieve patiënt, verhoogt de kans op nabloedingen. Het risico van overlijden ten gevolge van een longembolie is zo groot dat deze patiënt direct behandeld moet worden met antistolling (heparine), terwijl verder onderzoek (te weten: thoraxfoto, leuko's, sputumkweek, CT-long) ingezet moet worden om na te gaan of het gaat om een longinfectie of een longembolie.

Samenvatting
Atriumfibrillatie met een rechterbundeltakblok.

Moeilijkheidsgraad: ★★★

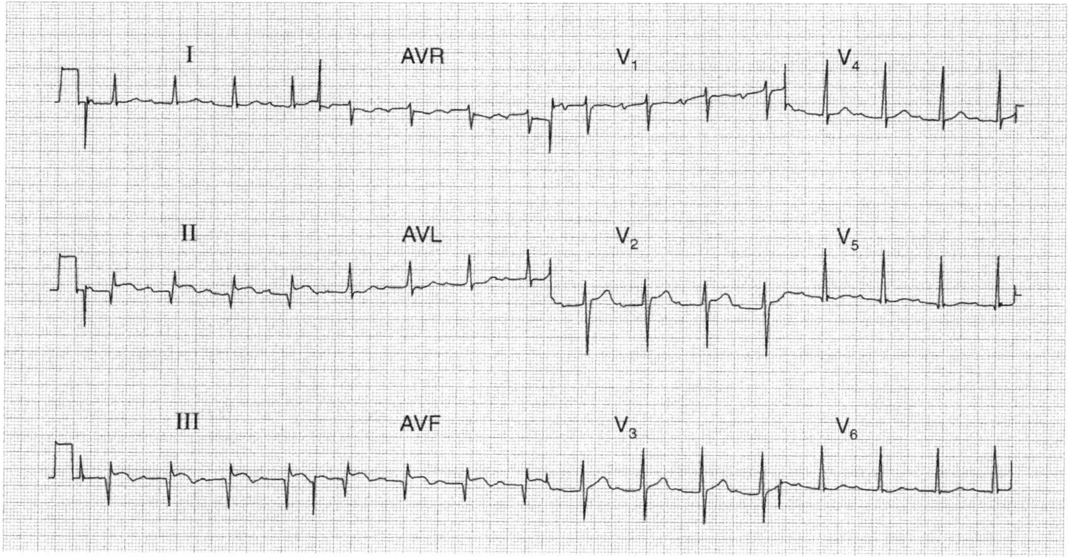

ECG 47 Dit ECG is van een 50-jarige man die zich op de SEH presenteerde met ernstige pijn op de borst, uitstralend naar de rug. De pijn duurt al zes uur. Wat zie je op het ECG en wat ga je doen?

ANTWOORD 47

ECG-beoordeling:

- sinusritme
- PR-interval van 320 ms; eerstegraads AV-blok
- Q's in de afleidingen II, III en AVF
- ST-elevatie in de afleidingen II, III en AVF
- negatieve T's in de afleidingen III en AVF

Klinische interpretatie

Het ECG toont een acuut onderwandinfarct dat vaak de oorzaak is van een eerstegraads AV-blok. De Q's en de ST-segmentelevaties passen bij de pijn die al zes uur duurt. Het eerstegraads AV-blok is niet zo belangrijk.

Wat te doen

Thoracale pijn die uitstraalt naar de rug, is vaak een indicatie van een aortadissectie. Hierdoor kan de opening van de coronaire arteriën geobstrueerd worden en zo een infarct doen ontstaan. Hoewel dit wat ongewoon is, zie je wel vaker dat rugpijn samengaat met pijn op de borst. Als er niets uit de voorgeschiedenis of bij lichamelijk onderzoek wijst op een dissectie, dan dient men te starten met trombolyse.

Samenvatting

Acuut infarct met een eerstegraads AV-blok.

Moeilijkheidsgraad: *

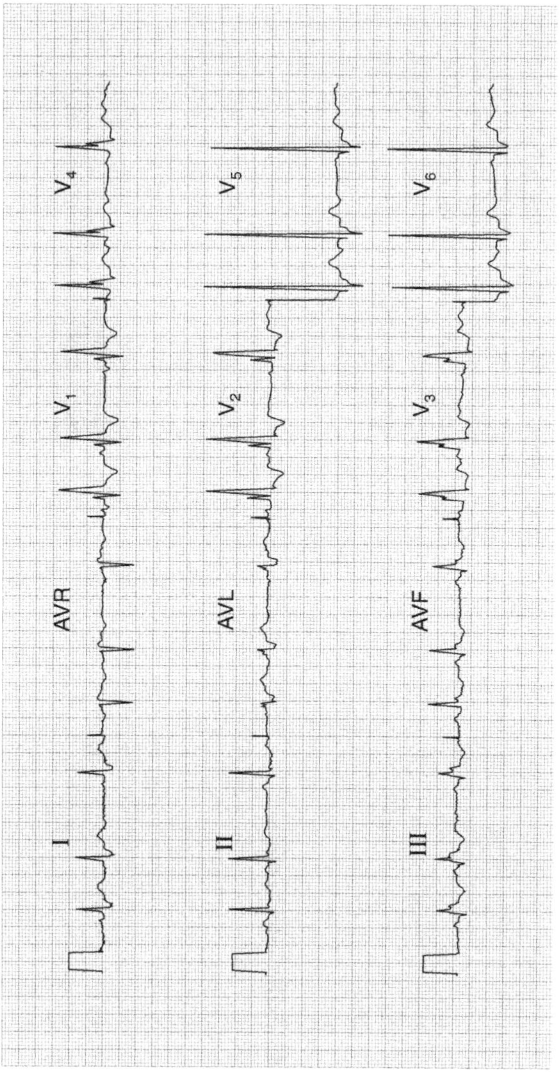

ECG 48 Dit is het ECG van een 23-jarige zwangere vrouw bij wie een hartruis is gevonden. Wat zie je en wat kan het probleem zijn?

ANTWOORD 48

ECG-beoordeling:

- sinusritme
- supraventriculaire (atriale) extrasystolen
- normaal PR-interval
- normale as
- verbrede QRS-complexen (160 ms)
- RSR-patroon in afleiding V_1
- verbrede S in afleiding V_6
- negatieve T's in de afleidingen V_1-V_3

Klinische interpretatie

De brede QRS-complexen met het RSR-patroon in afleiding V_1 en de verbrede S in afleiding V_6, samen met de negatieve T's in de afleidingen V_1-V_3, wijzen op een rechterbundeltakblok. De extrasystolen zijn supraventriculair, omdat zij dezelfde (abnormale) QRS-configuratie hebben als de sinusslagen. Zij zijn atriaal van herkomst, omdat zij voorafgegaan worden door een T-top van een iets andere vorm dan bij de sinusslagen.

Wat te doen

De palpitaties waar de patiënt over klaagt, kunnen heel goed door de extrasystolen komen. Het is van belang te weten of ze overeenkomen met haar klachten. Een rechterbundeltakblok bij jonge mensen kan op een atrium-septumdefect wijzen. Hiervoor dient een echocardiogram gemaakt te worden. De ruis kan veroorzaakt worden door het septumdefect, maar kan ook heel goed komen door een flowruis ten gevolge van een verhoogde cardiac output bij zwangerschap.

Samenvatting
Rechterbundeltakblok en atriale extrasystolen.

Moeilijkheidsgraad: ★

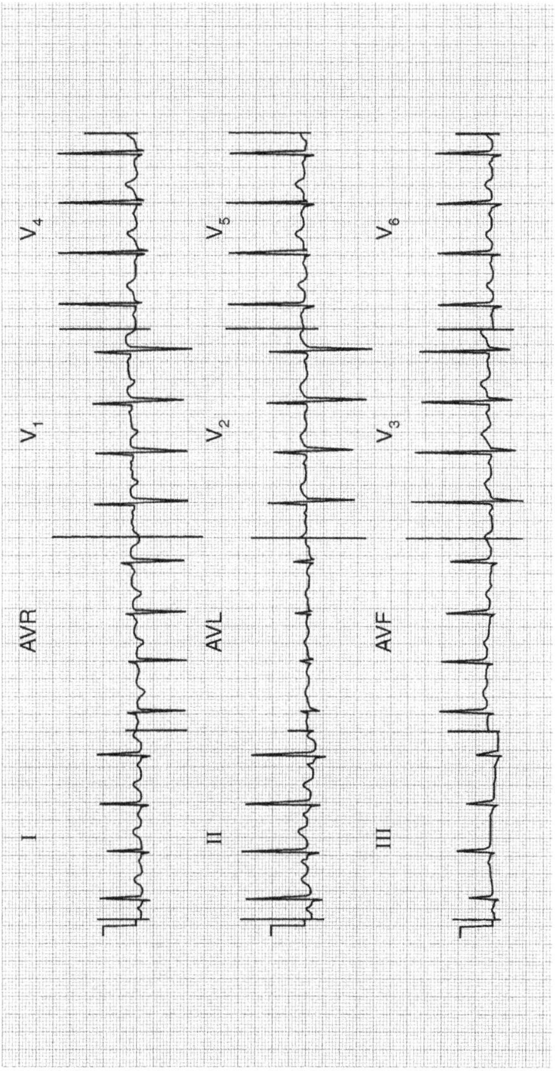

ECG 49 Het ECG van een 9-jarig meisje zonder klachten bij wie tijdens een schoolonderzoek een ruis is gevonden. Zegt dit ECG iets over haar ruis?

ANTWOORD 49

ECG-beoordeling:

- sinusritme, frequentie 100/min
- normale as
- normale QRS-complexen, maar smalle diepe Q's in de afleidingen I, II en V_4-V_6
- negatieve T in afleiding V_1

Klinische interpretatie

Een sinustachycardie met normale QRS-complexen, met een prominente septale Q, is karakteristiek voor het ECG bij kinderen. De negatieve T in afleiding V_1 past bij de leeftijd. Een normaal ECG kan behulpzaam zijn om een hartruis uit te sluiten, maar deze opname doet dat zeker niet.

Wat te doen

Indien men twijfelt, kan men altijd nog een echocardiogram laten maken om te beoordelen of er een belangrijke afwijking te vinden is in de hartstructuur.

Samenvatting

Normaal ECG van een 9-jarig kind.

Moeilijkheidsgraad: ★★

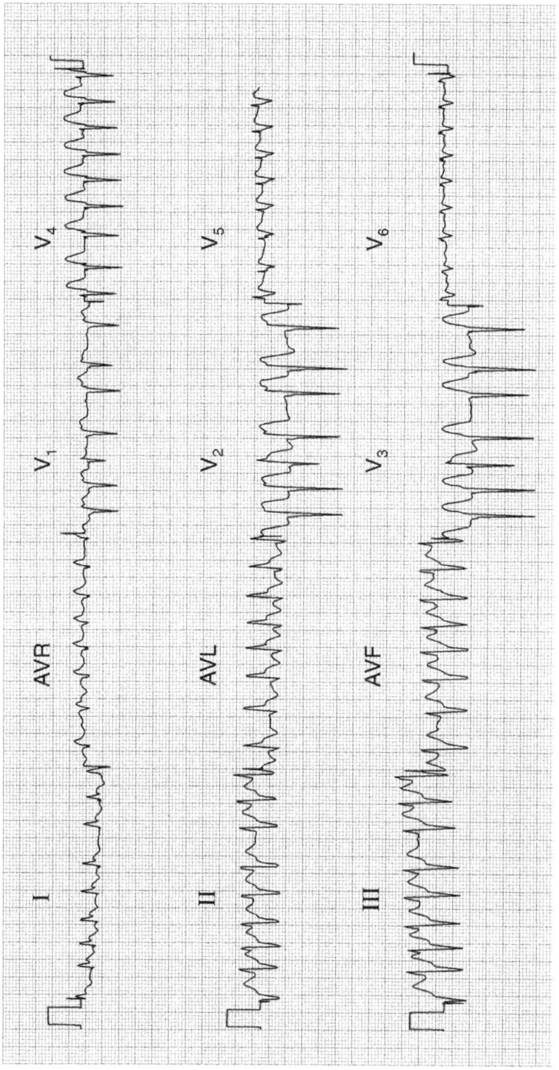

ECG 50 Dit is een ECG van een diabetespatiënt met plotseling ontstaan longoedeem. Wat denk je dat er gebeurd is?

ANTWOORD 50

ECG-beoordeling:

- atriumfibrillatie met een ventrikelrespons van ongeveer 180/min
- linkeras
- normale breedte en hoogte van de QRS-complexen
- mogelijk een Q in de afleidingen V_2-V_4
- ST-segmentelevatie in de afleidingen I, AVL en V_2-V_4

Klinische interpretatie

Het ECG toont een niet-behandelde atriumfibrillatie met een linker anterior hemiblok en een acuut anterolateraal infarct. Het ontstaan van de atriumfibrillatie kan of de oorzaak of het gevolg zijn van het infarct. De snelle ventrikelrespons kan voor een deel het longoedeem verklaren. Het linker anterior hemiblok komt mogelijk door het infarct. Het kan zijn dat de patiënt de pijn op de borst niet gevoeld heeft als gevolg van zijn diabetes.

Samenvatting
Atriumfibrillatie met anterior hemiblok en een acuut anterolateraal infarct.

Moeilijkheidsgraad: ★★

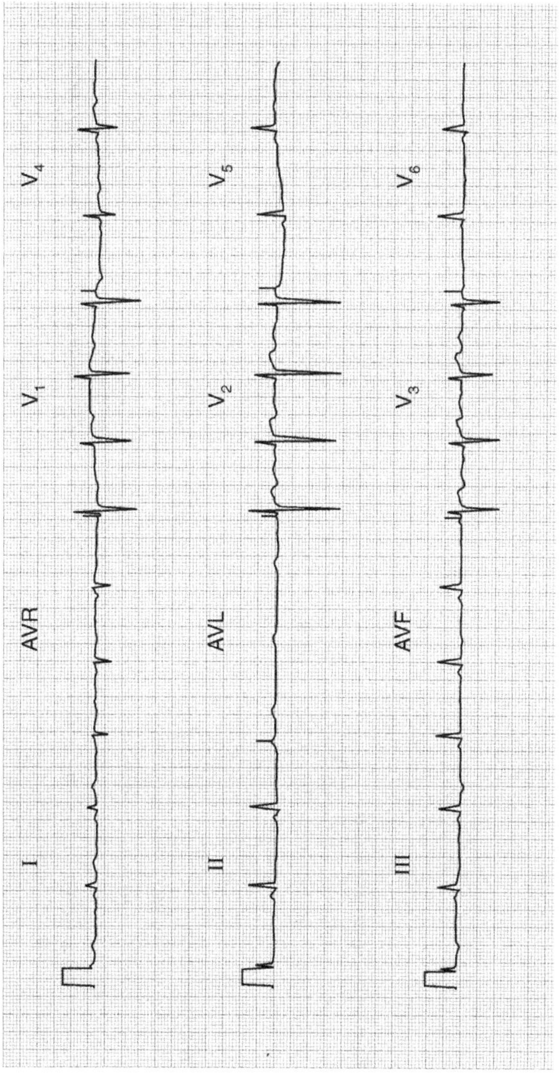

ECG 51 Dit ECG is van een jongeman die op de polikliniek werd gezien met klachten van pijn op de borst die niet-specifiek leken. Wat zie je en wat ga je doen?

ANTWOORD 51

ECG-beoordeling:

- sinusritme
- normale as
- normale QRS-complexen
- negatieve T's in de afleidingen III en AVF, bifasische T in afleiding V_4 en vlakke T's in de afleidingen V_5- V_6

Klinische interpretatie

De T-top-veranderingen, voornamelijk in de onderwand, kunnen heel goed veroorzaakt zijn door ischemie. De vlakke T's in de laterale afleidingen kunnen als niet-specifiek afgegeven worden.

Wat te doen

Wanneer we zo'n ECG zien, met deze niet-specifieke afwijkingen, kan er alleen maar actie ondernomen worden aan de hand van het klinische beeld. Als de patiënt niet-symptomatische klachten aangeeft, kan dit ECG afgegeven worden als zijnde 'aspecifieke' veranderingen. Als de patiënt, zoals in dit geval, klachten aangeeft, is het het waard om een inspanningsproef te doen. De inspanningsproef was geheel normaal en de klachten verdwenen zonder interventie. Het herhaalde ECG, puur uit interesse, liet hetzelfde beeld zien.

Samenvatting

Niet-specifieke ST-segment- en T-top-veranderingen.

Moeilijkheidsgraad: ★★★

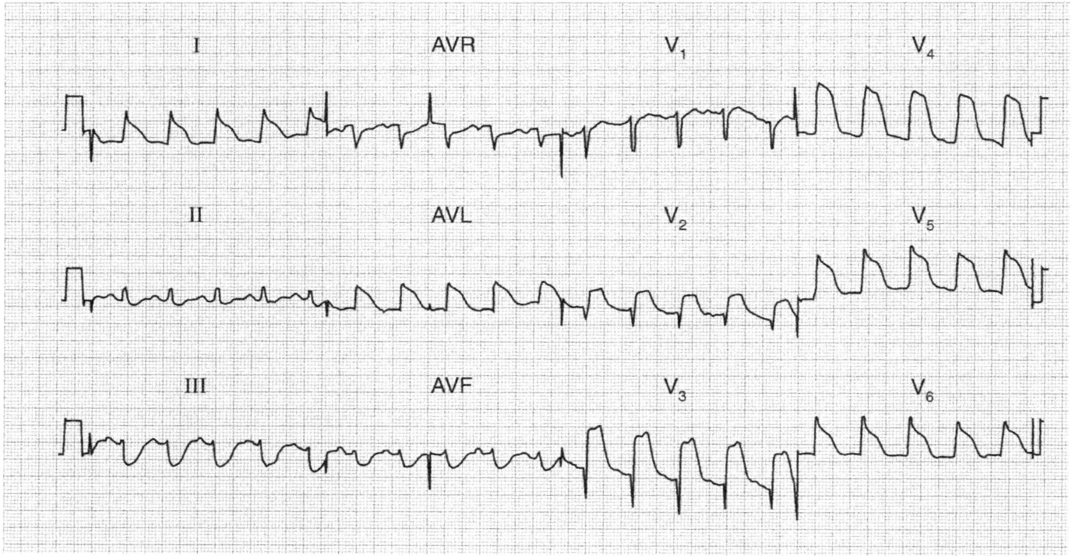

ECG 52 Dit ECG is van een 65-jarige vrouw die met spoed naar het ziekenhuis werd gestuurd in verband met ernstige pijn op de borst gedurende één uur. Wat zie je op het ECG? Welke andere onderzoeken zou je willen doen?

ANTWOORD 52

ECG-beoordeling:

- sinusritme
- normale as
- mogelijk normale QRS-complexen
- forse ST-segmentelevaties in de anterolaterale afleidingen
- negatief ST-segment in de onderwandafleidingen III en AVF

Klinische interpretatie

Acuut anterolateraal infarct. In de laterale afleidingen I, AVL en V_4-V_6 is het moeilijk te zien waar het QRS-complex eindigt en het ST-segment begint. In afleiding II is duidelijk te zien dat het QRS-complex van normale breedte is.

Wat te doen

Bij een verhaal dat past bij een infarct en past bij dit ECG, hoeft verder geen onderzoek in de acute fase gedaan te worden. Er is hier zeker geen plaats voor het maken van een X-thorax. Routinematig behandelen van het infarct, pijnbestrijding, aspirine en trombolyse, dient direct te gebeuren.

Samenvatting

Acuut anterolateraal infarct.

Moeilijkheidsgraad: *

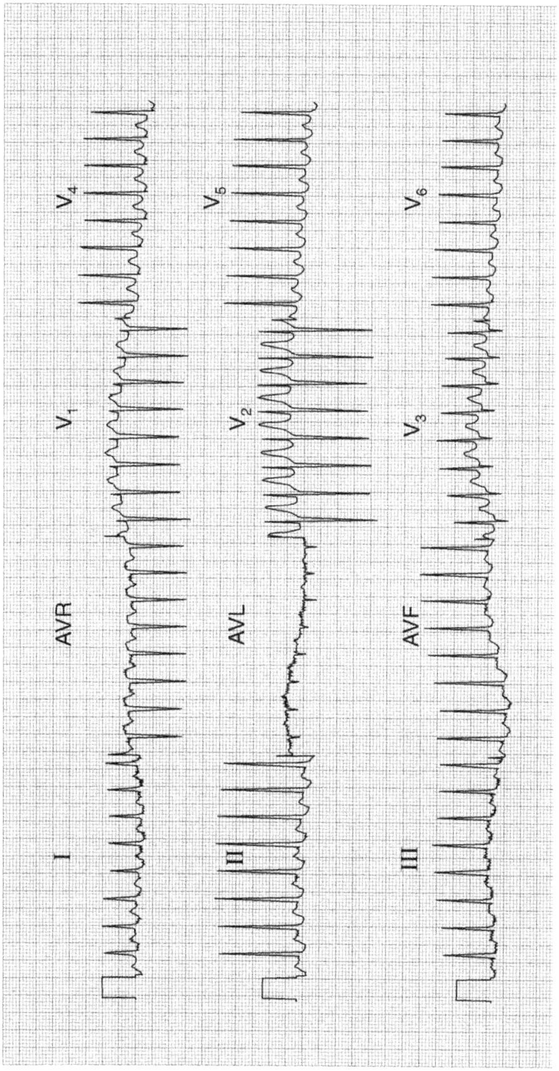

ECG 53 Een vrouw van 45 heeft de laatste twintig jaar van tijd tot tijd periodes van palpitaties. Heel toevallig werd dit ECG gemaakt tijdens zo'n aanval. Waar zijn de palpitaties het gevolg van en wat ga je doen?

ANTWOORD 53

ECG-beoordeling:

- smal complex tachycardie van 200/min
- geen zichtbare P-toppen
- normale as
- normale QRS-complexen
- hier en daar wat ST-segmentdepressie

Klinische interpretatie

Dit ECG toont een supraventriculaire tachycardie, mogelijk junctioneel van oorsprong. Deze ritmes zijn vaak de oorzaak van een re-entry bundel, gelegen in of vlakbij de AV-knoop. De ST-segmentdepressie kan wijzen op een ischemie, maar de ST-segmentdepressies zijn niet horizontaal noch dieper dan 2 mm. Het is waarschijnlijk niet-specifiek.

Wat te doen

De eerste actie is carotis-sinus-massage in de hoop de aanval te stoppen. Als dit niet lukt, zal het zeker met adenosine lukken. Zoals met alle tachycardieën dient cardioversie overwogen te worden, daar waar de hemodynamiek bedreigd wordt. Als het sinusritme eenmaal hersteld is, moet de patiënt diverse methodes geleerd worden, in de hoop de aanvallen te couperen (bijvoorbeeld de Valsalva-manoeuvre). Het profylactisch geven van medicatie is waarschijnlijk niet nodig, omdat de aanvallen niet frequent voorkomen. De meeste patiënten zijn gebaat bij een elektrofysiologisch onderzoek om de re-entry bundel op te sporen waarvoor een ablatio uitgevoerd dient te worden.

Samenvatting
Supraventriculaire (junctionele) tachycardie.

Moeilijkheidsgraad: *

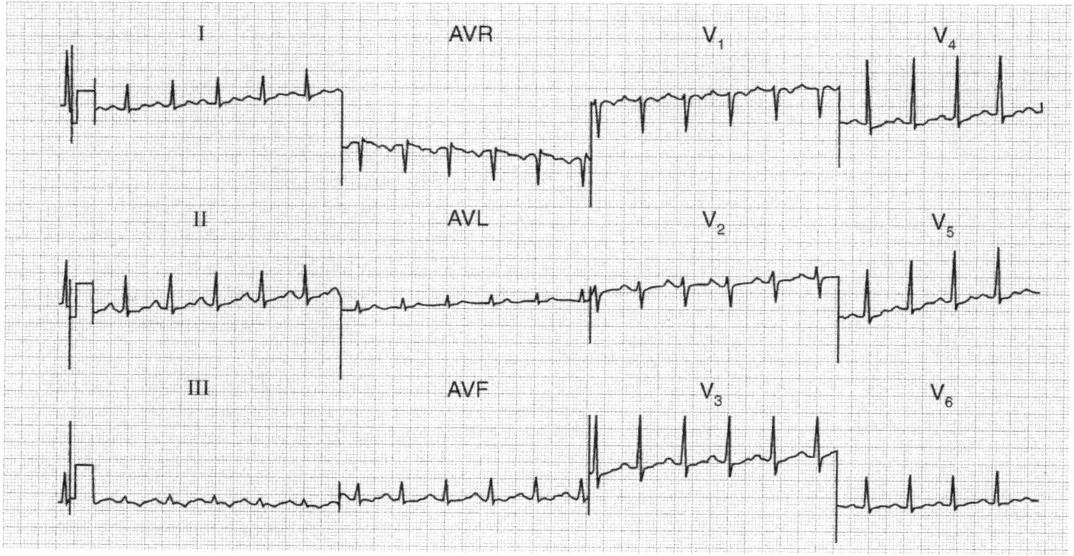

ECG 54 Dit is het ECG van een 35-jarige vrouw die klaagt over kortademigheid. Ze is angstig, maar tijdens onderzoek is er niets bijzonders gevonden. Kan dit ECG je helpen bij het stellen van een diagnose en behandeling?

ANTWOORD 54

ECG-beoordeling:

- sinusritme, frequentie 120/min
- normale as
- normale QRS-complexen
- licht negatief ST-segment, vooral in afleiding V_4
- overal enige T-top-afvlakking
- negatieve T-top in afleiding III

Klinische interpretatie

Een sinustachycardie kan heel goed passen bij angst, hoewel aan andere oorzaken van een verhoogde output gedacht moet worden (bijvoorbeeld zwangerschap, thyrotoxicose, anemie, hypovolemie, CO_2-retentie, beriberi). De veelvoorkomende ST-segment- en T-top-veranderingen kunnen als niet-specifiek aangeduid worden: ten tijde van angst kan dit veroorzaakt worden door hyperventilatie. De afwijking zegt niets over de aandoening en behandeling.

Wat te doen

Als er tijdens anamnese en onderzoek niets gevonden wordt dat kan duiden op een aandoening, zal verder onderzoek wellicht geen extra informatie opleveren.

Samenvatting
Niet-specifieke ST-segment- en T-top-veranderingen.

Moeilijkheidsgraad: ★★

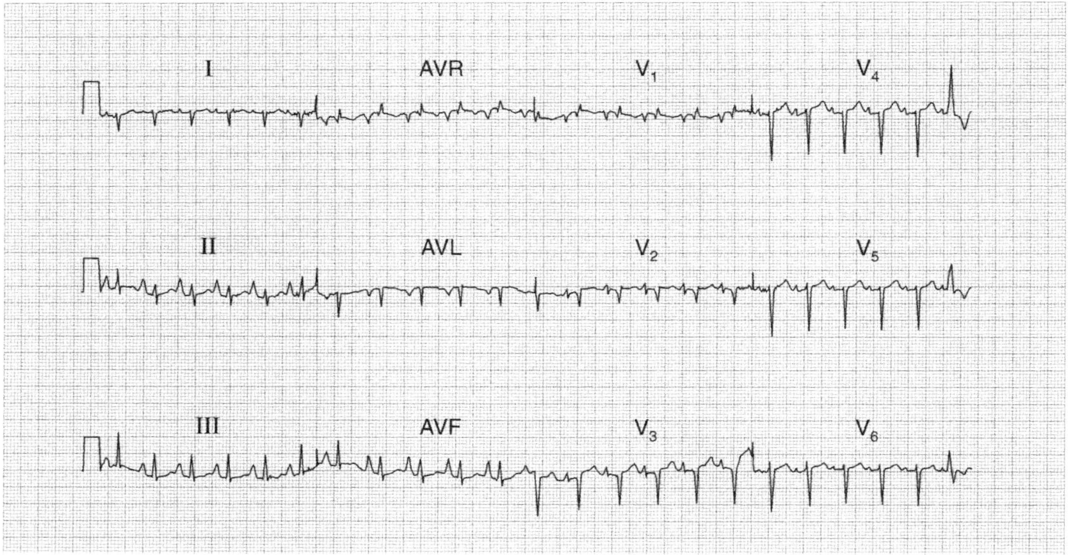

ECG 55 Dit ECG is van een 60-jarige man met ernstige benauwdheidsklachten. Dit heeft hij de laatste jaren in toenemende mate. De druk in de vena jugularis is verhoogd. Wat denk je dat het is?

ANTWOORD 55

ECG-beoordeling:

- sinusritme, frequentie 140/min
- één ventriculaire extrasystole
- spitse P-toppen (goed te zien in de afleidingen II, III en AVF)
- normaal PR-interval
- rechteras
- dominante R in afleiding V_1
- diepe S in afleiding V_6
- normaal ST-segment en normale T-toppen

Klinische interpretatie

Een sinustachycardie veronderstelt een groot probleem. De spitse P's wijzen op een rechteratriumhypertrofie. De rechteras en een dominante R in afleiding V_1 wijzen op een rechterventrikelhypertrofie. De diepe S in afleiding V_6, zonder 'linkerventrikelcomplexen' in de voorwandafleidingen, wijzen op een rechtsdraaiing van het hart waarbij het rechterventrikel het precordium bezet. Dit wijst op een longziekte.

Wat te doen

Omdat het ECG 'rechtsgeoriënteerd' is, kan men zeggen dat het hier om een chronisch longprobleem of een recidiverende longembolie gaat. Het verhaal past meer bij een longprobleem. De toegenomen druk in de vena jugularis wordt mogelijk veroorzaakt door een cor pulmonale. De sinustachycardie baart zorgen en wijst op een respiratoir falen.

Samenvatting
Sinustachycardie met een ventriculaire extrasystole, rechteratrium- en rechterventrikelhypertrofie, en een rechtsdraaiing wijzend op een longziekte.

Moeilijkheidsgraad: ★★

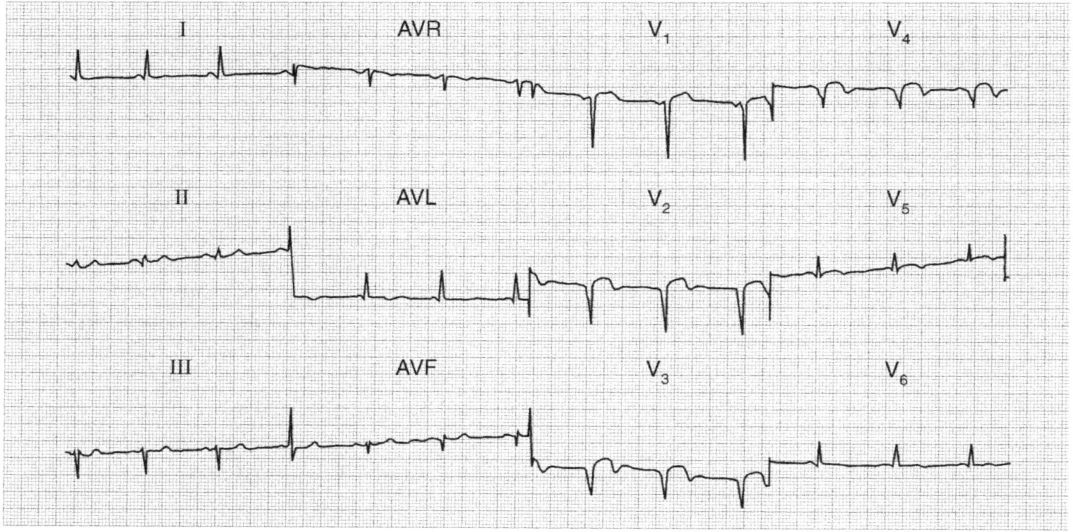

ECG 56 Deze 60-jarige patiënt wordt op de polikliniek gezien in verband met benauwdheidsklachten die zo'n twee maanden geleden plotseling begonnen. Hij heeft geen pijn op de borst gehad. Tijdens onderzoek komt een verhoogde vena-jugularis-druk aan het licht, basaal crepiteren en een derde harttoon aan de apex. Dit is het ECG. Wat zie je? Past dit bij het klinische beeld? Wat ga je doen?

ANTWOORD 56

ECG-beoordeling:

- sinusritme
- normale as
- diepe Q's in de afleidingen V_1-V_4, en een kleine Q in de afleidingen I en AVL
- ST-segmentelevaties en negatieve T's in de afleidingen V_2-V_5
- vlakke, bifasische T's in de afleidingen I, AVL en V_6

Klinische interpretatie

Dit ECG kan goed passen bij een acuut voorwandinfarct, maar past niet bij het klinische beeld: het lijkt erop dat er twee maanden geleden iets is gebeurd. Het beeld van de ST-segmentelevaties in de voorwandafleidingen kan langer aanhouden na het doormaken van een groot infarct, en wordt nogal eens gezien bij een aneurysma van het ventrikel.

Wat te doen

Een echocardiogram kan aantonen of de linkerventrikelfunctie is afgenomen, wat vaak zo is, en of er een aneurysma is. Er werd inderdaad een aneurysma gevonden. De patiënt moet met diuretica en een ACE-remmer behandeld worden. Chirurgisch ingrijpen dient overwogen te worden.

Samenvatting
Oud voorwandinfarct met een aneurysma van het ventrikel.

Moeilijkheidsgraad: ★★★

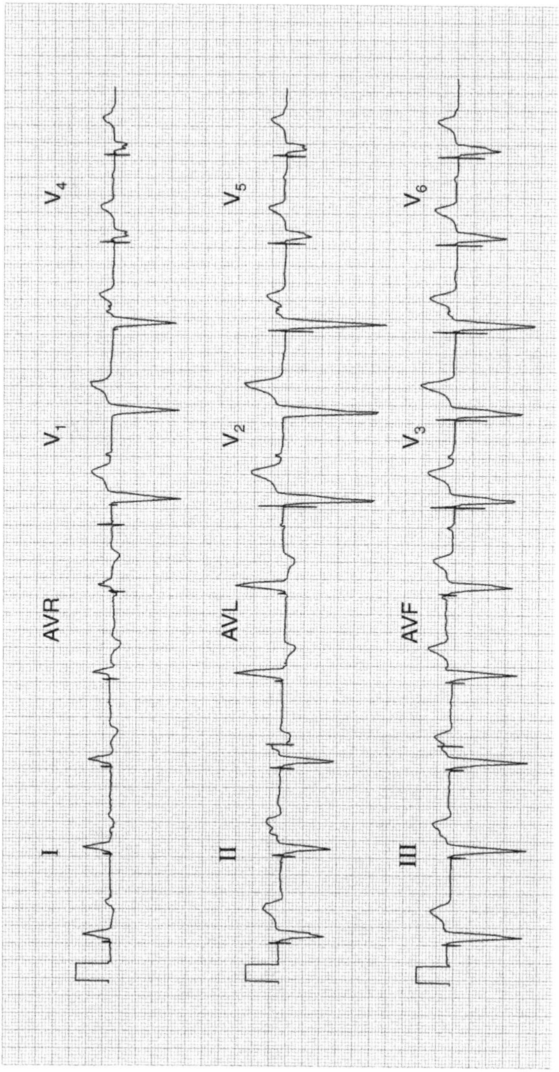

ECG 57 De SEH-arts heeft enige moeite met het lezen van dit ECG. Het is van een 80-jarige patiënt, gepresenteerd met een CVA en bewusteloosheid. Wat heeft de arts over het hoofd gezien?

ANTWOORD 57

ECG-beoordeling:

- regelmatig ritme, frequentie 60/min
- af en toe een P-top, geen relatie met het QRS-complex (zie afleiding I)
- linkeras
- QRS-complexen, voorafgegaan door een 'spike'
- verbrede QRS-complexen (160 ms)
- diepe S in afleiding V_6
- negatieve T's in afleiding I en AVL

Klinische interpretatie

De verbrede QRS-complexen die te zien zijn, wijzen op een supraventriculair ritme met een rechterbundeltakblok of op een ventriculair ritme. Het is een ventriculair ritme. De 'spikes' die te zien zijn, zijn van een pacemaker afkomstig. De P-toppen die af en toe te zien zijn, hebben mogelijk te maken met het onderliggende ritme, het totaal blok – en dus de reden van de pacemaker.

Wat te doen

De SEH-arts heeft de pacemaker gemist tijdens lichamelijk onderzoek. Meestal wordt een pacemaker onder de linkerclavicula ingebracht. Er is geen duidelijke aanwijzing dat de pacemaker iets te maken heeft met het CVA, behalve dan dat vaatlijden niet op één plaats maar ook op andere plaatsen kan voorkomen, naast het coronairlijden ook cerebrovasculair.

Samenvatting
Pacemakerritme bij een totaal blok.

Moeilijkheidsgraad: ★

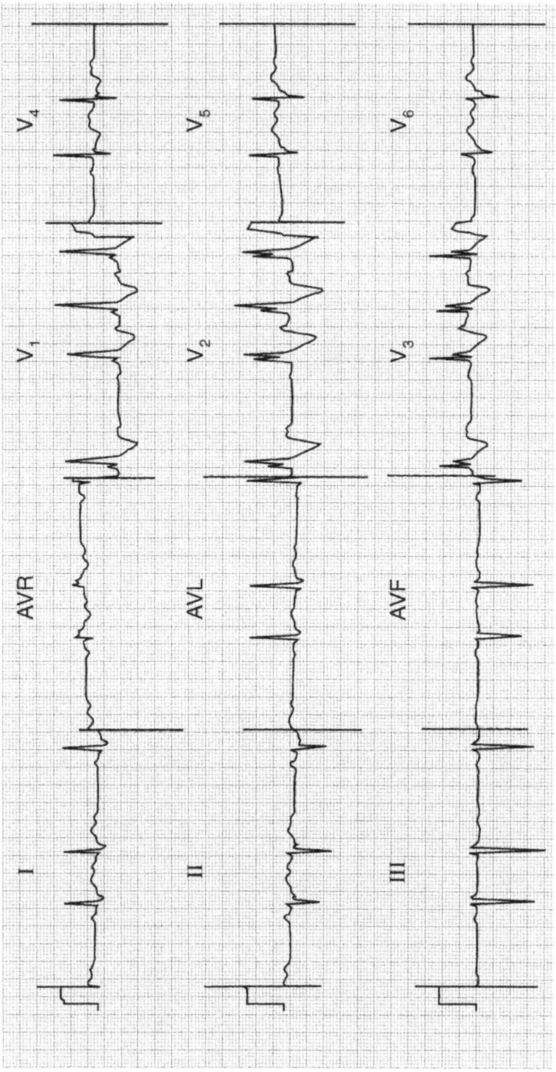

ECG 58 Bij een 70-jarige vrouw met duizeligheidsklachten wordt een onregelmatige pols gevonden. Dit is haar ECG. Er worden drie afwijkingen gevonden. Welk advies ga je haar geven?

ANTWOORD 58

ECG-beoordeling:

- sinusritme
- normaal en constant PR-interval bij de voortgeleide slagen
- af en toe niet-voortgeleide P's
- linkeras
- rechterbundeltakblok

Klinische interpretatie

De combinatie van een tweedegraads AV-blok (Mobitz-type-II-blok) plus een linkeras (linker anterior hemiblok) en een rechterbundeltakblok wijzen op een aandoening in het geleidingssysteem. Deze combinatie wordt soms 'trifasciculair' blok genoemd.

Wat te doen

De duizeligheidsklachten zijn mogelijk de oorzaak van het intermitterende totaal blok. Het plaatsen van een pacemaker is de behandeling.

Samenvatting

Tweedegraads AV-blok (Mobitz-type-II-blok) en bifasciculair blok.

Moeilijkheidsgraad: ★★

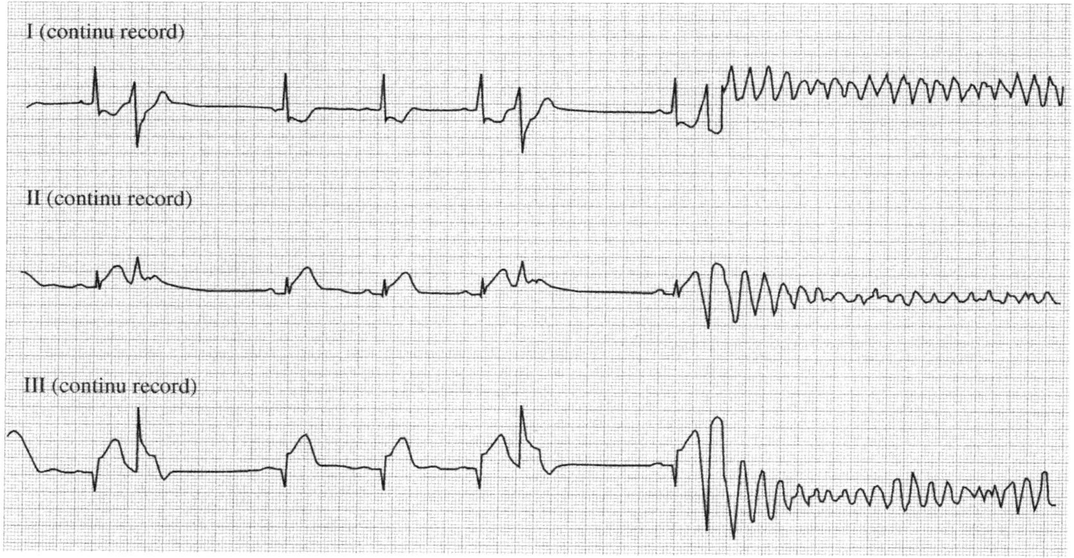

ECG 59 Een 50-jarige man komt op de SEH met klachten van pijn op de borst en hij collabeert terwijl het ECG gemaakt wordt. Wat gebeurt er en wat ga je doen?

ANTWOORD 59

ECG-beoordeling:

- sinusritme met ventriculaire extrasystolen
- de derde extrasystole valt in de T-top van de voorgaande sinusslag
- na drie of vier slagen van de ventriculaire tachycardie ontstaat er een ventrikelfibrillatie
- bij de sinusslagen zie je een Q in afleiding III, een ST-segmentelevatie in de afleidingen II en III, en een ST-segmentdepressie en een negatieve T in afleiding I

Klinische interpretatie

Ondanks dat alleen de afleidingen I, II en III beschikbaar zijn, lijkt het erop dat de pijn op de borst veroorzaakt werd door een onderwandinfarct. Dit was waarschijnlijk ook de reden van de ventriculaire extrasystolen en van het 'R-op-T'-fenomeen dat een ventrikeltachycardie veroorzaakte en dat overging in een ventrikelfibrillatie. In afleiding III en mogelijk in afleiding I kan men een *torsade de pointes* zien, maar dit is zeker niet aanwezig in afleiding II.

Wat te doen

Het geven van een precordiale stomp en directe defibrillatie, maar als er geen defibrillator aanwezig is, dient men de standaard CPR uit te voeren, en verder te handelen volgens de daarvoor geldende richtlijnen van het ziekenhuis.

Samenvatting
Mogelijk een onderwandinfarct; 'R-op-T'-fenomeen met als gevolg een ventrikelfibrillatie.

Moeilijkheidsgraad: *

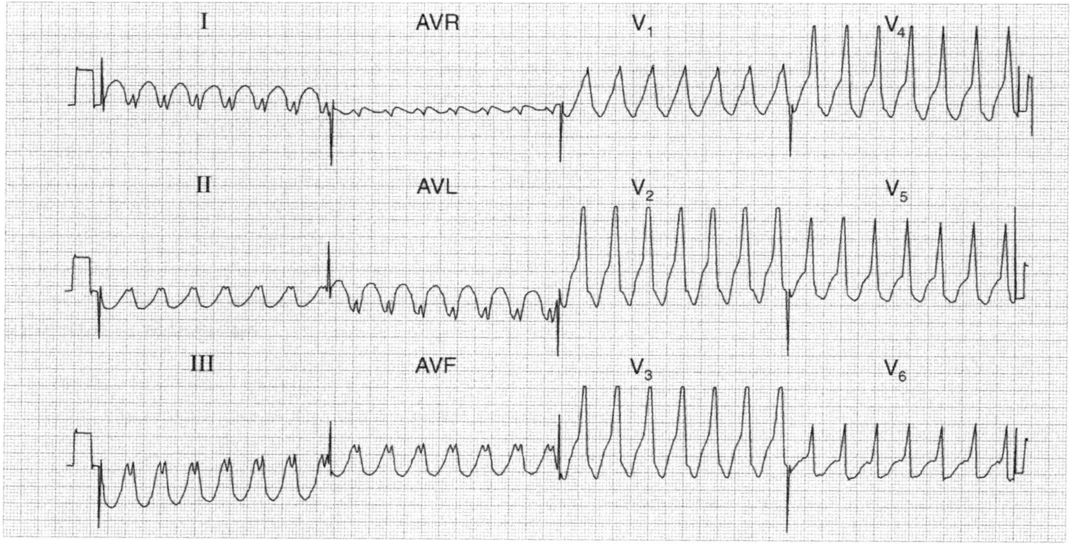

ECG 60 Een 60-jarige man klaagt over ernstige pijn op de borst. Enkele minuten later wordt hij extreem benauwd en collabeert. Hij wordt naar de SEH gebracht, waar men een polsfrequentie vindt van 150/min, een niet-meetbare tensie en tekenen van linkerventrikelfalen. Dit is het ECG. Wat is er gebeurd en wat ga je doen?

ANTWOORD 60

ECG-beoordeling:

- breed complex tachycardie, 150/min
- geen zichtbare P-toppen
- normale as
- QRS-duur ongeveer 200 ms
- dezelfde QRS-configuratie in alle borstafleidingen (bijvoorbeeld: ze wijzen alle naar boven)

Klinische interpretatie

Een breed complex tachycardie kan ventriculair van origine zijn of kan supraventriculair zijn met een aberrante voortgeleiding (bijvoorbeeld: rechterbundeltakblok). Hier wijzen de brede complexen en de van dezelfde configuratie zijnde QRS-complexen duidelijk op een ventriculair ritme. Bij patiënten met een acuut infarct is het altijd veilig om ervan uit te gaan dat het ritme ventriculair van oorsprong is. Op grond van het verhaal kun je ervan uitgaan dat de patiënt een acuut infarct doormaakt, maar het is mogelijk dat de pijn op de borst veroorzaakt werd door de aritmie.

Wat te doen

De patiënt is hemodynamisch in de problemen, met lage bloeddruk en hartfalen, en dient direct gecardioverteerd te worden. Terwijl de voorbereidingen getroffen worden, kan men altijd nog lidocaïne of amiodaron intraveneus proberen.

Samenvatting
Ventrikeltachycardie.

Moeilijkheidsgraad: ★

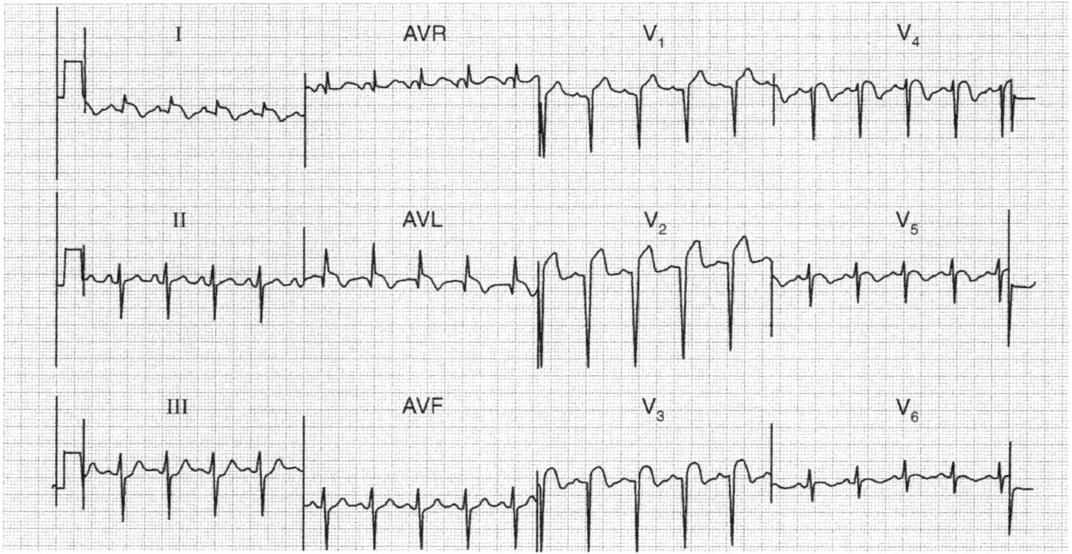

ECG 61 Een 70-jarige man die al enige jaren klachten heeft van pijn op de borst bij inspanning en van kortademigheid, wordt in het ziekenhuis gepresenteerd met ernstige pijn op de borst. Dit is zijn ECG. Wat zie je? Wat denk je te vinden bij deze man?

ANTWOORD 61

ECG-beoordeling:

- sinusritme
- linkerasdeviatie
- Q's in afleiding AVL; QS-patroon in de afleidingen V_2-V_3
- aanhoudende S in afleiding V_5
- ST-segmentelevatie en negatieve T's in de afleidingen V_1 en AVL
- ST-segmentelevatie in de afleidingen V_2-V_3 en bifasische T's in de afleidingen V_3-V_4

Klinische interpretatie

De linkerasdeviatie komt door het linker anterior hemiblok, mogelijk samengaand met het infarct dat in de voorwandafleidingen te zien is: het is moeilijk te zeggen van wanneer het infarct is. Het ECG laat mogelijk een acuut lateraal infarct zien. De aanhoudende S in afleiding V_6 wijst mogelijk op een chronisch longlijden.

Wat te doen

Deze patiënt heeft mogelijk al een ernstige linkerventrikelschade opgelopen en kan daardoor al klachten en symptomen ontwikkeld hebben van een linkerventrikelfalen. Verder kan hij ook nog klachten hebben van chronisch longlijden.

Samenvatting
Acuut lateraal infarct, oud(er) voorwandinfarct, linkeras en mogelijk chronisch longlijden.

Moeilijkheidsgraad: ★★★

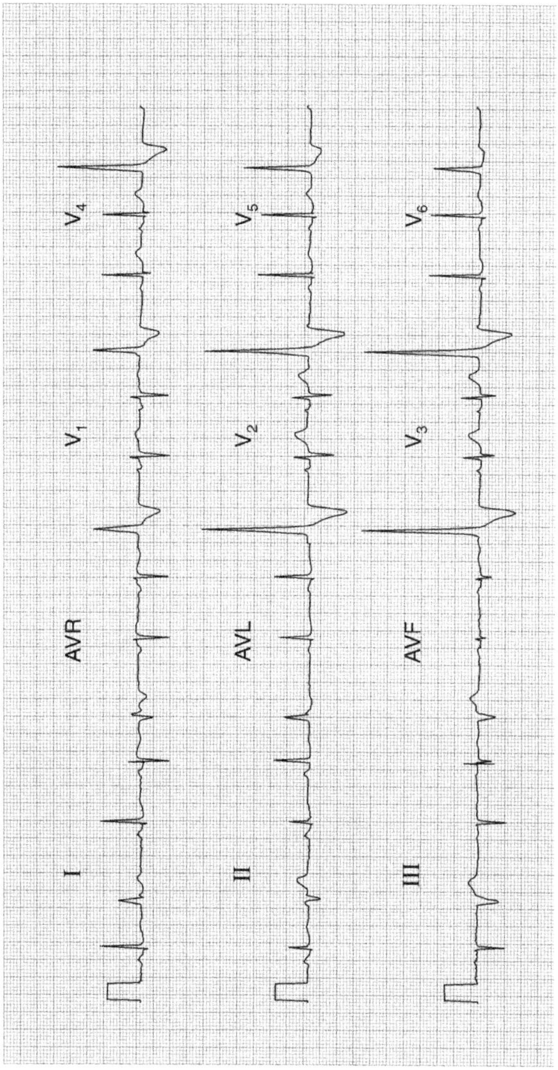

ECG 62 Dit ECG is van een 30-jarige vrouw met klachten van een onregelmatige hartslag met name bij het naar bed gaan en platliggen. Ze maakt zich zorgen. Wat raad je haar aan te doen?

ANTWOORD 62

ECG-beoordeling:

- sinusritme, frequentie 85/min
- regelmatig ventriculaire extrasystolen
- normale as bij sinusslagen
- sinusslagen laten normale QRS-complexen, ST-segmenten en T's zien

Klinische interpretatie

Op de ventriculaire extra's na is het een normaal ECG. Als er niets gevonden wordt in de voorgeschiedenis en er niets is dat wijst op hartlijden, kan men ervan uitgaan dat de extra's niet van belang zijn.

Wat te doen

De patiënt moet ervan overtuigd worden dat de extrasystolen op zichzelf niet wijzen op een hartlijden. Adviseer haar om niet meer te roken en alcohol en cafeïne achterwege te laten, om zo te zien of de extrasystolen of de klachten daardoor afnemen. Er hoeft geen medicatie gegeven te worden, maar als de patiënte hierom vraagt, is het veilig om een bètablokker te geven.

Samenvatting
Normaal ECG met ventriculaire extrasystolen.

Moeilijkheidsgraad: *

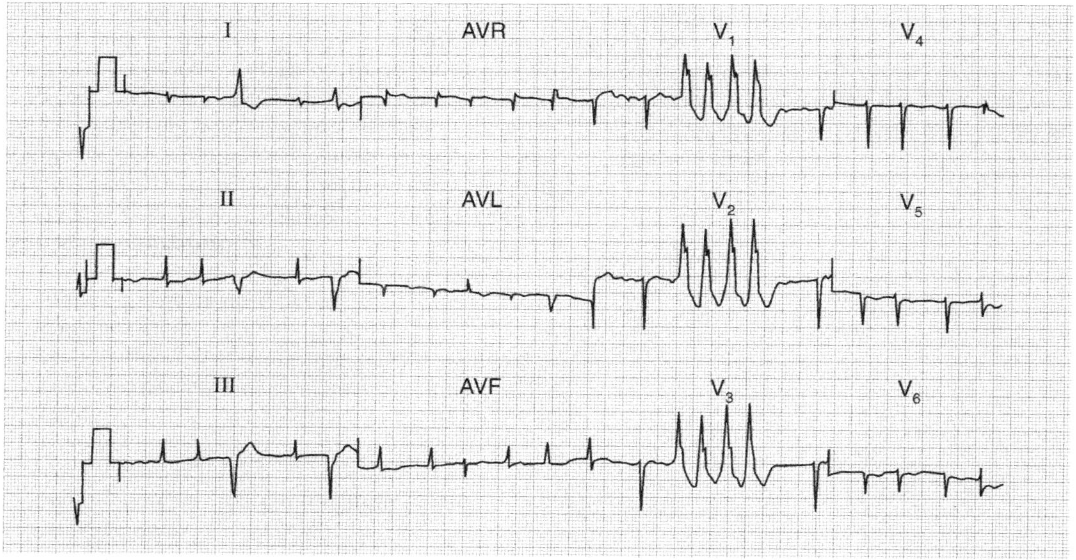

ECG 63 Een 60-jarige man die in het ziekenhuis behandeld was, had last van palpitaties. Dit is zijn ECG. Wat denk je dat het onderliggende lijden was en waardoor werden de palpitaties veroorzaakt?

ANTWOORD 63

ECG-beoordeling:

- atriumfibrillatie
- ventriculaire extrasystolen met twee aparte vormen (het best te zien in afleiding II)
- een korte VT-run
- rechteras
- smalle QRS-complexen
- geen R-progressie in de borstwandafleidingen; dominante S in afleiding V_6
- negatieve T in de afleidingen V_5-V_6

Klinische interpretatie

Het ECG wijst op een chronisch longlijden: smalle complexen, rechterasdeviatie en een duidelijke 'clockwise'-rotatie waarin V_6 iets van een rechterventrikelachtig complex laat zien. De atriumfibrillatie is mogelijk secundair aan het longlijden, maar andere mogelijkheden dienen niet uitgesloten te worden. Het longlijden van de patiënt wordt mogelijk behandeld met een bèta-agonist, bijvoorbeeld salbutamol, en dit kan de oorzaak zijn van de extrasystolen en de ventrikeltachycardie.

Wat te doen

Stop de bèta-agonist maar geef ook geen bètablokker. Bepaal de elektrolyten; denk verder aan een digoxine-intoxicatie.

Samenvatting

Atriumfibrillatie met ventriculaire extrasystolen en een ventrikeltachycardie: veranderingen kunnen op een chronisch longlijden wijzen.

Moeilijkheidsgraad: ★★★

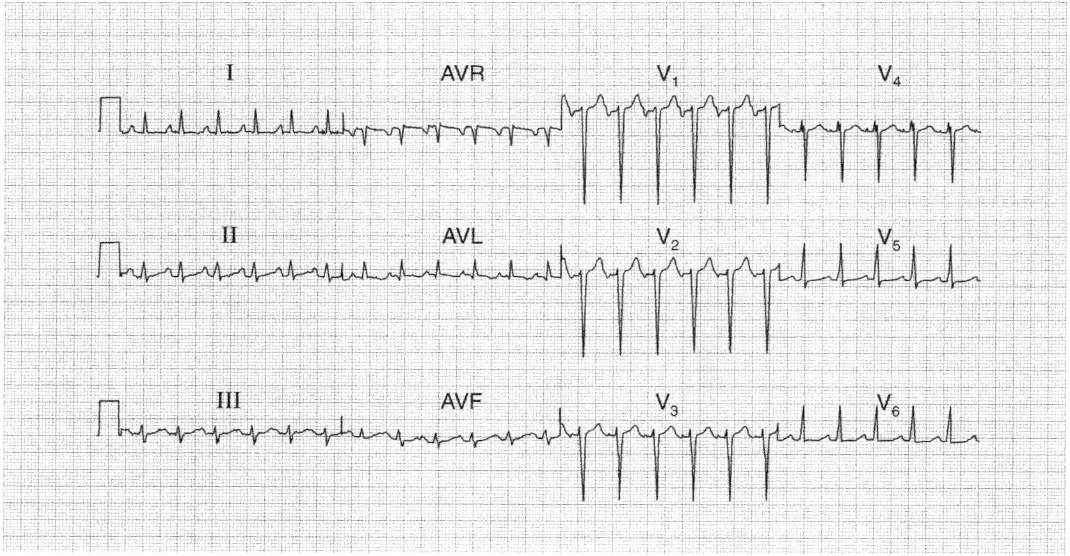

ECG 64 Een 45-jarige man heeft last van palpitaties, gewichtsverlies en angst. Zijn bloeddruk is 180/110 en het hart leek normaal. Dit is het ECG. Zijn schildklierfuncties, meermalen bepaald, zijn normaal. Wat is er mogelijk aan de hand?

ANTWOORD 64

ECG-beoordeling:

- smal complexritme, frequentie 140/min
- mogelijk één P-top per complex
- normaal PR-interval
- normale as
- normale QRS-complexen
- negatieve T's in afleiding AVL en een vlakke T in de afleidingen I en V_5-V_6

Klinische interpretatie

Het directe probleem bij deze patiënt is de vraag of het gaat om een sinus- of een atriumtachycardie. Carotis-sinus-massage gaf een tijdelijke vertraging, dus gaat het hier mogelijk om een sinusritme. Een sinustachycardie van 140/min kan mogelijk veroorzaakt worden door angst, maar daarvoor is het vrij snel; andere mogelijkheden zijn medicatie-effecten (bèta-agonisten, amfetaminen) en een feochromocytoom, wat uiteindelijk ook de diagnose werd.

Samenvatting
Sinustachycardie.

Moeilijkheidsgraad: ★★

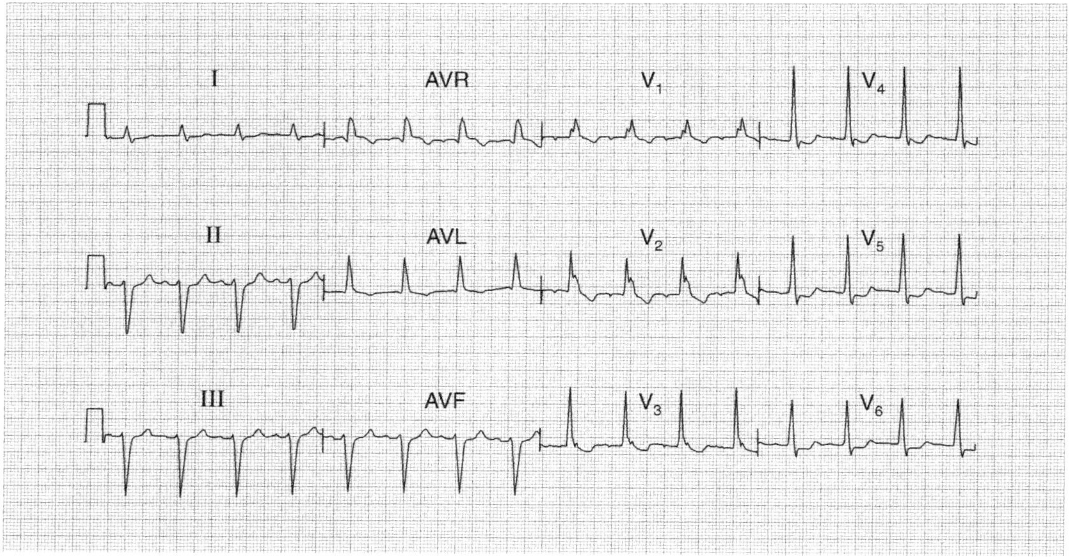

ECG 65 Een man van 70 jaar wordt naar het ziekenhuis gestuurd met vage duizeligheidsklachten die eens per week voorkwamen. Normaal gesproken voelt hij zich goed en tijdens het onderzoek wordt niets gevonden. Heb je wat aan het ECG?

ANTWOORD 65

ECG-beoordeling:

- sinusritme, frequentie 100/min
- PR-interval tot 200 ms, bovengrens normaalwaarde
- linkeras
- verlengde QRS-duur (160 ms)
- RSR-patroon in afleiding AVL, brede S in afleiding V_6
- negatieve T in de afleidingen AVL en V_1-V_4

Klinische interpretatie

De linkeras samen met de verbrede QRS-complexen en een negatieve T in afleiding AVL geeft een beeld dat karakteristiek is voor een linker anterior hemiblok. Verder is er ook een rechterbundeltakblok te zien. Er zijn dus twee belangrijke geleidingsbanen geblokkeerd, ook bekend als bifasciculair blok. Het feit dat er een bovengrens van het PR-interval bereikt is, betekent dat er een vertraagde voortgeleiding is in de overgebleven geleidingsbaan. Indien er werkelijk een toename zou zijn van de PR-tijd, spreekt men van een trifasciculair blok.

Wat te doen

Een bifasciculair blok is, indien de patiënt geen klachten heeft, geen indicatie om te gaan pacen. De vraag hier is of de periode van duizeligheid te maken heeft met een compleet blok. Tijdens een aanval van duizeligheid een ECG maken zou ideaal zijn. Omdat de aanvallen eens per week voorkomen, kan een Holtertape niet zo handig zijn, maar kan een *event recorder* waardevol zijn. Omdat bewijs ontbreekt om het geven van een pacemaker te rechtvaardigen, hangt veel af van het oordeel dat men geeft op grond van de gegevens van de recorder. Maar voor een patiënt met deze voorgeschiedenis en dit ECG is dit vaak de beste oplossing.

Samenvatting
Linker anterior hemiblok en rechterbundeltakblok; bifasciculair blok.

Moeilijkheidsgraad: ★★

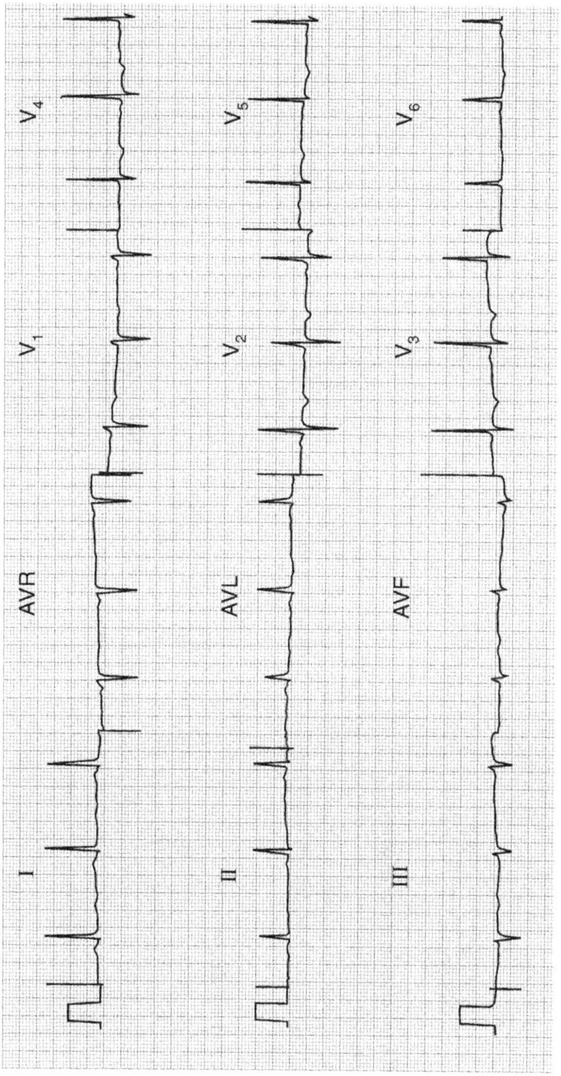

ECG 66 Dit is het ECG van een negroïde rugbyspeler. Wat zie je en wat ga je doen?

ANTWOORD 66

ECG-beoordeling:

- sinusritme
- normale as
- normale QRS-complexen
- overal negatieve T's, vooral in de afleidingen V_2-V_5

Klinische interpretatie

Afwijkende repolarisaties (T-toppen) zijn een normale variant bij de negroïde bevolking, maar een andere uitleg voor dit ECG is dat het kan gaan om een non-Q-infarct, of een cardiomyopathie.

Wat te doen

Het gaat hier om een speler van professioneel rugby en het is dus van belang om een hypertrofische cardiomyopathie via een echocardiogram uit te sluiten. Vanwege zijn carrière is het van belang om coronairlijden uit te sluiten. Daarom werd een coronair-angiografie gedaan, die normaal bleek te zijn.

Samenvatting

Overal negatieve T's, mogelijk normaal voor het negroïde ras.

Moeilijkheidsgraad: ★★★

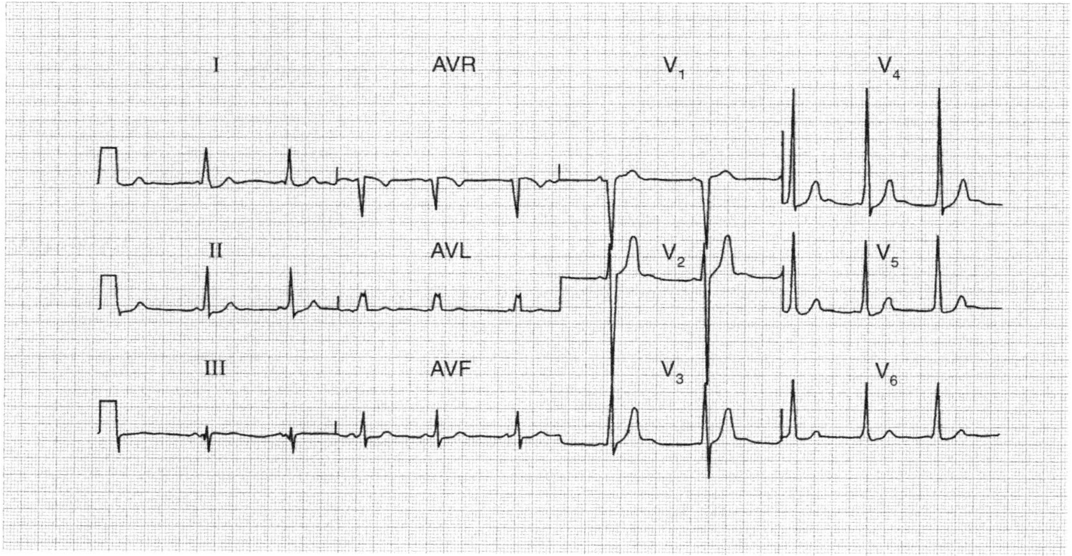

ECG 67 Dit is het ECG van een 20-jarige man ten tijde van een medische keuring. De keuring is nodig voor het behalen van het grootrijbewijs van beroepschauffeur. Hij heeft op dit moment geen klachten. Wat voor advies ga je geven?

ANTWOORD 67

ECG-beoordeling:

- sinusritme
- zeer kort PR-interval
- normale as
- verbrede QRS-complexen met een komvormig opgaand been (deltagolf), het best te zien in de afleidingen I en V_4

Klinische interpretatie

Dit is een Wolff-Parkinson-White-syndroom: de accessoirebundel ligt rechts en wordt ook wel het 'type B' genoemd.

Wat te doen

Het is in dit geval zeer aan te raden om een echocardiogram te maken om er zeker van te zijn dat er geen sprake is van afwijkingen in de structuur (zoals een cardiomyopathie) of van een WPW-syndroom. Ervan uitgaand dat er in de anamnese geen momenten zijn geweest die wijzen op een aritmie, is er geen belemmering om door te gaan met het behalen van het grootrijbewijs.

Samenvatting
WPW-syndroom.

Moeilijkheidsgraad: ★★

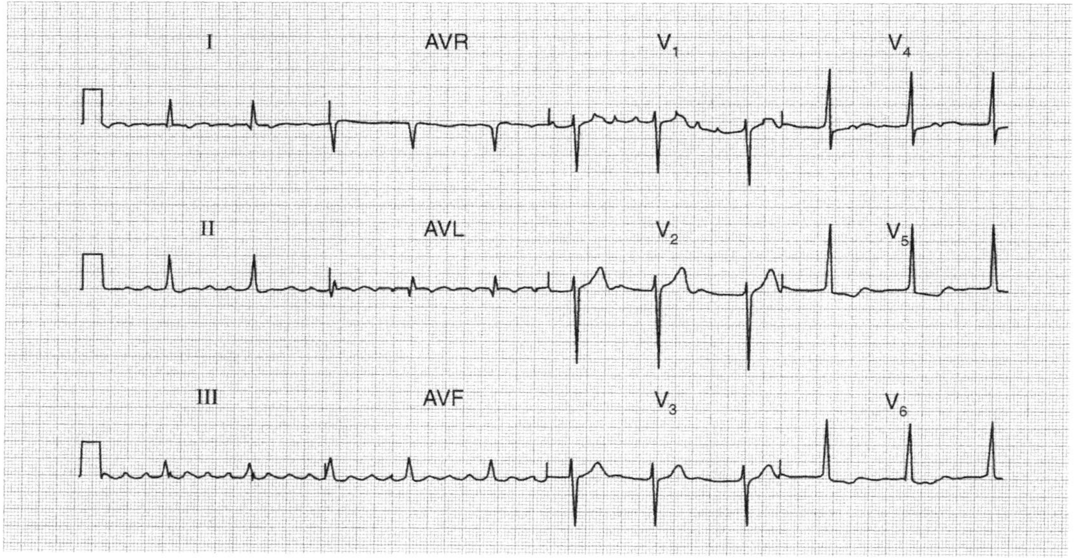

ECG 68 Een 60-jarige vrouw wordt op de polikliniek gezien in verband met kortademigheid. Bij lichamelijk onderzoek worden geen afwijkingen gevonden. Wat zie je op het ECG, wat kan het onderliggende probleem zijn, en wat is de behandeling?

ANTWOORD 68

ECG-beoordeling:
- atriumflutter
- 4:1-blok
- normale as
- normale QRS-complexen
- negatief komvormig ST-segment, het best te zien in V_5-V_6

Klinische interpretatie

We zien hier een atriumflutter met een 4:1-blok. De ST-segmentdepressie doet denken aan een digitaliseffect.

Wat te doen

Het 4:1-blok zorgde voor een regelmatig hartritme waardoor de aritmie niet verwacht werd ten tijde van het lichamelijk onderzoek. Niets op het ECG wijst op onderliggend lijden, zoals ischemie, reuma of een cardiomyopathie; er zal een echocardiografie gedaan moeten worden. Digoxine zal er zeker voor zorgen dat het blok op dit niveau gehouden wordt, maar zal het onderliggende ritme niet veranderen. Het intraveneus toedienen van flecaïnide (tambocor) kan het ritme omzetten naar een sinusritme, maar veelal zal er een cardioversie gedaan moeten worden.

Samenvatting
Atriumflutter met een 4:1-blok.

Moeilijkheidsgraad: ★★

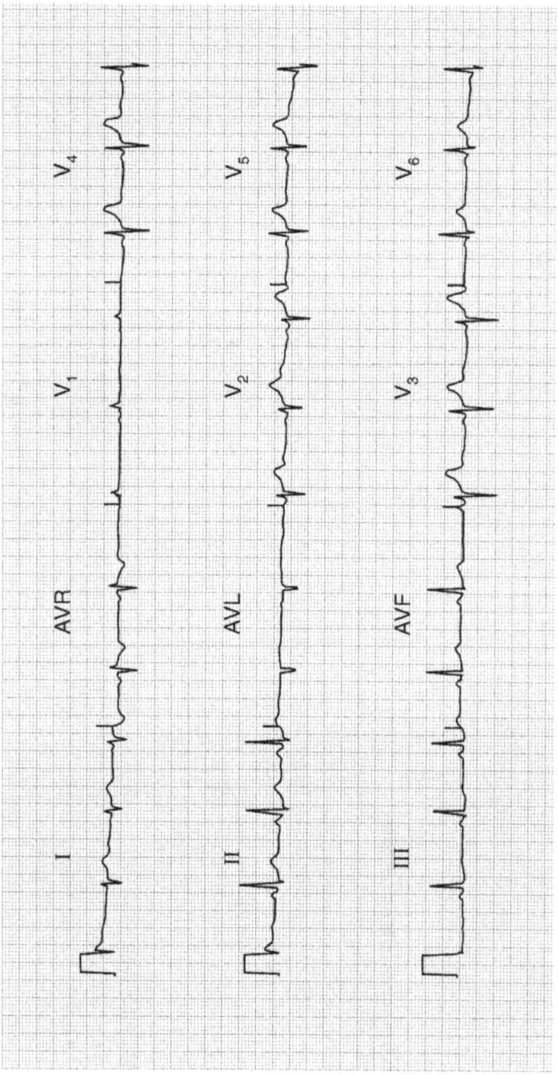

ECG 69 Dit is het ECG van een 30-jarige man tijdens een medische keuring. Is dit een normaal ECG?

ANTWOORD 69

ECG-beoordeling:

- sinusritme
- rechterasdeviatie (dominante S in afleiding I)
- dominante R in afleiding V_1
- prominente U in de afleidingen V_2-V_5

Klinische interpretatie

De rechterasdeviatie kan een normale variant zijn (voornamelijk bij lange, slanke mensen), maar kan ook voorkomen bij een rechterventrikelhypertrofie. De kleine, dominante R in afleiding V_1 doet denken aan een rechterventrikelhypertrofie, maar kan ook een normale variant zijn. De U-golf kan wijzen op een hypokaliëmie, maar wanneer deze samengaat met een normale T-top (zoals hier het geval is), is het een normale variant.

Wat te doen

Het uitsluiten van een rechterventrikelhypertrofie. Het maken van een thoraxfoto inclusief een laterale opname en een echocardiogram zullen een bijdrage leveren om uit te maken of het rechterventrikel al dan niet vergroot is.

Samenvatting

Mogelijk een normaal ECG.

Moeilijkheidsgraad: ★★★

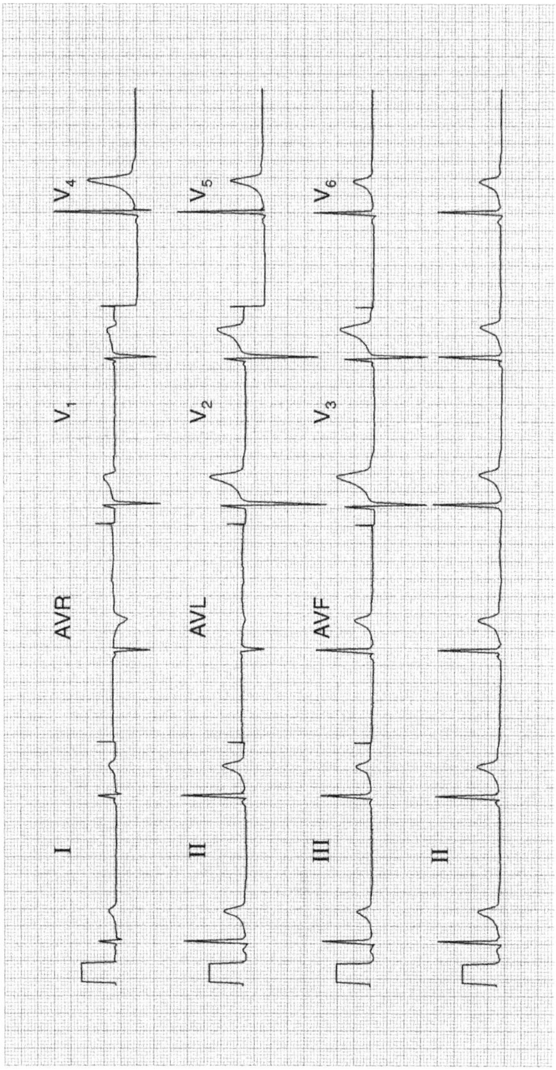

ECG 70 Dit ECG is gemaakt tijdens een sportmedische keuring voor profvoetballers. Wat zie je?

ANTWOORD 70

ECG-beoordeling:

- regelmatige smalle complexen, frequentie 35/min
- niet altijd zichtbare P-toppen voor het QRS-complex
- PR-interval kort en variabel, indien meetbaar
- de diepte van de S in afleiding V_2 en de hoogte van de R in afleiding V_4 is 45 mm
- normale QRS-complexen en ST-segmenten
- spitse T's vooral in afleiding V_4

Klinische interpretatie

Het korte PR-interval is mogelijk het gevolg van preëxcitatie, echter de interval varieert en in de eerste complexen in de afleidingen V_1-V_3 worden geen P-toppen gezien. Het trage smalcomplexritme wijst op een atrioventriculair escaperitme. Er is hier ook duidelijk sprake van een vertraging in de sino-atriale knoop, mogelijk door het vele trainen. De versnelling van het idionodale ritme heeft het hier overgenomen. Er is hier sprake van een *wandering atrial pacemaker*. De hoge R-toppen zijn normaal en passend bij gezonde jonge sportmensen, zo ook de spitse T's.

Wat te doen

Een normale variant, passend bij sportmensen. Geen actie nodig.

Samenvatting

Een versneld idionodaal ritme.

Moeilijkheidsgraad: ★★

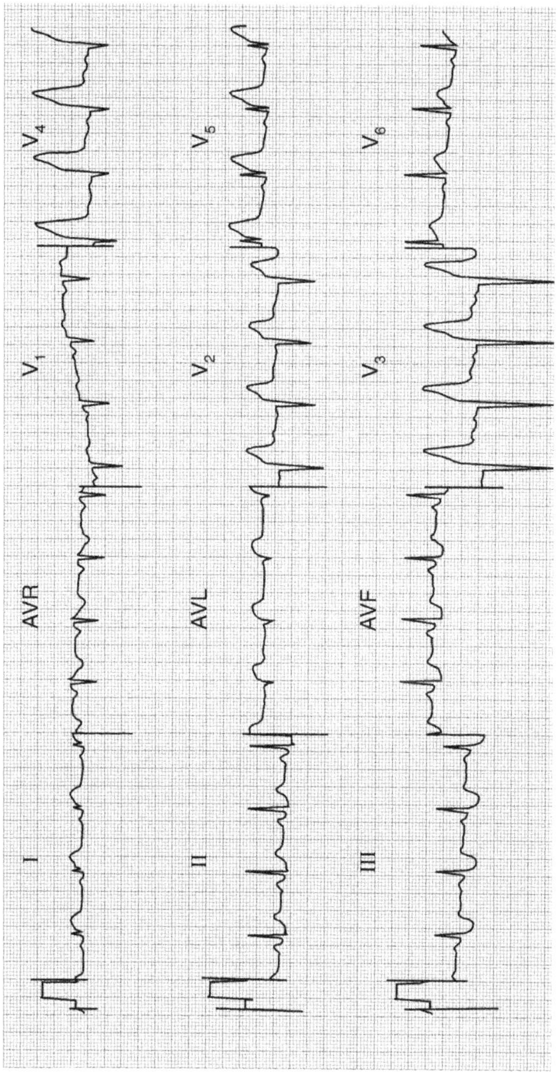

ECG 71 Een 45-jarige patiënt wordt naar de SEH gebracht. Hij heeft al gedurende één uur ernstige pijn op de borst. Er zijn geen tekenen van hartfalen en dit is het ECG. Wat zie je en wat ga je doen?

ANTWOORD 71

ECG-beoordeling:

- sinusritme
- normale as
- Q's in de afleidingen V_2-V_4
- ST-segmentelevatie in de afleidingen I, AVL en V_2-V_5
- ST-segmentdepressie in de afleidingen III en AVF

Klinische interpretatie

Dit ECG laat een acuut voorwandinfarct zien met ischemie in de onderwand.

Wat te doen

Wanneer er geen aanwijzingen voor en risico's op bloedingen zijn (zoals stroke, maagzweer, diabetische retinopathie, enzovoort), dan moet aan deze patiënt aspirine gegeven worden en gestart worden met trombolyse. Er is nog steeds een discussie gaande over de keuze voor trombolyse. Omdat de patiënt nog nooit iets heeft gehad, kan gekozen worden voor een goedkoop middel (streptokinase); maar er zijn studies bekend waarin het duurdere alteplase (rt-PA) wordt gegeven, dat waarschijnlijk een vermindering laat zien in de mortaliteit bij jonge mensen met een voorwandinfarct.

Samenvatting

Acuut voorwandinfarct en ischemie van de onderwand.

Moeilijkheidsgraad: ★

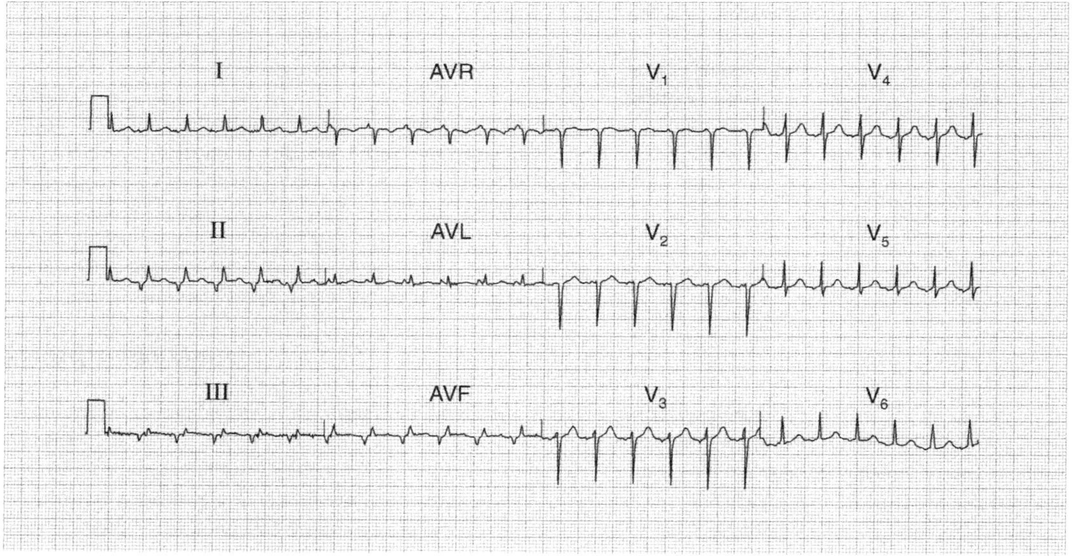

ECG 72 Een 30-jarige man die al enige jaren last heeft van palpitaties (zonder aanwijsbare reden), wordt naar de SEH gebracht met zo'n aanval. Dit is het ECG. Behalve duidelijke klachten van angst en een versnelde pols (140/min), werd er verder niets gevonden. Wat zie je op het ECG?

ANTWOORD 72

ECG-beoordeling:

- smal complex tachycardie, frequentie 140/min
- negatieve P's, vooral in de afleidingen II, III en AVF
- kort PR-interval (ongeveer 100 ms)
- normale as
- normale QRS-complexen, ST-segmenten en T-toppen

Klinische interpretatie

De anamnese van hartkloppingen kan duiden op periodes van een sinustachycardie ten gevolge van angst, maar de hartfrequentie van 140/min wijst meer in de richting van een andere oorsprong dan de sinusknoop. Het ECG toont duidelijk een supraventriculaire tachycardie van welke oorsprong dan ook, met één P-top per complex. Het kan een sinustachycardie zijn, en het korte PR-interval kan wijzen op preëxcitatie, maar de afwijkende P-toppen in de onderwand zijn duidelijk van atriale origine.

Wat te doen

Carotis-sinus-massage kan een einde maken aan de aanval, lukt dit niet dan is adenosine zeker een goede keuze. Verdere perioden van hartkloppingen kunnen voorkomen worden door de patiënt een bètablokker te geven. Ook dient de patiënt terug te komen voor een elektrofysiologisch onderzoek, in de hoop dat er een accessoirebundel gevonden wordt en voor ablatio kan gekozen worden.

Samenvatting
Atriale tachycardie.

Moeilijkheidsgraad: ★★

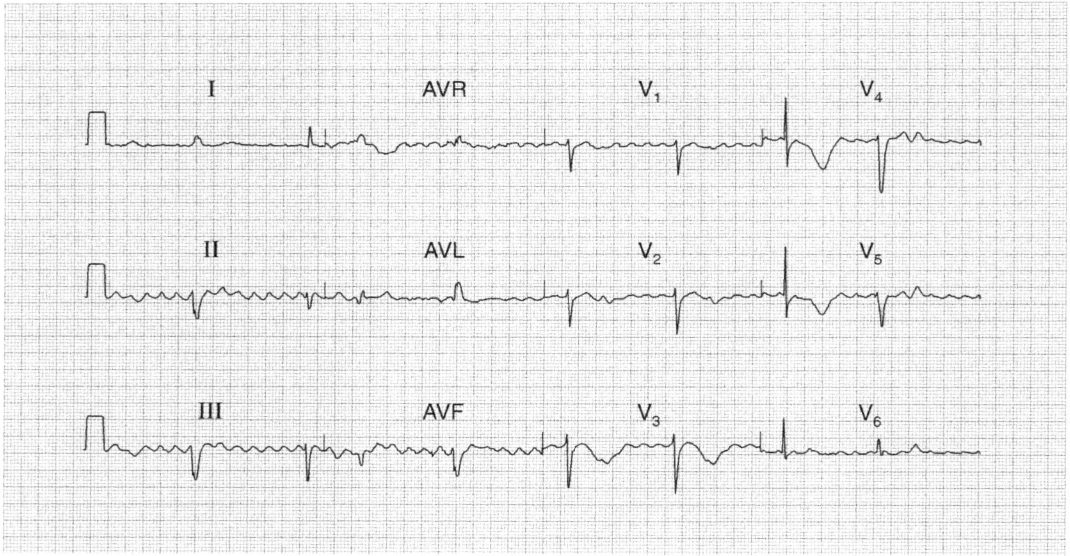

ECG 73 Een verwarde 80-jarige vrouw wordt vanuit het bejaardenhuis naar het ziekenhuis gestuurd na een collaps. Er is verder niets van de patiënt bekend, alleen dat zij zegt behandeld te zijn geweest voor haar hart. Bij lichamelijk onderzoek werd niets gevonden, maar dit is haar ECG. Wat is er aan de hand?

ANTWOORD 73

ECG-beoordeling:

- atriumflutter met een ventrikelrespons van 50/min
- ventriculaire extrasystolen
- linkeras
- normale QRS-complexen
- negatieve T's over de voorwand
- verlengde QT-tijd (650 ms)

Klinische interpretatie

Een atriumflutter met een trage ventrikelrespons is mogelijk de oorzaak van haar collaps; het linker anterior hemiblok geeft ook aan dat er een stoornis is in het geleidingssysteem. De negatieve T's over de voorwand duiden op ischemie. Er is geen ST-segmentdepressie die wijst op digitalisgebruik, maar de verlengde QT-tijd wijst op een elektrolytenstoornis of op het gebruik van een van de vele geneesmiddelen die dit effect kunnen geven. Een collaps bij patiënten met een verlengde QT-tijd wijst in de richting van een ventrikeltachycardie met een *torsade de pointes*. Men dient bij deze atriumflutter bedacht te zijn op het gebruik van amiodaron. Dat laatste bleek hier ook het geval te zijn.

Samenvatting
Atriumflutter met een trage ventrikelrespons, ventriculaire extrasystolen, linker anterior hemiblok en een verlengde QT-tijd.

Moeilijkheidsgraad: ★★★

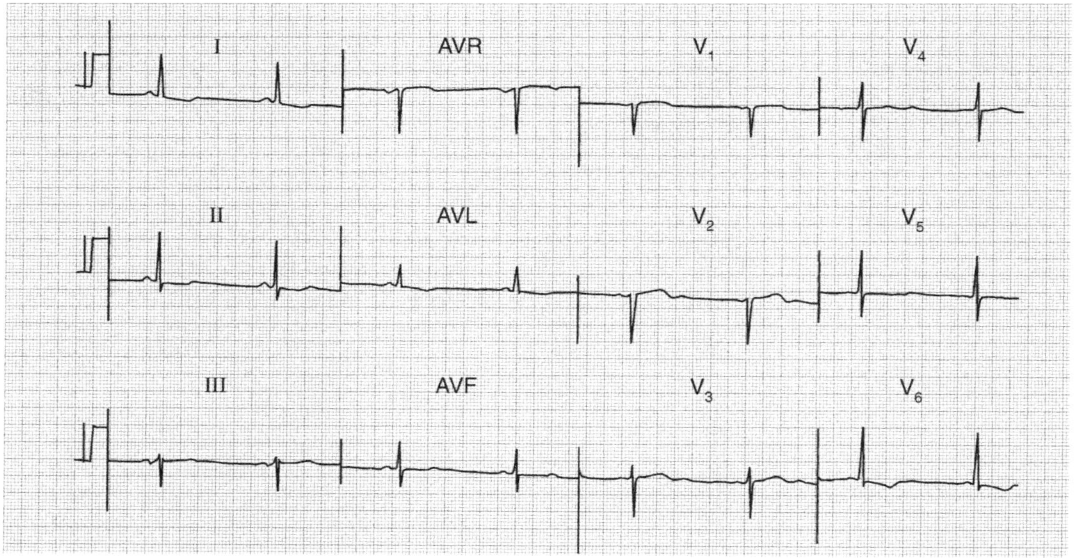

ECG 74 Dit is het ECG van een 50-jarige vrouw tijdens een routinekeuring. Zij heeft geen klachten. Er werd wel een verhoogd serumcholesterol bij haar gevonden. Wat zou je doen?

ANTWOORD 74

ECG-beoordeling:
- sinusritme
- normale as
- normale QRS-complexen
- overal wat afgevlakte of negatieve T's
- prominente U-golf in de afleidingen V_3-V_5

Klinische interpretatie

Afgevlakte T's en duidelijke U-golven worden meestal gezien bij een hypokaliëmie. Het kalium wordt meestal meebepaald tijdens zo'n keuring, maar deze ECG-veranderingen kunnen ook gevonden worden bij een hypocalciëmie of een hypomagnesiëmie. Een hoog serumcholesterol kan een aanwijzing zijn voor coronairlijden, maar kan ook secundair zijn aan schildklierproblematiek of nierlijden.

Wat te doen

Schildklierfunctie bepalen. Zij had myxoedeem en eenmaal behandeld verdwenen haar ECG-afwijkingen.

Samenvatting
Afgevlakte en negatieve T's met prominente U's, klassiek voor hypokaliëmie, maar in dit geval door myxoedeem.

Moeilijkheidsgraad: ★★★

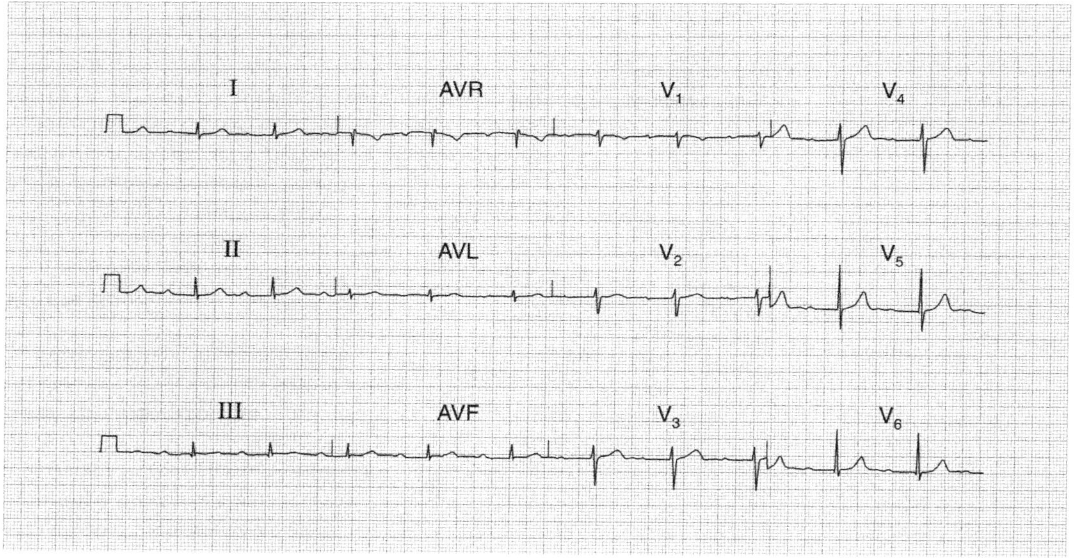

ECG 75 Dit ECG is van een 45-jarige man tijdens een keuring. Op dat moment geen klachten. Is het normaal en welk advies ga je geven?

ANTWOORD 75

ECG-beoordeling:
- sinusritme, frequentie 64/min
- verlengd PR-interval (360 ms)
- normale QRS-complexen, ST-segmenten en T-toppen

Klinische interpretatie

Dit ECG laat een derdegraads atrioventriculair blok zien, maar is verder volkomen normaal.

Wat te doen

Hoewel de bovengrens van de verlengde PR-tijd tot 200 ms is (technisch eerstegraads blok), kunnen nogal eens langere PR-tijden bij gezonde mensen voorkomen. Ervan uitgaand dat de patiënt geen klachten heeft en dat het lichamelijk onderzoek goed is, hoeft er verder geen actie ondernomen te worden. Voor sommige functies moet men een totaal schoon ECG hebben. Een Holter-tapeanalyse kan nodig zijn om aan te tonen dat er geen verergering is van het blok.

Samenvatting
Eerstegraads AV-blok.

Moeilijkheidsgraad: *

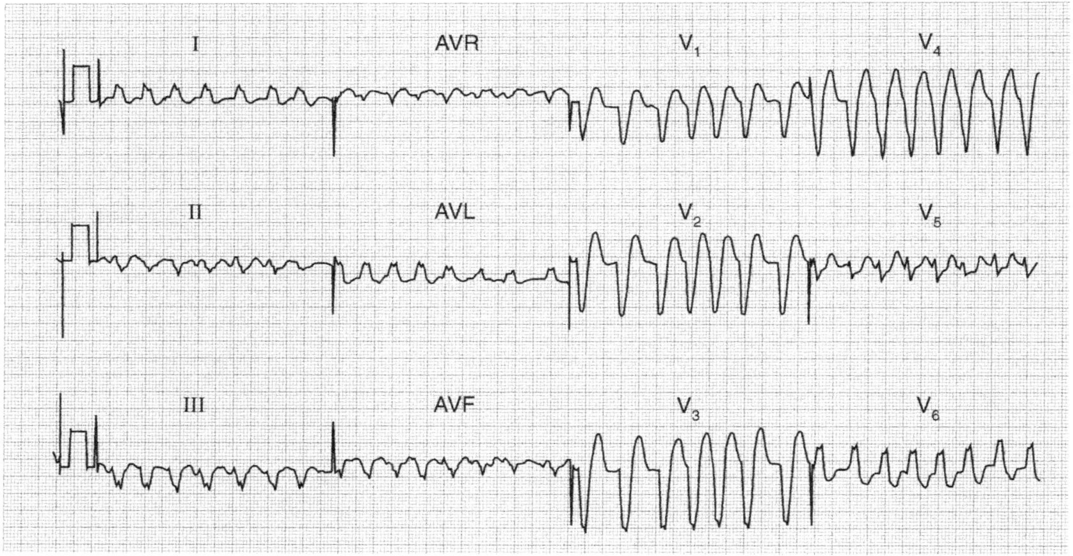

ECG 76 Een 80-jarige vrouw werd opgenomen met het verhaal van acuut ontstane kortademigheid en hartkloppingen. Zij had decompensatieklachten en een souffle, passend bij een aortastenose. Wat zie je op het ECG en hoe zou je haar behandelen?

ANTWOORD 76

ECG-beoordeling:

- breed complex tachycardie
- onregelmatig ritme, frequentie van 130-200/min
- geen duidelijke P-toppen te zien door de onregelmatige basislijn, zoals te zien in afleiding AVL
- patroon van een linkerbundeltak

Klinische interpretatie

Het onregelmatige ritme, gekoppeld aan de onregelmatige basislijn zoals te zien aan één slag in afleiding AVL, toont dat het hier gaat om een atriumfibrillatie met een linkerbundeltakblok.

Wat te doen

Een aortastenose gaat vaak samen met een linkerbundeltakblok. Bij een aortastenose dient men voorzichtig te zijn met het gebruik van vasodilatatoren. Zij kan het best behandeld worden met diuretica en digoxine. Zodra het drukgradiënt van de stenose bepaald is met behulp van een echocardiografie, kan men zelfs bij een 80-jarige overwegen een aortaklepvervanging te doen.

Samenvatting

Atriumfibrillatie met een linkerbundeltakblok.

Moeilijkheidsgraad: ★★

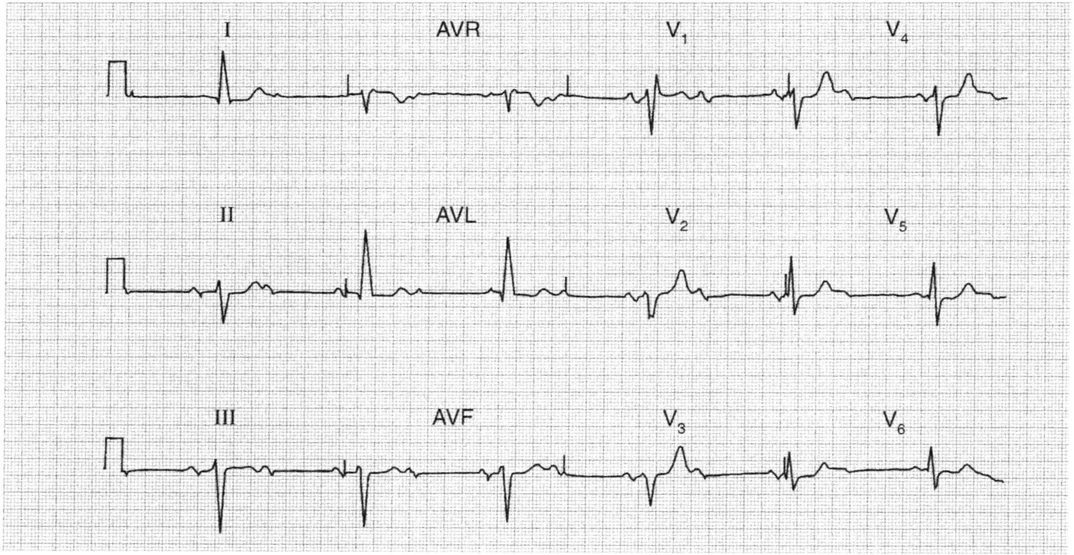

ECG 77 Bij een 80-jarige man wordt tijdens een routineonderzoek een trage pols en een harde systolische souffle gevonden. Dit is het ECG. Wat zie je en wat is de mogelijke diagnose? Is behandeling noodzakelijk?

ANTWOORD 77

ECG-beoordeling:

- sinusritme, P-top frequentie 75/min
- tweedegraads blok (2:1)
- linkeras
- rechterbundeltakblok

Klinische interpretatie

Dit is een tweedegraads blok en geen derdegraads, omdat het PR-interval bij de voortgeleide slagen normaal is: soms lijkt het wisselend, maar dit komt door de gekozen afleiding. De linker-asdeviatie (linker anterior hemiblok) en het rechterbundeltak-blok vormen samen het bifasciculair blok, maar het 2:1-blok toont ook nog een aandoening aan in de bundel van His of in de overgebleven posteriortak. Deze combinatie wordt ook wel het trifasciculair blok genoemd.

Wat te doen

De combinatie van souffle en blok wijst op een aortastenose. De ernst ervan kan bepaald worden met een echocardiografie. Het trage ritme, en dus het grote slagvolume, zal een duidelijke drukgradiënt laten zien. Een aortaklepvervanging zou gedaan kunnen worden, maar het geven van een pacemaker zal de overlevingskans vergroten.

Samenvatting

Tweedegraads blok (2:1) en bifasciculair blok.

Moeilijkheidsgraad: ★★

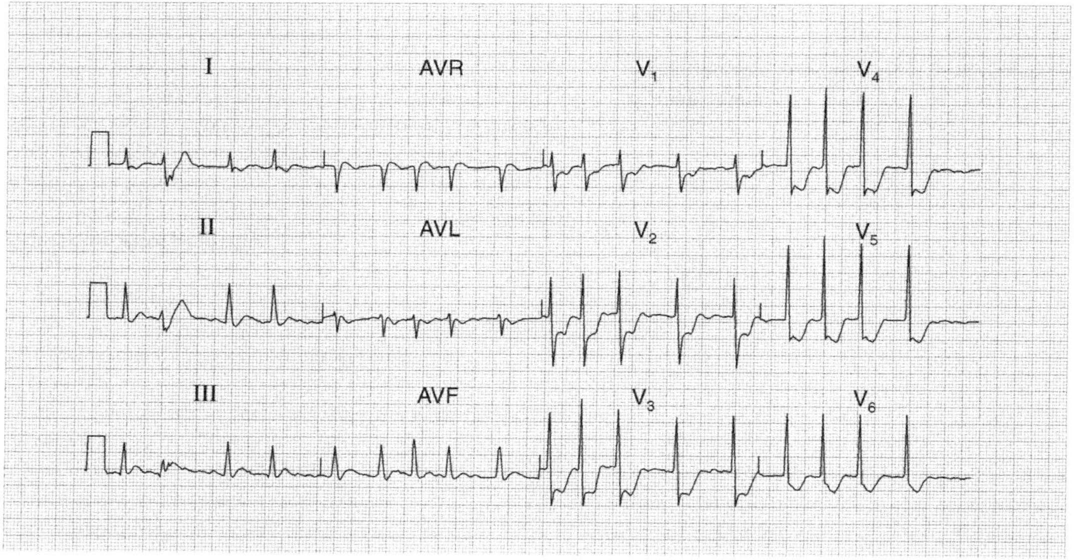

ECG 78 Een 70-jarige vrouw die al enige maanden benauwdheidsklachten heeft, wordt opgenomen met pijn op de borst. Dit is het ECG en wat zie je? Wat ga je eraan doen?

ANTWOORD 78

ECG-beoordeling:

- atriumfibrillatie met een ventriculaire extrasystole
- ventrikelfrequentie van ongeveer 100/min
- normale as
- normale QRS-complexen
- horizontale ST-segmentdepressie tot 7 mm in de afleidingen V_2-V_5
- negatief verlopend ST-segment in afleiding V_6
- negatieve T's in de afleidingen I, AVL en V_6, en verder overal onduidelijke T's

Klinische interpretatie

De ST-segmentdepressie over de voorwand wijst op een ernstige ischemie, die waarschijnlijk de oorzaak is van de pijn op de borst. Het negatief verlopend ST-segment in afleiding V_6 kan door digitalisgebruik komen. De ventrikelfrequentie is niet al te snel, maar kan zeker wel ischemie veroorzaken, hoewel dit niet het hoofdprobleem is.

Wat te doen

De patiënt dient direct behandeld te worden voor een acuut coronairsyndroom met heparine, een bètablokker en nitroglycerine. Als de pijn niet vermindert, dient vrij snel een angiografie gedaan te worden om te zien of er al van revascularisatie sprake is dan wel of er een PTCA of een CABG gedaan moet worden.

Samenvatting

Atriumfibrillatie en ischemie over de voorwand.

Moeilijkheidsgraad: ★★

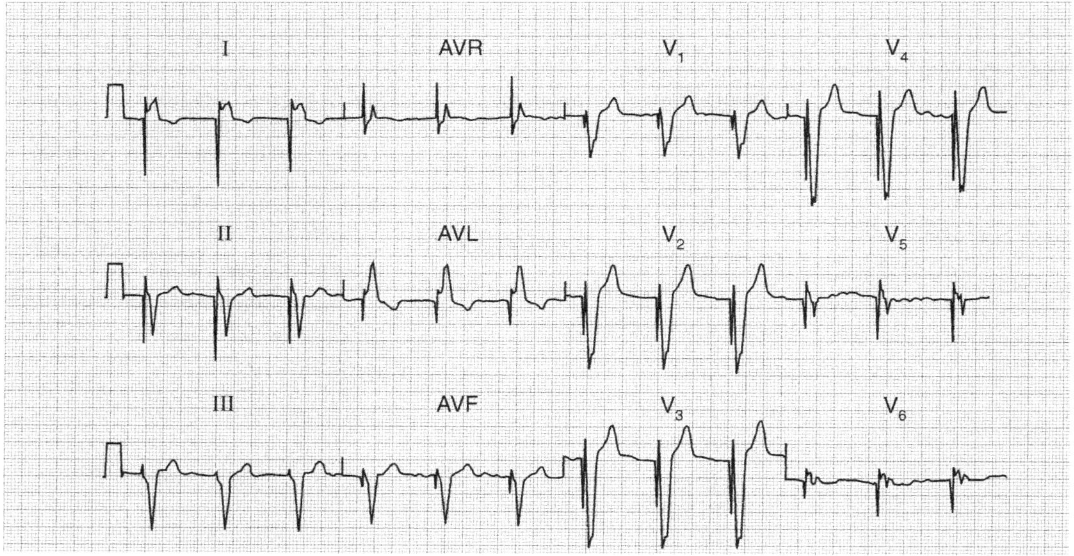

ECG 79 Een oudere vrouw wordt bewusteloos naar het ziekenhuis gebracht, nadat zij duidelijk een CVA heeft doorgemaakt. Er worden geen cardiale afwijkingen gevonden. Dit is het ECG. Wat is er gemist?

ANTWOORD 79

ECG-beoordeling:

- geen P-toppen; onregelmatige basislijn, passend bij een atriumfibrillatie
- regelmatige QRS-complexen
- linkeras
- brede QRS-complexen, onduidelijke oorsprong
- ieder QRS-complex wordt voorafgegaan door een diepe smalle 'spike'

Klinische interpretatie

De spike wordt veroorzaakt door een pacemaker. Iemand heeft mogelijk de pacemaker niet opgemerkt bij onderzoek. Deze kan onder de linkerclavicula geïmplanteerd zijn. De pacemaker prikkelt het rechterventrikel waardoor de brede complexen en het rechterbundeltakpatroon ontstaan. Het onderliggende ritme is een atriumfibrillatie: de patiënt heeft óf een atriumfibrillatie gehad met een totaal blok óf een atriumfibrillatie met een zeer trage ventrikelrespons.

Wat te doen

Het CVA kan veroorzaakt zijn door een embolie die als gevolg van de atriumfibrillatie ontstaan is in de linker harthelft. Er kan een tijdelijke storing geweest zijn in de pacemaker, maar waarschijnlijk is er geen relatie tussen pacemaker en CVA.

Samenvatting
Ventriculair pacemakerritme en een atriumfibrillatie.

Moeilijkheidsgraad: ★★

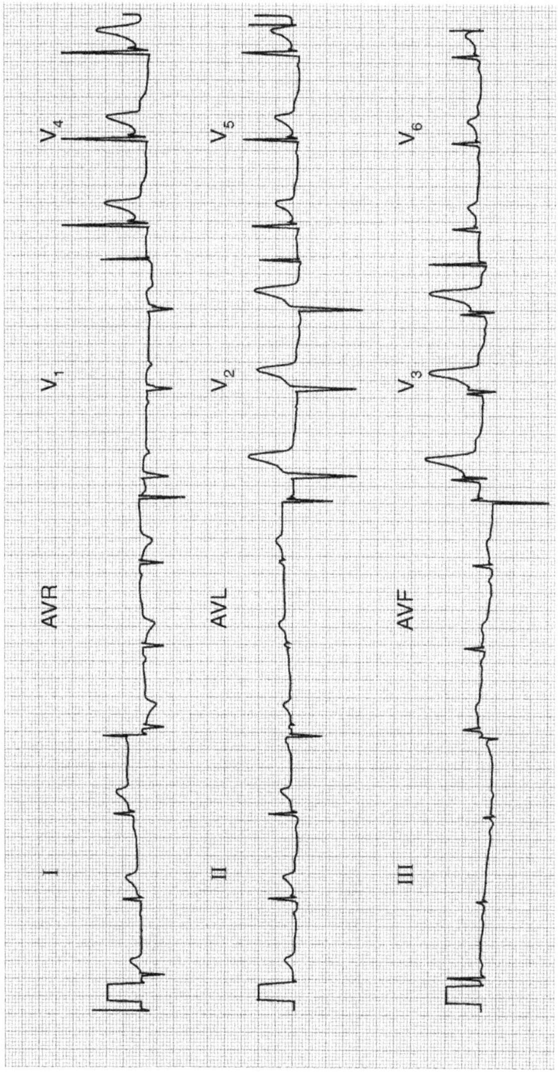

ECG 80 Een 30-jarige man wordt op de SEH gezien met pijn op de borst aan de linkerzijde, mogelijk pleuraal van aard. Wat zie je op het ECG?

ANTWOORD 80

ECG-beoordeling:

- sinusritme
- normale as
- normale QRS-complexen
- ST-segmentelevatie in de afleidingen II en V_3-V_6, en voorafgegaan door een S

Klinische interpretatie

Wanneer een ST-segmentelevatie gevolgd wordt door een S, zoals hier, dan spreekt men van een *high take-off* van het ST-segment. Het is een normale variant die duidelijk onderscheiden moet worden van de veranderingen die gezien worden bij een acuut infarct of een pericarditis.

Wat te doen

Wanneer de patiënt pijn op de borst aangeeft van meer pleurale dan cardiale aard, dan moet men uitzoeken waardoor die pijn veroorzaakt wordt: een infectie, een longembolie of een pneumothorax. Het ECG levert hier totaal geen bijdrage in de diagnostiek.

Samenvatting

Normaal ECG met *high take-off* ST-segment

Moeilijkheidsgraad: ★★

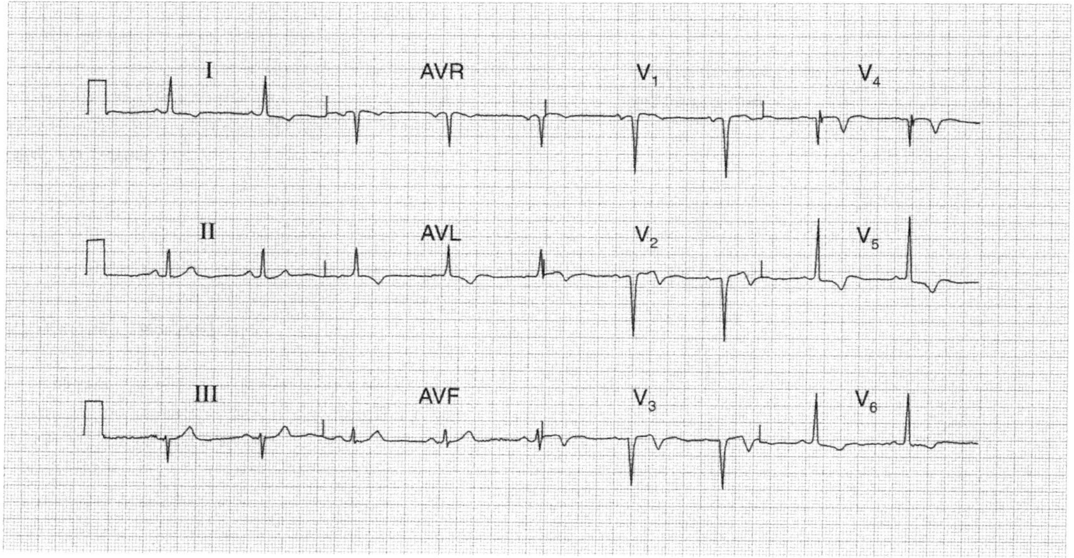

ECG 81 Een 50-jarige man komt net terug van vakantie uit Spanje. Hij heeft daar wat maag-darmklachten gehad, maar voelt zich nu goed. Dit is zijn ECG: wat zie je en wat zou je gaan doen?

ANTWOORD 81

ECG-beoordeling:

- sinusritme
- normale voortgeleiding
- normale as
- Q's in de afleidingen V_2-V_4
- lichte ST-segmentelevatie in de afleidingen V_2-V_3
- negatieve T's in de afleidingen I, AVL en V_2-V_6

Klinische interpretatie

Het ECG laat een oud voorwandinfarct met laterale ischemie zien. De lichte ST-segmentelevatie heeft het beeld van een acuut proces als er nog pijn was, maar in dit verhaal lijkt het zeker van oudere datum.

Wat te doen

Het verhaal van de maag-darmklachten moet zeker toegeschreven worden aan dat van het acute infarct. Zeker nu de patiënt zich goed voelt, is het zaak stappen te ondernemen die preventief van aard zijn, zoals stoppen met roken, afvallen, en het voorschrijven van aspirine, het geven van een bètablokker, het geven van een ACE-remmer en statines. Gezien zijn leeftijd zou een fietsinspanningsproef iets meer duidelijkheid kunnen verschaffen of er bij geringe inspanning al ischemie ontstaat.

Samenvatting
Oud voorwandinfarct.

Moeilijkheidsgraad: ★

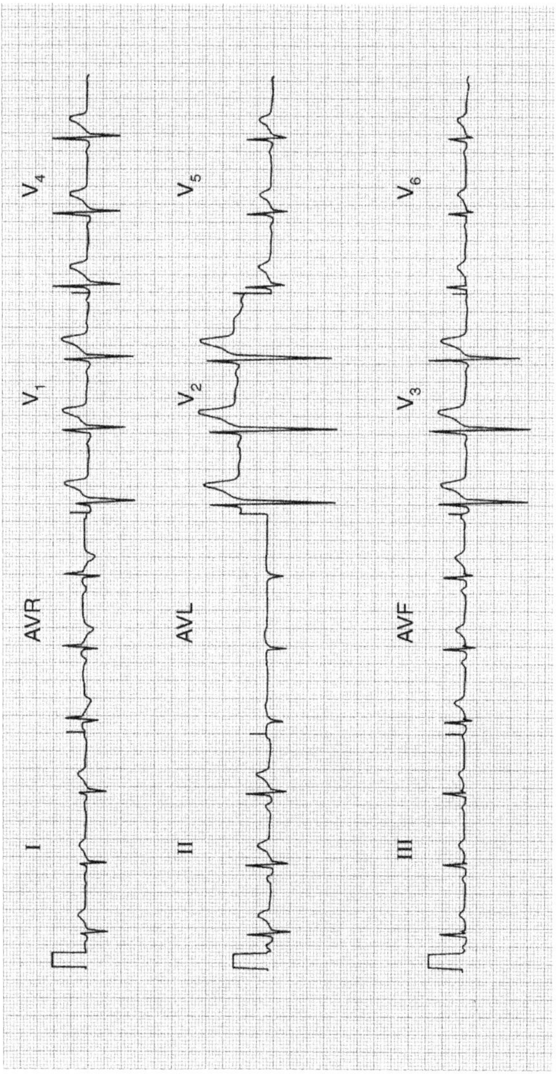

ECG 82 Dit is het ECG van een 30-jarige man zonder klachten tijdens een routineonderzoek. Is dit een normaal ECG?

ANTWOORD 82

ECG-beoordeling:

- sinusritme
- rechteras (S > R in afleiding I, hoge R in afleiding AVR, minimale R en diepe S in afleiding AVL)
- een 'notch' te zien in het QRS-complex van afleiding III
- verder normale QRS-complexen en T-toppen

Klinische interpretatie

De rechteras kan een kenmerk zijn voor een rechterventrikelhypertrofie, maar kan ook bij magere, lange mannen een normale variant zijn. De 'notch' in het complex van afleiding III is normaal, maar wanneer deze voorkomt in alle afleidingen dan kan het de J-golf zijn, passend bij hypothermie.

Wat te doen

De patiënt onderzoeken en een rechterventrikelhypertrofie uitsluiten (in principe had je dit voor het maken van het ECG moeten doen).

Samenvatting
Normaal ECG.

Moeilijkheidsgraad: ★

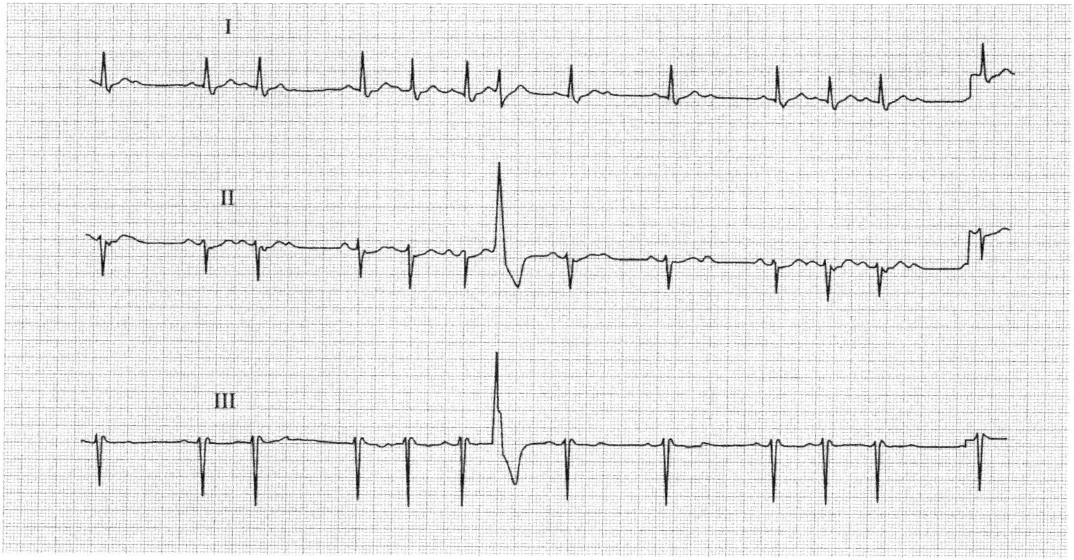

ECG 83 Dit ECG is van een 70-jarige vrouw die al een jaar last heeft van duizeligheid. Alleen de afleidingen I, II en III zijn weergegeven, maar er zijn drie afwijkingen te zien. Hoe moet deze patiënte behandeld worden?

ANTWOORD 83

ECG-beoordeling:

- variabel ritme
- bij tijden een sinusritme
- één ventriculaire extrasystole
- intermitterend tweedegraads blok (zowel Mobitz-type-II-blok als 2:1-blok)
- linkeras

Klinische interpretatie

Hier zijn twee varianten van het tweedegraads AV-blok te zien, het Mobitz-type-II-blok aan het begin (één niet-voortgeleide slag) en het 2:1-blok vier sinusslagen verder. De ventriculaire extrasystole is niet van belang, maar de linkeras indiceert een linker anterior hemiblok.

Wat te doen

Het volledige ECG zou je wellicht meer kunnen vertellen over het onderliggende lijden. Het kan bijvoorbeeld een oud voorwandinfarct laten zien. Een 24-uurs Holter-tape kan wellicht het ritme laten zien dat verantwoordelijk is voor haar duizeligheid. Wat er ook gevonden gaat worden, deze patiënte heeft een pacemaker nodig.

Samenvatting
Tweedegraads blok met een linkeras.

Moeilijkheidsgraad: ★★

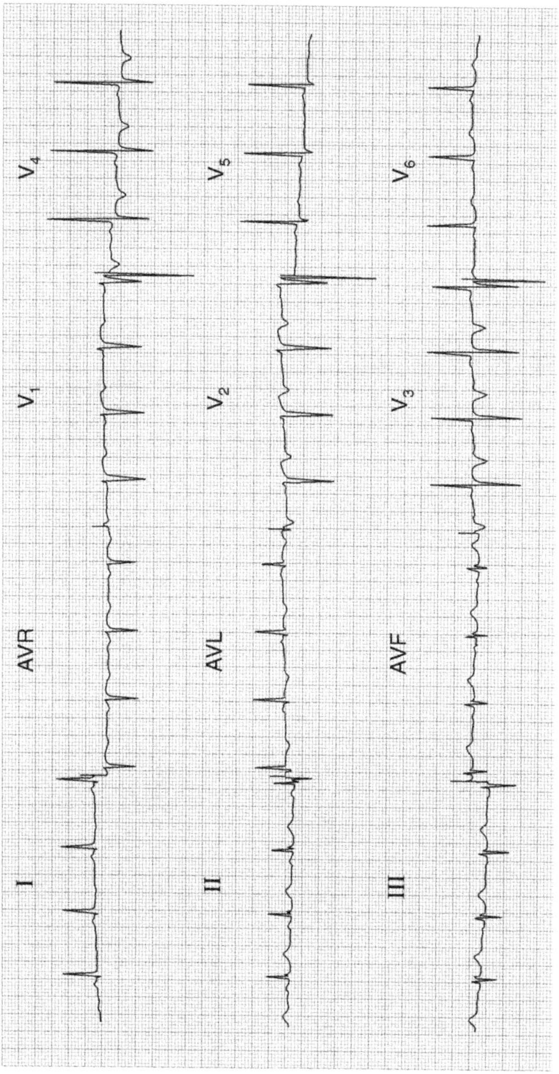

ECG 84 Dit ECG is gemaakt op de SEH van een 60-jarige man met intermitterende pijn op de borst gedurende de laatste 24 uur. Wat zie je en hoe ga je het behandelen?

ANTWOORD 84

ECG-beoordeling:

- sinusritme
- normale voortgeleiding
- normale as
- normale QRS-complexen
- normale ST-segmenten
- negatieve T's in de afleidingen I, AVL en V_2-V_4

Klinische interpretatie

Het ECG toont een non-Q-voorwandinfarct van onbepaalde ouderdom.

Wat te doen

De patiënt lijdt zeker aan een acuut coronairsyndroom. Hij moet opgenomen worden en behandeld worden met een laag moleculair gewicht heparine, nitroglycerine en een bètablokker. Wanneer de pijn niet snel zakt, dient het gebruik van een glycoproteïne-remmer overwogen te worden; dit als inleiding voor een angiografie of angioplastiek.

Samenvatting
Een non-Q-golf voorwandinfarct.

Moeilijkheidsgraad: ★

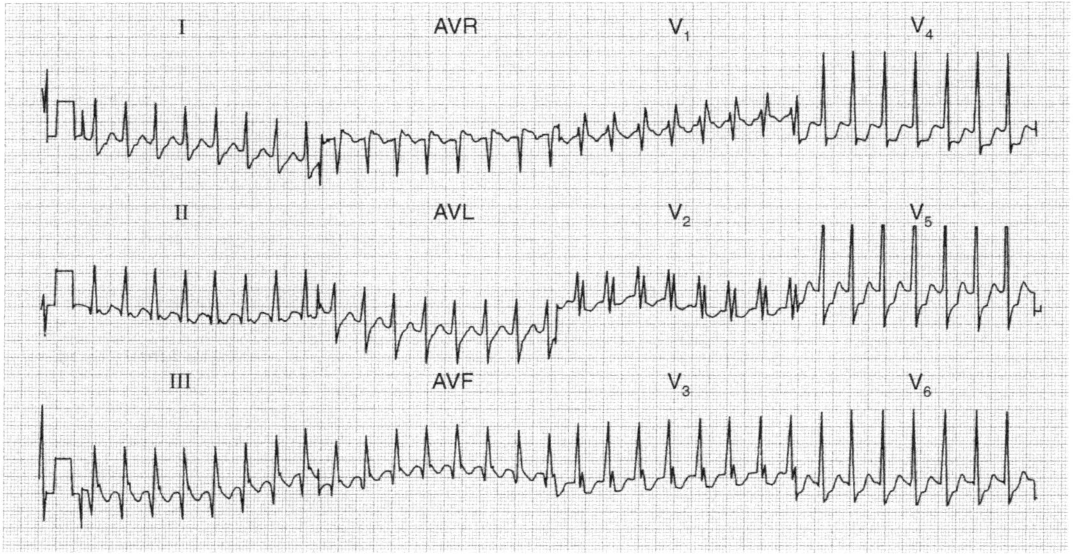

ECG 85 Een 25-jarige man, bekend met een atrium-septumdefect, wordt met spoed naar het ziekenhuis gebracht in verband met hartkloppingen. Hij heeft een pols van 170/min en een bloeddruk van 140/80 mmHg; er zijn geen symptomen van hartfalen. Wat is het ritme en wat zou je doen?

ANTWOORD 85

ECG-beoordeling:

- breed complex tachycardie, frequentie 170/min
- geen duidelijke P-top, maar mogelijk zichtbaar in AVR
- normale as
- patroon van rechterbundeltakblok
- horizontale ST-segmentdepressie in V_4 en V_5

Klinische interpretatie

De QRS-duur is 120 ms, er is sprake van een normale as en het QRS-complex laat een klassiek rechterbundeltakblokpatroon zien. Het lijkt er veel op dat dit een supraventriculaire tachycardie is met een rechterbundeltakblok, en helemaal als we met zekerheid kunnen zeggen dat er een P-top te zien is in afleiding AVR. Het gaat hier om een atriale of junctionele tachycardie. De ST-segmentdepressie is suggestief voor ischemie.

Wat te doen

Als de patiënt bekend is met een atrium-septumdefect, is het voor de hand liggend dat hij een rechterbundeltakblok heeft. Dit kan met behulp van eerdere ECG's vergeleken en bevestigd worden. Een eerste behandeling is carotis-sinus-massage; als dit niet helpt, dient adenosine gegeven te worden.

Samenvatting

Supraventriculaire tachycardie (mogelijk atriaal) met een rechterbundeltakblok.

Moeilijkheidsgraad: ★★★

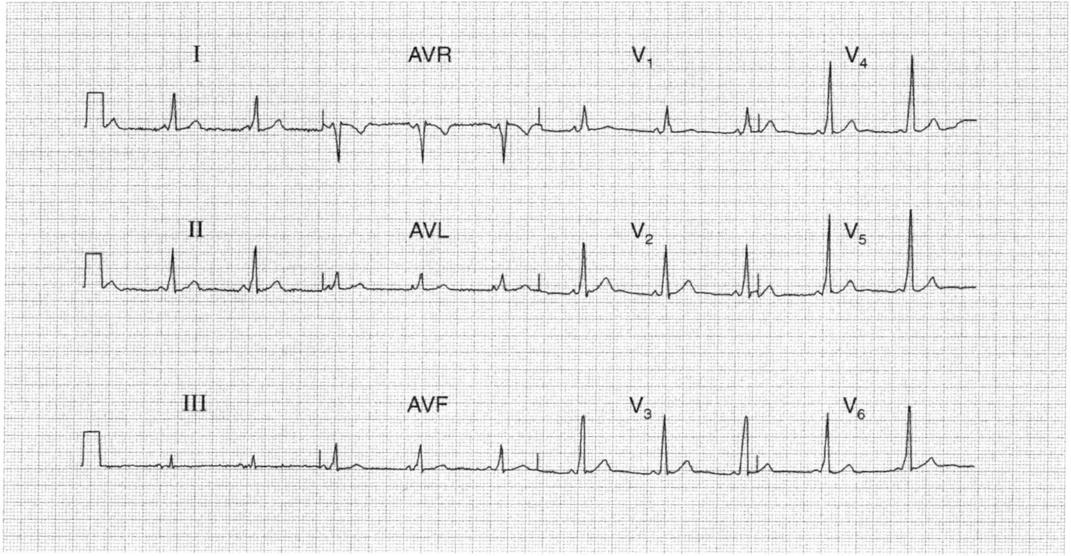

ECG 86 Een 30-jarige vrouw, drie maanden geleden bevallen, klaagt over kortademigheid. Dit is het ECG. Wat is het probleem?

ANTWOORD 86

ECG-beoordeling:

- sinusritme
- kort PR-interval (100 ms)
- normale as
- normale QRS-duur
- deltagolf in alle afleidingen
- dominante R in afleiding V_1
- normaal ST-segment en T-toppen

Klinische interpretatie

Dit is een ECG passend bij een Wolff-Parkinson-White-syndroom type A, dat gekarakteriseerd wordt door de dominante R in afleiding V_1.

Wat te doen

Hier kan de dominante R in afleiding V_1 abusievelijk aangezien worden voor een rechterventrikelhypertrofie. Kortademigheid na een zwangerschap bij jonge vrouwen is verdacht met het oog op een longembolie. Dit kan zeker het ECG-beeld leveren van een rechterventrikelhypertrofie, maar in de aanwezigheid van een WPW-syndroom wordt het erg moeilijk om dat via het ECG te diagnosticeren. Het enige dat helpt bij de diagnose is een rechteras die niet hoort bij een WPW-syndroom en hier ook niet aanwezig is.

Samenvatting

Wolff-Parkinson-White-syndroom type A.

Moeilijkheidsgraad: ★★

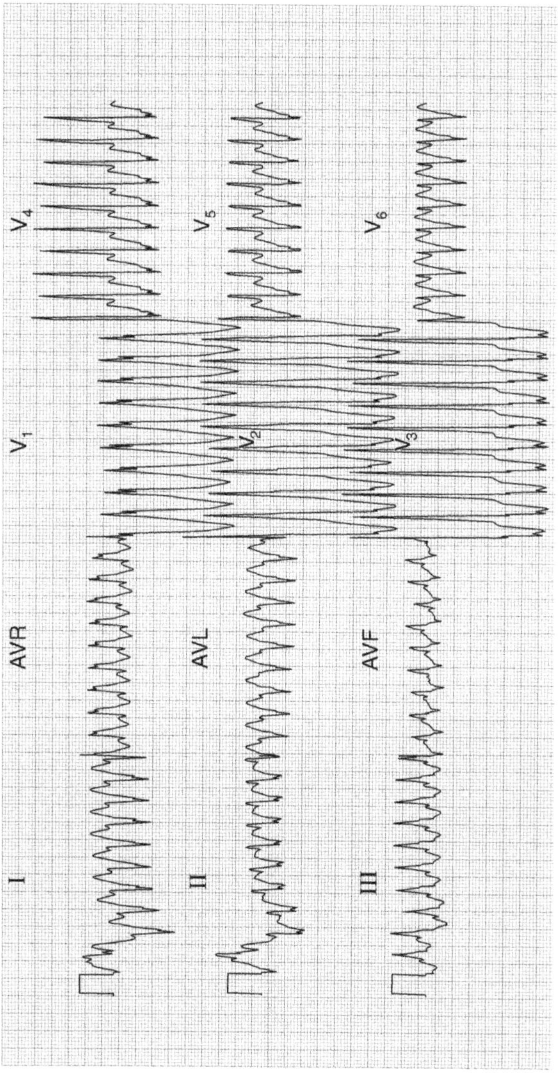

ECG 87 Een 30-jarige man die de laatste tien jaar korte periodes van hartkloppingen heeft gehad, wordt op een SEH gepresenteerd tijdens zo'n aanval. Dit is het ECG. Wat is het ritme, wat ga je direct doen en wat voor de lange termijn?

ANTWOORD 87

ECG-beoordeling:

- breed complex tachycardie, frequentie ongeveer 250/min
- geen P-toppen zichtbaar
- rechteras
- QRS-duur ongeveer 180 ms
- opwaartse QRS-complexen in afleiding V_1 en neerwaartse in V_6
- rechterbundeltakblok in de QRS-configuratie; de eerste R-top is hoger dan de tweede

Klinische interpretatie

Er zijn in principe drie oorzaken voor een breed complex tachycardie: een ventriculaire tachycardie, een supraventriculaire tachycardie met een bundeltakblok of een WPW-syndroom. De oplossing voor de diagnose ligt in het ECG als de patiënt een sinusritme heeft, maar dat is niet altijd voor handen. Patiënten met een breed complex tachycardie en het acute infarct kunnen een ventriculaire tachycardie hebben, maar dat is hier niet het geval. Hier zijn de QRS-complexen niet erg verbreed, is er een rechteras en is er geen harmonie van de QRS-complexen; alles wijst op een supraventriculaire afkomst. In het geval van een ventriculaire tachycardie dient de hoogte van de eerste R groter te zijn dan de tweede R. Dit alles bij elkaar, samen met het klinische beeld, maakt het ritme zeer waarschijnlijk supraventriculair.

Wat te doen

Carotis-sinus-massage als eerste stap. Bij een ernstige hemodynamische instabiliteit dient de patiënt gecardioverteerd te worden, maar het intraveneus toedienen van Tambocor® is ook een goede keus. Hier herstelde de aritmie zich spontaan waarbij een kort PR-interval te zien was en QRS-complexen met een deltagolf. Deze patiënt heeft een WPW-syndroom en dient voor een elektrofysiologisch onderzoek terug te komen met als doel ablatie van de accessoirebundel.

Samenvatting
Breed complex tachycardie door een WPW-syndroom.

Moeilijkheidsgraad: ★★★

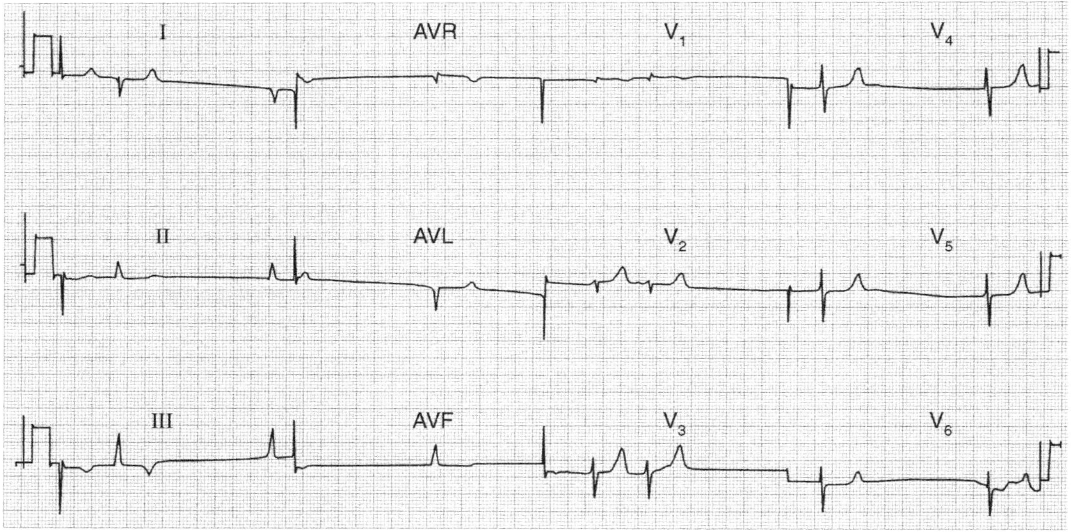

ECG 88 Een 65-jarige vrouw met reumatische hartaandoeningen, sinds enige jaren bekend met ernstig hartfalen, wordt opgenomen met toename van kortademigheid en dikke enkels. Ondanks het feit dat zij al behandeld wordt met ACE-remmers en diuretica, waren er toch aanwijzingen voor ernstig hartfalen. Wat wil je nog meer weten nu je het ECG gezien hebt?

ANTWOORD 88

ECG-beoordeling:

- onbekend ritme, geen P-toppen, onregelmatige QRS-complexen maar geen aanwijzingen voor fibrillatie
- rechteras
- normale QRS-complexen, behalve in afleiding V_6 een diepe S
- overal spitse T-toppen
- negatieve T's in de afleidingen III en AVF

Klinische interpretatie

De afwezigheid van atriale activiteit en spitse T-toppen zijn passend voor een hyperkaliëmie. De rechteras en de diepe S in afleiding V_6 kunnen een aanwijzing zijn voor een rechterventrikelhypertrofie en kunnen het resultaat zijn van een chronisch longlijden. De negatieve T in de afleidingen III en AVF wijzen op een ischemie.

Wat te doen

Probeer erachter te komen welke medicatie de patiënte gebruikt en controleer de elektrolyten. De vrouw werd behandeld met captopril driemaal daags 25 mg (wat het serumkalium doet stijgen) en driemaal daags Lasix® 40 mg en Moduretic® 5 mg. De combinatie van deze twee kaliumsparende diuretica heeft tot serumkalium van 7,4 mmol/l geleid. Na het corrigeren van de hyperkaliëmie verschenen de P-toppen weer en verdwenen de spitse T-toppen. De rechteras en de negatieve T-toppen in de onderwand bleven bestaan.

Samenvatting
Hyperkaliëmie.

Moeilijkheidsgraad: ★★★

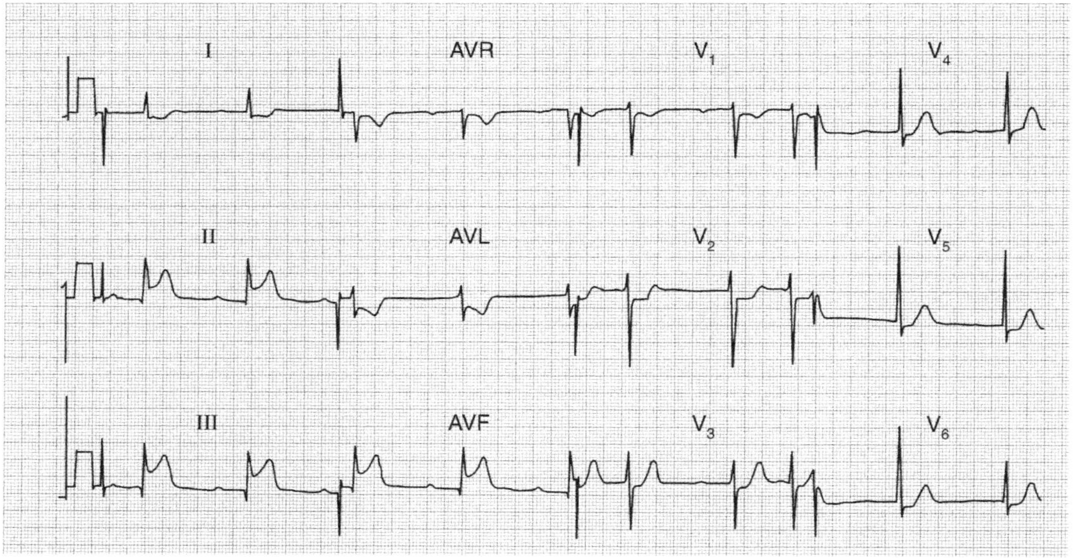

ECG 89 Dit is het ECG van een 55-jarige man die op de SEH gepresenteerd werd met ernstige centrale pijn op de borst gedurende een uur. Hij is koud, bleek en klam; zijn bloeddruk is 100/80 mmHg, maar er zijn geen tekenen van hartfalen. Wat zie je op het ECG? Wat verbaast je hier?

ANTWOORD 89

ECG-beoordeling:

- sinusritme, frequentie 55/min
- eerstegraads blok (PR-interval 350 ms)
- normale as
- kleine Q's in de afleidingen II, III en AVF
- ST-segmentelevatie in de afleidingen II, III en AVF
- ST-segmentdepressie en negatieve T's in de afleidingen I en AVL
- lichte ST-segmentdepressie in de borstwandafleidingen

Klinische interpretatie

Acuut onderwandinfarct met anterolaterale ischemie en een eerstegraads blok. Patiënten met een acuut infarct en pijn hebben meestal een sinustachycardie, maar hier veroorzaakt de vagale overstimulatie een bradycardie.

Wat te doen

Het eerstegraads blok is op zich niet zo belangrijk, maar door de combinatie met een vagale overstimulatie kan atropine gegeven worden. Ook kan deze patiënt op de gewone manier behandeld worden met pijnbestrijding, aspirine en thrombolytica.

Samenvatting

Acuut onderwandinfarct met eerstegraads blok.

Moeilijkheidsgraad: ★

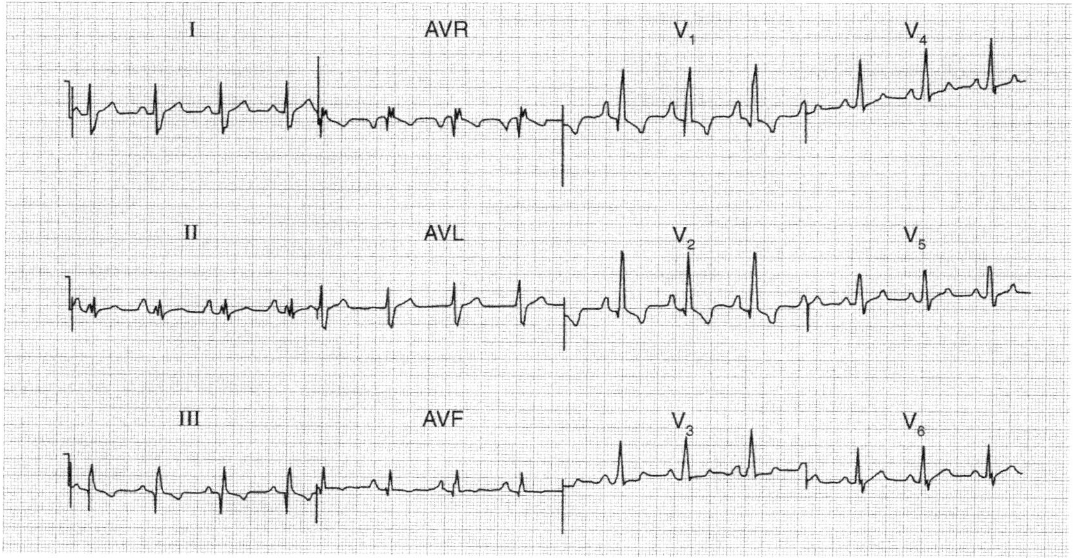

ECG 90 Dit ECG is van een 17-jarige vrouw met kortademigheid, duidelijk zichtbare dikke enkels en tekenen van rechterhartfalen. De vrouw is sinds haar geboorte bekend met een souffle. Er is geen cyanose. Welke ECG-afwijkingen zie je en hoe zou de diagnose luiden?

ANTWOORD 90

ECG-beoordeling:

- sinusritme
- zichtbaar spitse P's (voornamelijk in de afleidingen II en V_1)
- normale as
- dominante R in afleiding V_1

Klinische interpretatie

Dit ECG laat een rechteratrium- en rechterventrikelhypertrofie zien.

Wat te doen

Een rechteratriumhypertrofie komt voor bij een pulmonale hypertensie van welke oorzaak dan ook, zoals tricuspidalisstenose of een congenitale hartafwijking (Ebstein-anomalie). Een rechterventrikelhypertrofie komt vaak voor bij een pulmonalisstenose en pulmonale hypertensie. Al deze aandoeningen kunnen met een echocardiogafie vastgesteld worden. De patiënt heeft een congenitale afwijking (Ebstein-anomalie) en een atrium-septumdefect.

Samenvatting

Rechteratrium- en rechterventrikelhypertrofie.

Moeilijkheidsgraad: ★★

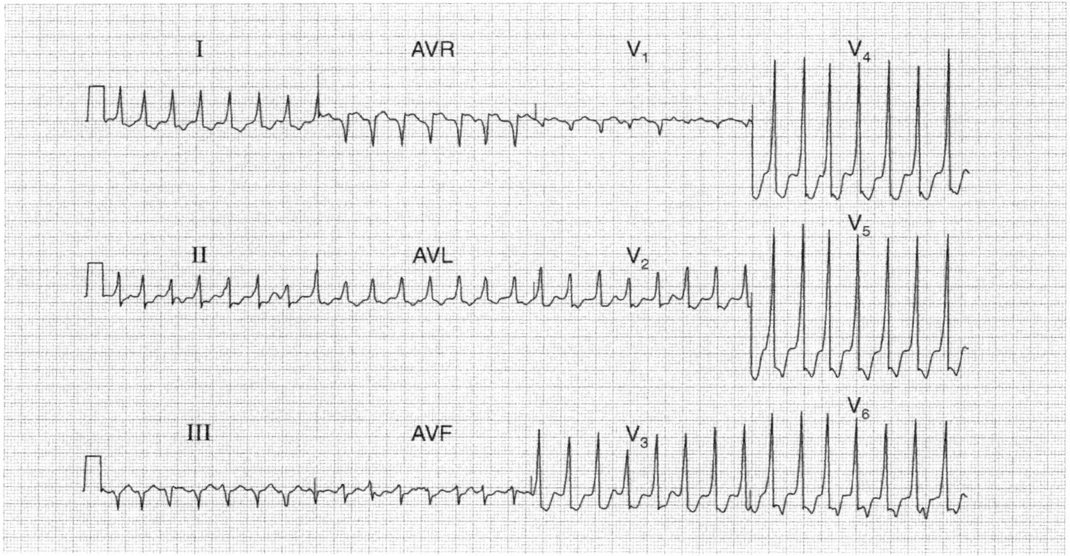

ECG 91 Dit is het ECG van een 35-jarige vrouw die op de SEH werd gezien in verband met reeds jaren bestaande klachten lijkend op een paroxismale tachycardie. Hoe luidt de diagnose?

ANTWOORD 91

ECG-beoordeling:

- smal complex tachycardie, frequentie170/min
- geen zichtbare P-toppen
- normale as
- QRS-duur 112 ms
- komvormig opgetrokken been van het QRS-complex, het best te zien in de afleidingen V_3-V_4
- ST-segmentdepressie in de afleidingen V_3-V_6
- negatieve T's in de laterale afleidingen

Klinische interpretatie

Dit is een smal complex tachycardie, dus supraventriculair. Het komvormig opgetrokken been van de QRS-complexen lijkt erg op een WPW-syndroom, dus kan er van een re-entry tachycardie gesproken worden waarbij de depolarisatie loopt via de accessoirebundel. De diagnose klopt erg met het verhaal van de patiënt.

Wat te doen

Bij patiënten met een supraventriculaire tachycardie is carotissinus-massage een van de eerste middelen die geprobeerd kunnen worden. Bij veel patiënten zal adenosine de eerste keuze zijn, maar bij patiënten met een WPW-syndroom dient men dit met enige voorzichtigheid te gebruiken. Het kan een blok veroorzaken in de AV-knoop en op die manier de prikkelgeleiding via de accessoirebundel intensiveren, en bij een atriumfibrillatie op die manier een VF veroorzaken. Digoxine, verapamil en lidocaïne kunnen tot hetzelfde effect leiden. In deze situatie zijn bètablokker, amiodaron en Tambocor® de veilige geneesmiddelen.

Samenvatting
Supraventriculaire tachycardie en een WPW-syndroom.

Moeilijkheidsgraad: ★★

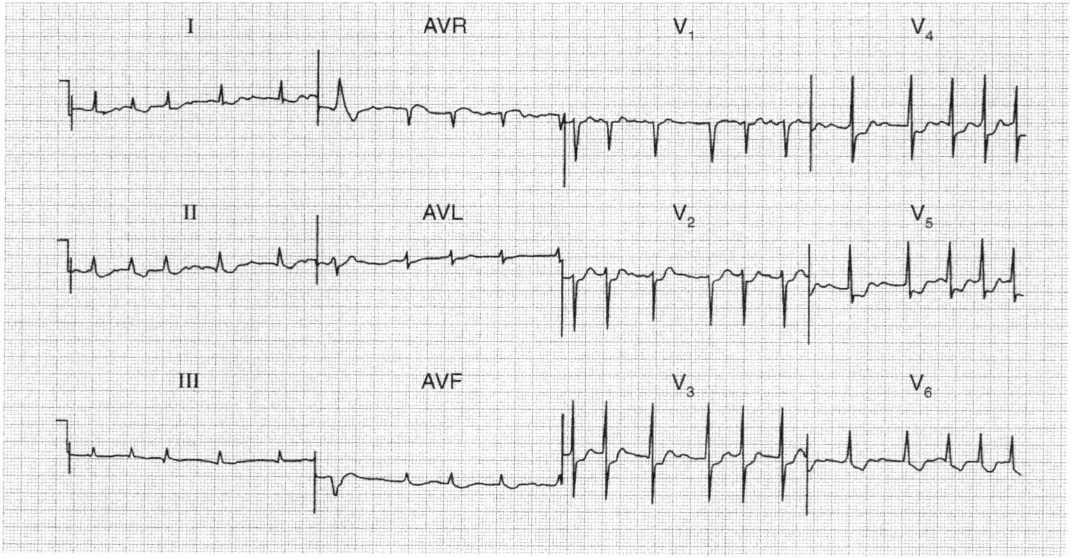

ECG 92 Een 60-jarige vrouw die al enige tijd behandeld wordt in verband met hartfalen, zegt meer klachten te hebben van hartkloppingen en gewichtsverlies. Na het ECG gezien te hebben, welke diagnose zou je overwegen en wat zou je gaan doen?

ANTWOORD 92

ECG-beoordeling:

- atriumfibrillatie met een ventriculaire extrasystole
- ventrikelfrequentie van 75-150/min
- normale as
- normale QRS-complexen
- een vlak negatief verlopend ST-segment in afleiding V_4; ST-segmentdepressie in afleiding V_6

Klinische interpretatie

De ventrikelfrequentie wordt niet optimaal behandeld (dit verklaart mogelijk de hartkloppingen), hoewel het ST-segment in afleiding V_6 digoxinegebruik suggereert. Het vlakke negatieve ST-segment in afleiding V_4 is suggestief voor ischemie.

Wat te doen

Wanneer een patiënt een atriumfibrillatie heeft, maar de ventrikelfrequentie niet reageert op de digoxine, dient men te denken aan een thyrotoxicose. Dit is mogelijk een verklaring voor haar gewichtsverlies, maar er zijn ook andere voorwaarden waarbij atriumfibrilleren en gewichtsverlies samengaan, zoals kleplijden met een bacteriële endocarditis, maligniteit met pericardiale of cardiale metastasen en alcoholisme. Onderzoeken als echocardiografie, een thoraxfoto, leverfuncties en een schildklierfunctie dienen gedaan te worden.

Samenvatting
Atriumfibrillatie met een snelle ventrikelrespons en duidelijke aanwijzingen voor ischemie en digitalisgebruik.

Moeilijkheidsgraad: ★★

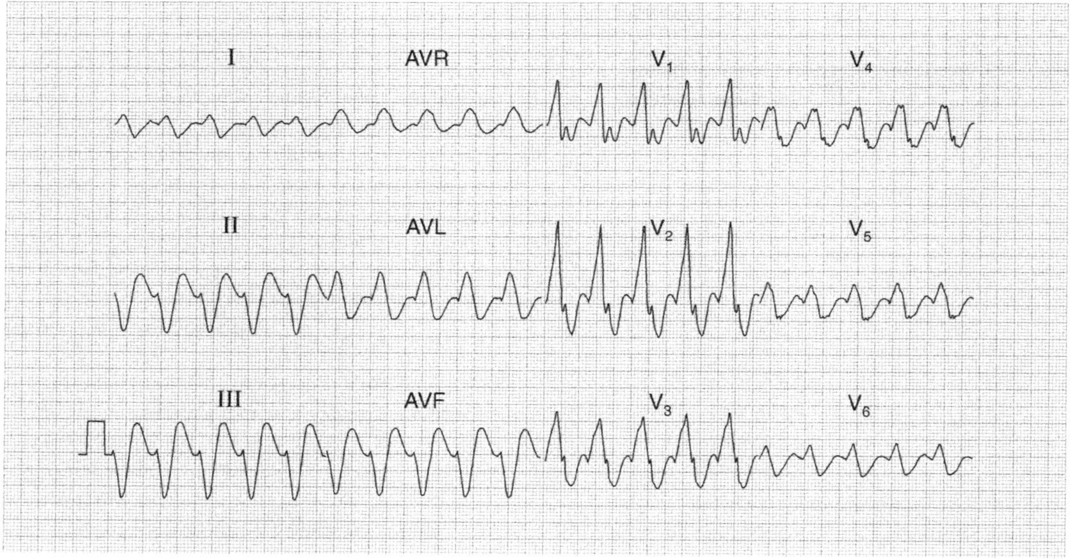

ECG 93 Dit is het ECG van een 60-jarige man met plotseling ontstaan longoedeem. Naast een matige kortademigheid tijdens inspanning heeft hij nooit klachten gehad. Hij heeft geen pijnklachten. Wat is het ritme en hoe zou je dat willen behandelen?

ANTWOORD 93

ECG-beoordeling:

- breed complex tachycardie, frequentie 130/min
- geen P-toppen
- linkeras
- QRS-duur 200 ms
- QRS-complexen met rechterbundeltakconfiguratie
- QRS-complexen in de voorwand zijn niet samenhangend

Klinische interpretatie

De erg brede QRS-complexen en de linkeras doen sterk denken aan een ventriculaire tachycardie. Hoewel, het gebrek aan samenhang (bijvoorbeeld de QRS-complexen in V_1-V_4 zijn positief en die in V_5-V_6 zijn meer negatief) en het rechterbundeltakblok (met de tweede R-top die groter is dan de eerste R-top) geven meer het idee dat het hier gaat om een supraventriculair ritme met een bundeltakblok. Het vergelijken van dit ECG met eerdere registratie is de enige manier om iets met zekerheid te zeggen over het ritme.

Wat te doen

Als de patiënt longoedeem heeft, dient men voorbereidingen te treffen voor cardioversie en kan men in afwachting hiervan alvast intraveneus starten met diamorfine, diuretica, lidocaïne of amiodaron. Het ECG ná cardioversie is te zien in de volgende casus.

Samenvatting
Breed complex tachycardie van onbekende oorsprong.

Moeilijkheidsgraad: ★★

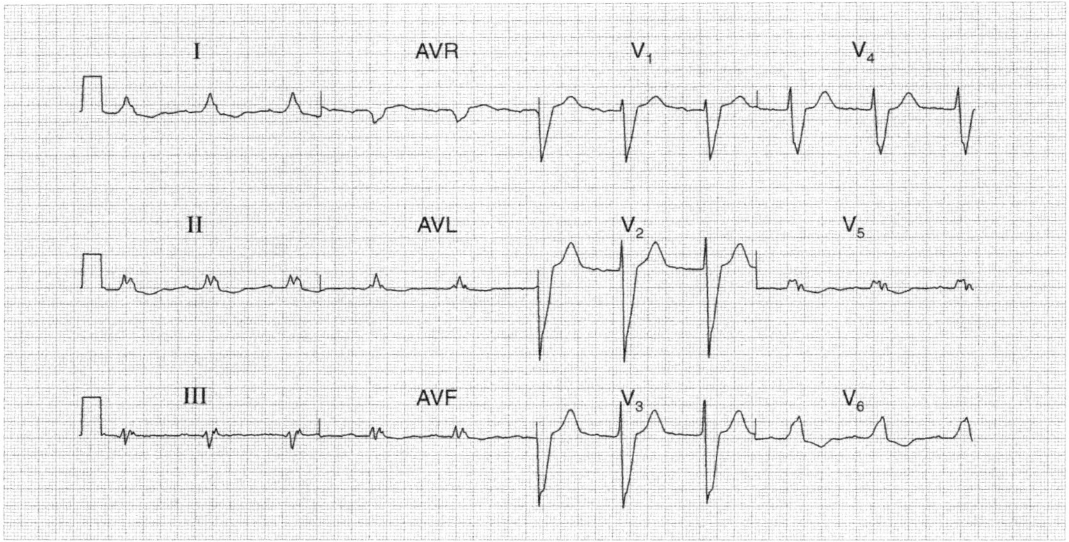

ECG 94 Dit is het ECG van de vorige casus (ECG 93) na cardioversie. De patiënt voelt zich goed. De troponinespiegel is normaal gebleven en er is geen infarct. Wat zie je op het ECG en wat zou de onderliggende aandoening zijn?

ANTWOORD 94

ECG-beoordeling:

- sinusritme
- eerstegraads blok (PR-interval 220 ms)
- normale as
- brede complexen (200 ms)
- linkerbundeltakblok

Klinische interpretatie

Als je deze ECG vergelijkt met ECG 93, toen er een tachycardie bestond, zie je een verandering in de as en de QRS-configuratie. De breed complex tachycardie is daarom het meest ventriculair van oorsprong. Er is nu duidelijk een aandoening zichtbaar in de voortgeleidende banen, met een eerstegraads blok en een linkerbundeltakblok. Omdat er geen pijnklachten waren in de anamnese, is het het meest waarschijnlijk dat de patiënt een cardiomyopathie heeft.

Wat te doen

Als er na behandeling met een ACE-remmer en amiodaron nog steeds perioden zijn van een tachycardie, dient men een ICD te overwegen.

Samenvatting
Eerstegraads blok en een linkerbundeltakblok.

Moeilijkheidsgraad: ★★

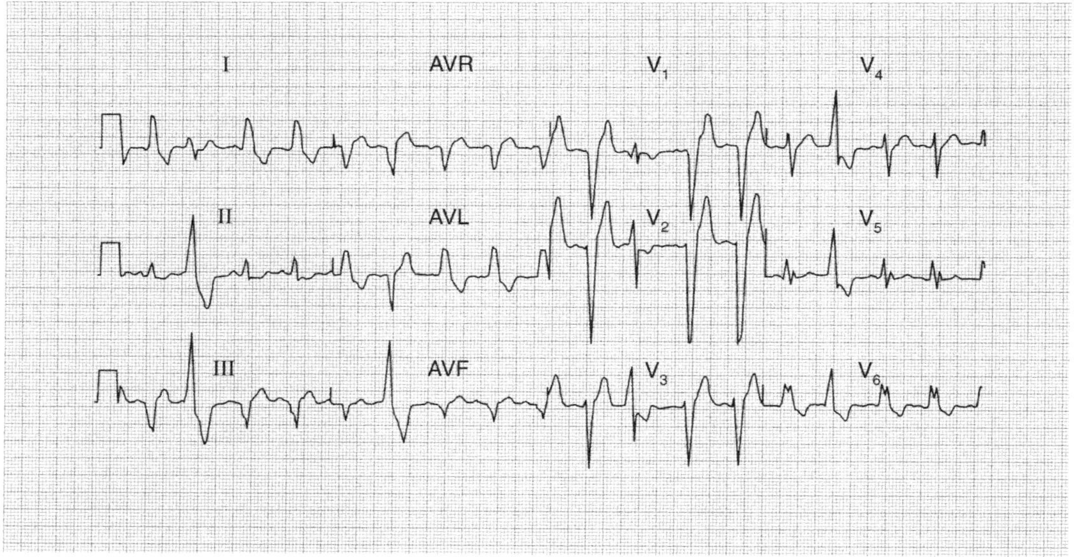

ECG 95 Dit is het ECG van een 50-jarige man met al twee uur bestaande pijn op de borst, lijkend op een myocard-infarct. Zes maanden hiervoor had hij een normaal ECG. Wat zie je en wat ga je doen?

ANTWOORD 95

ECG-beoordeling:

- sinusritme
- normale as
- ventriculaire extrasystolen
- linkerbundeltakblok te zien bij de sinusslagen

Klinische interpretatie

De ventriculaire extrasystolen kunnen gemakkelijk onderscheiden worden van de andere slagen door de andere vorm en oorsprong ten opzichte van het patroon van het linkerbundeltakblok, en omdat er geen P-top aan voorafgaat. Het linkerbundeltakblok maskeert alle veranderingen die het gevolg zijn van een infarct.

Wat te doen

Het is duidelijk dat het linkerbundeltakblok de laatste zes maanden is ontstaan en de anamnese is verdacht voor een infarct. Ervan uitgaand dat er geen contra-indicaties zijn, kan trombolyse gestart worden. De ventriculaire extrasystolen hoeven niet behandeld te worden.

Samenvatting
Sinusritme met een linkerbundeltakblok en ventriculaire extrasystolen.

Moeilijkheidsgraad: ★★★

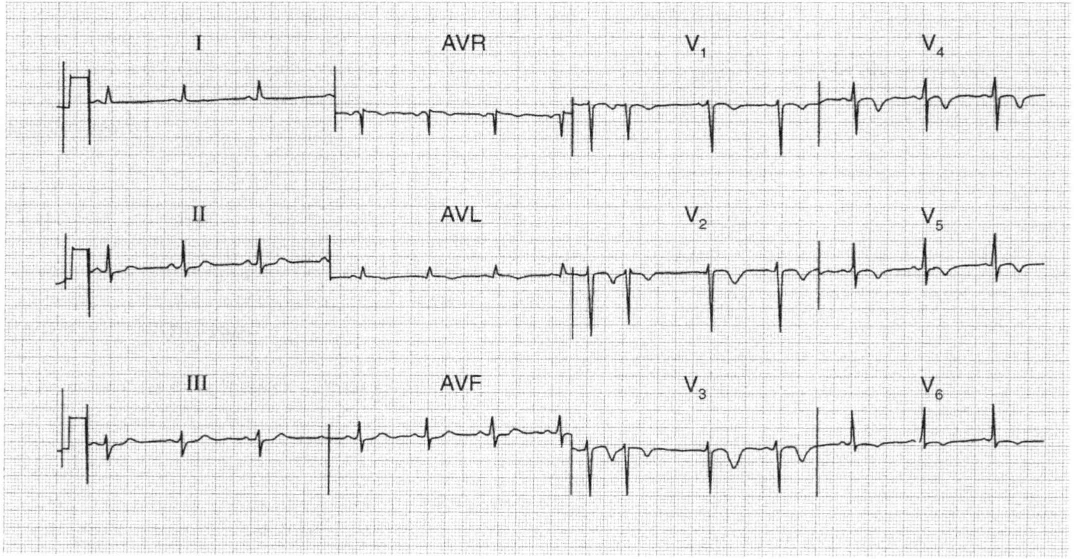

ECG 96 Een 50-jarige man wordt naar de SEH gebracht, omdat hij gedurende een uur pijn op de borst heeft. Tegen de tijd dat hij beoordeeld wordt op de SEH, is hij pijnvrij en zijn er geen bijzonderheden tijdens onderzoek. Dit is het ECG. Wat zie je en wat zou je doen?

ANTWOORD 96

ECG-beoordeling:

- sinusritme met een supraventriculaire extrasystole (er is een afwijkende P-top te zien in afleiding V_1, dus atriaal van oorsprong)
- normale as
- normale QRS-complexen
- negatieve T's in de afleidingen AVL en V_1-V_6

Klinische interpretatie

Er zijn vele oorzaken voor negatieve T's, en men dient de ECG-beoordeling altijd samen te laten gaan met de klinische beoordeling. In dit geval is het verhaal verdacht voor een infarct en is het een karakteristiek ECG voor een acuut non-Q-golf voorwandinfarct.

Wat te doen

Het directe gevaar is laag en er is niets dat wijst op een groot voordeel wanneer trombolyse gegeven zal worden. Hoewel de patiënt nu klachtenvrij is, is opname en observatie geïndiceerd. In vergelijking met een standaardinfarct waarbij een Q te zien is, is het risico op een nieuw infarct binnen drie maanden groot en is verder onderzoek noodzakelijk.

Samenvatting
Een anterolateraal non-Q-golf infarct.

Moeilijkheidsgraad: ★

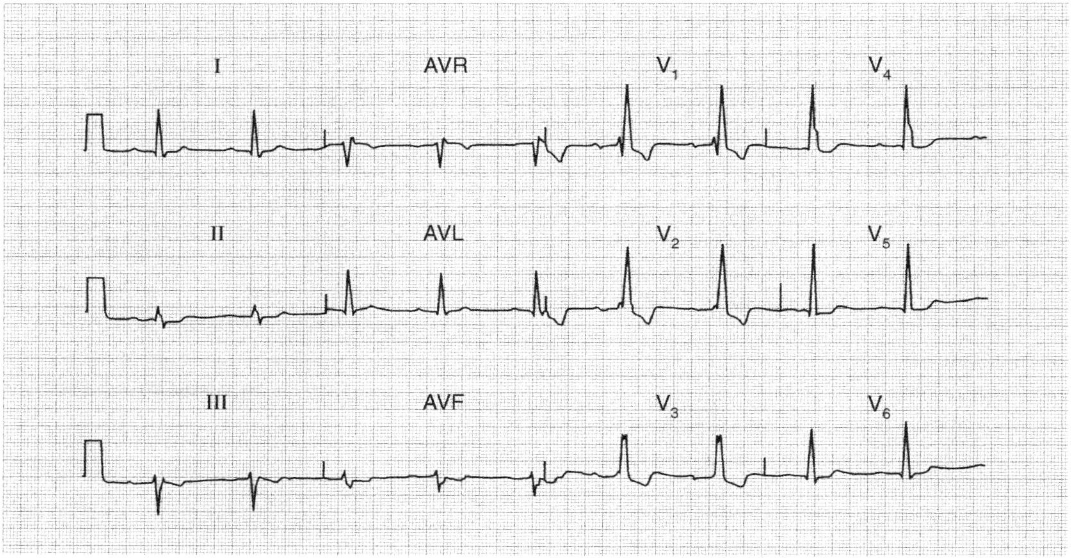

ECG 97 Dit is een routinematig preoperatief ECG van een 65-jarige man zonder klachten. Wat zie je? Dient hier actie op ondernomen te worden?

ANTWOORD 97

ECG-beoordeling:

- sinusritme
- eerstegraads blok (PR-interval 280 ms)
- normale as
- rechterbundeltakblok

Klinische interpretatie

Het eerstegraads blok wijst op een vertraging in de prikkelgeleiding in de bundel van His of de linkerbundeltak en gaat hier samen met een compleet blok van de rechterbundel.

Wat te doen

Het gevaar op het ontstaan van een totaal blok is aanwezig, hoewel de huidige situatie ook voor langere tijd stabiel kan blijven. Er is zeker geen haast bij een behandeling, maar veel cardiologen zouden toch een pacemaker aanraden. Andere behandelingen zijn geen optie. Overweeg ook de mogelijkheid van een atriumseptumdefect.

Samenvatting

Sinusritme, eerstegraads blok, rechterbundeltakblok.

Moeilijkheidsgraad: ★

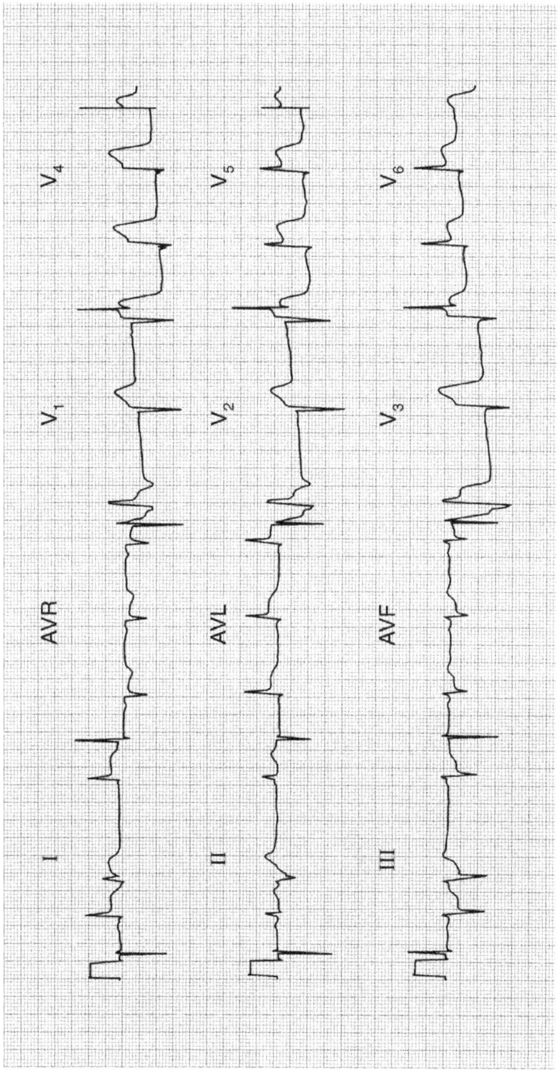

ECG 98 Dit ECG is van een 50-jarige man die al een uur lang ernstige pijn op de borst heeft gehad. Wat zie je en wat zou je doen?

ANTWOORD 98

ECG-beoordeling:
- sinusritme met ventriculaire extrasystolen
- normale as
- Q's in de afleidingen V_3-V_5
- ST-segmentelevatie in de afleidingen I, AVL en V_3-V_6
- ST-segmentdepressie in de afleidingen III en AVF

Klinische interpretatie
Ventriculaire extrasystolen die passen bij een acuut anterolateraal infarct.

Wat te doen
De patiënt moet direct diamorfine en aspirine krijgen en zo snel mogelijk trombolyse ondergaan. De extrasystolen hoeven niet behandeld te worden.

Samenvatting
Een acuut anterolateraal infarct met ventriculaire extrasystolen.

Moeilijkheidsgraad: ★

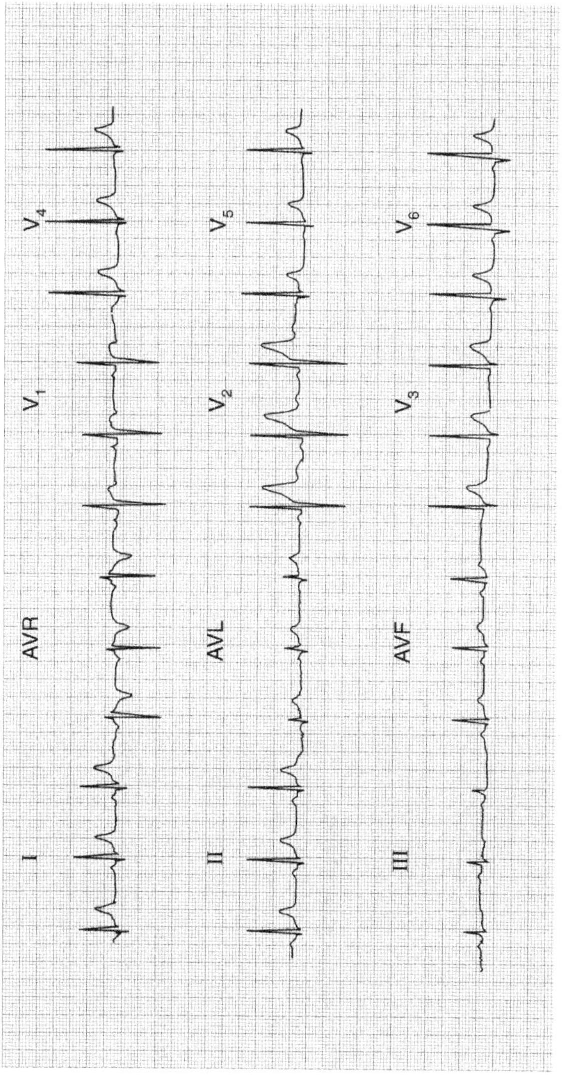

ECG 99 Dit is het ECG van een 30-jarige man die klaagt over pijn op de borst. Zijn pijn lijkt niet cardiaal van herkomst en bij lichamelijk onderzoek werden geen afwijkingen gevonden. Kan deze man beroepschauffeur blijven?

ANTWOORD 99

ECG-beoordeling:

- sinusritme
- normale as
- kleine Q's, voornamelijk te zien in de afleidingen I, II en V_4-V_6
- verder normale QRS-complexen
- negatieve T's in afleiding III, maar niet in afleiding AVF

Klinische interpretatie

De Q's zijn wel diep maar duren niet langer dan 40 ms en zijn vooral te zien in de laterale afleidingen. Ze wijzen op een septale depolarisatie en niet op een oud infarct. Een negatieve T in afleiding III maar niet in afleiding AVF is een normale variant.

Wat te doen

Dit is een normaal ECG en als er verder geen aanwijzingen zijn voor hartlijden, kan hij zijn vak als beroepschauffeur blijven uitoefenen. Bij twijfel kan er altijd nog een inspanningsproef gedaan worden.

Samenvatting

Normaal ECG.

Moeilijkheidsgraad: ★★

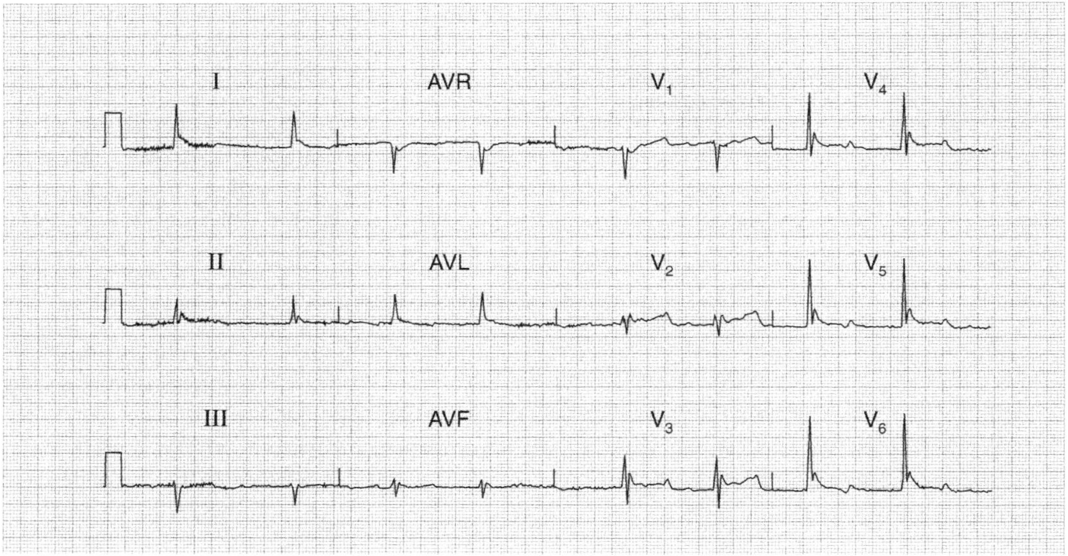

ECG 100 Dit is het ECG van een 80-jarige vrouw. Zij werd bewusteloos aangetroffen en had symptomen van een CVA. Enig commentaar?

ANTWOORD 100

ECG-beoordeling:
- atriumfibrillatie met een ventrikelfrequentie van 50/min
- verlengde QRS-duur tot 160 ms
- duidelijke J-golf, het best te zien in de afleidingen V_3-V_6
- wijdverbreide maar niet specifieke ST/T-veranderingen

Klinische interpretatie

Haar atriumfibrillatie staat al dan niet in relatie met haar CVA: ze kan alleen een cerebrale embolus hebben gehad of ze heeft zowel een coronaire als een cerebrovasculaire aandoening. De trage ventrikelfrequentie en de J-golf wijzen op een hypothermie. Ze had een lichaamstemperatuur van 25 °C. Er worden zelden zulke duidelijke J-golven gezien bij hypotherme patiënten als in dit ECG, omdat er meestal te veel artefacten aanwezig zijn ten gevolge van het rillen. Deze patiënte was te koud om te rillen. Ze heeft het niet overleefd.

Samenvatting
Atriumfibrillatie en hypothermie.

Moeilijkheidsgraad: ★★★

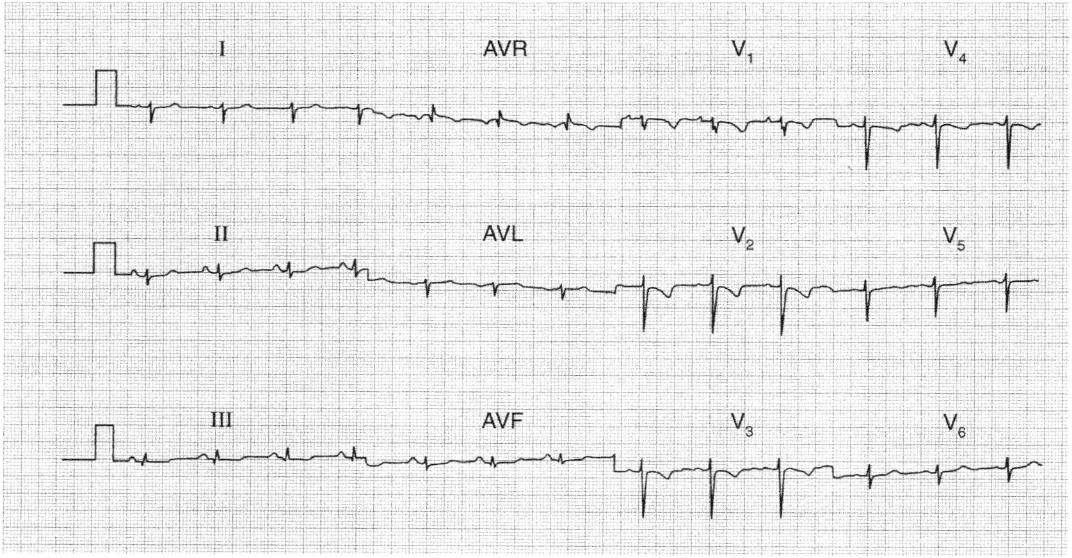

ECG 101 Een 32-jarige vrouw wordt op de polikliniek gezien in verband met kortademigheid en duizeligheid bij inspanning. Zij is drie maanden geleden bevallen en had een normale zwangerschap. Ze heeft geen pijn op de borst gehad. Helpt het ECG je bij het stellen van de diagnose en de behandeling?

ANTWOORD 101

ECG-beoordeling:

- sinusritme
- rechterasdeviatie
- normale QRS-complexen, behalve het RSR-patroon in afleiding V_1 en de diepe S in V_6
- negatieve T's in de afleidingen V_1-V_4

Klinische interpretatie

De rechterasdeviatie, de diepe S in afleiding V_6 en de negatieve T in de borstwandafleidingen zijn karakteristiek voor een rechterventrikelhypertrofie; de enige ontbrekende aanwijzing is de afwezigheid van de dominante R in afleiding V_1. Zie hoe de negatieve T hier in afleiding V_1 maximaal is en progressief minder wordt na V_2-V_4.

Wat te doen

In de context van de bevalling, zo'n drie maanden geleden, en het vinden van een rechterventrikelhypertrofie is het bijna zeker dat het hier om multipele kleine longembolieën gaat, die de pulmonale hypertensie veroorzaken. Een longscan zal de diagnose bevestigen en er dient meteen gestart te worden met anticoagulantia.

Samenvatting

Rechterventrikelhypertrofie.

Moeilijkheidsgraad: ★★

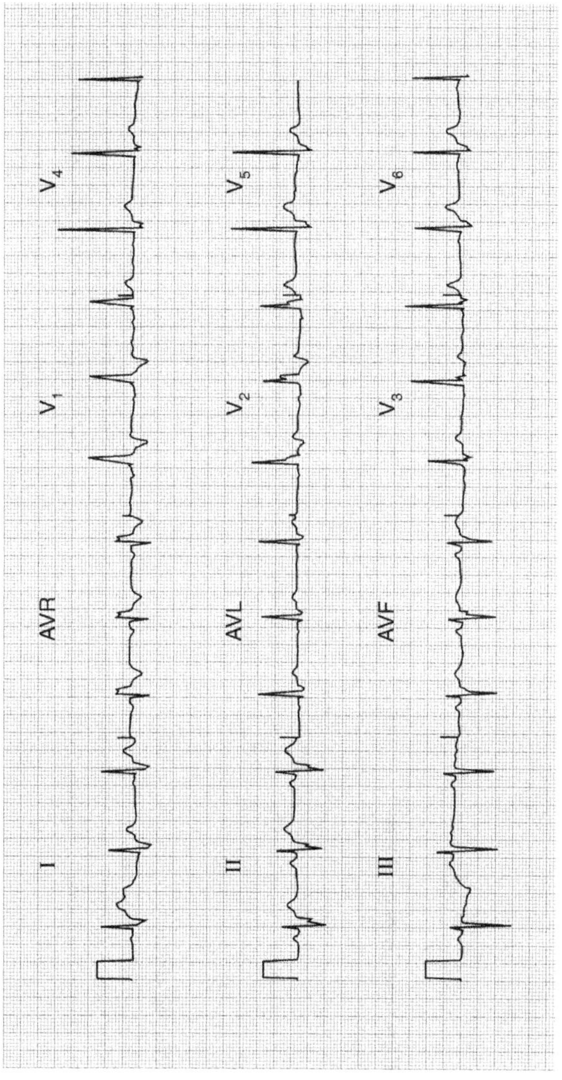

ECG 102 Dit ECG is van een gezonde 60-jarige man tijdens een routineonderzoek. Wat zie je op het ECG en wat zou je aanraden?

ANTWOORD 102

ECG-beoordeling:

- sinusritme
- normale PR-interval
- linkerasdeviatie
- rechterbundeltakblok

Klinische interpretatie

Vanwege de combinatie van een linkerasdeviatie (ook wel genoemd linker anterior hemiblok, omdat er een blokkade is in de anteriore aftakking van de linkerbundeltak) en een rechterbundeltakblok, spreekt men hier van een bifasciculair blok. De atrioventriculaire voortgeleiding is afhankelijk van het posteriore deel van de linkerbundeltak.

Wat te doen

Uitbreiding tot een totaal blok kan voorkomen maar is zeldzaam. Gezien de afwezigheid van klachten of symptomen hoeft men hier geen pacemaker te plaatsen (UK standards).

Samenvatting

Linkerasdeviatie en rechterbundeltakblok; bifasciculair blok.

Moeilijkheidsgraad: ★★

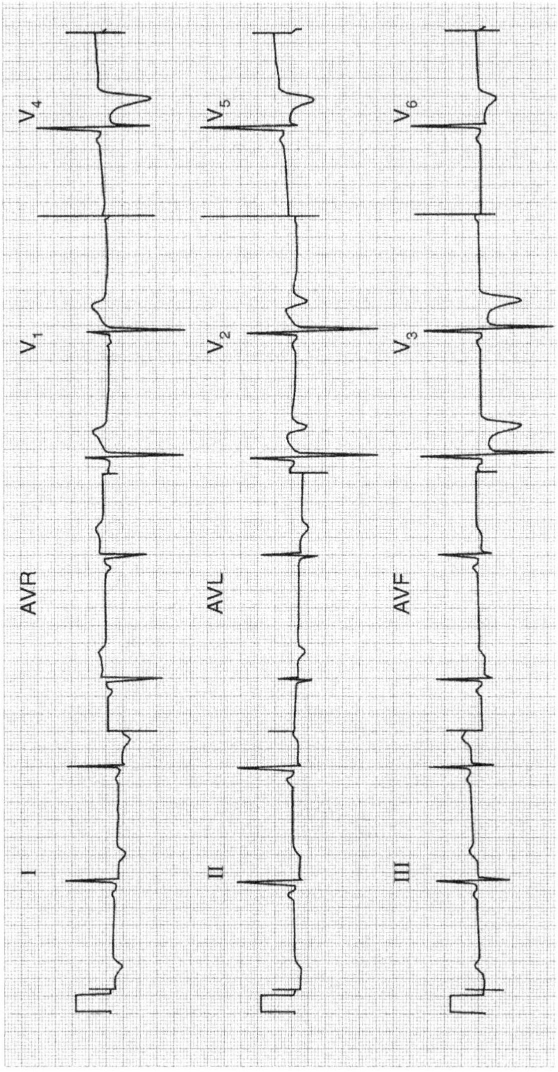

ECG 103 Dit ECG werd gemaakt als onderdeel van een routineonderzoek bij een 25-jarige, gezonde, professionele atleet. Er waren geen afwijkende lichamelijke bevindingen. Wat zie je en wat zou je doen?

ANTWOORD 103

ECG-beoordeling:

- sinusritme
- normale as
- normale QRS-complexen, afgezien van de smalle Q in afleiding AVL
- duidelijke T-top-inversie in de afleidingen I, AVL en V_2-V_6

Klinische interpretatie

Indien dit het ECG zou zijn geweest van een man van middelbare leeftijd die met pijn op de borst kwam, dan zou de diagnose óf non-Q-golf voorwandinfarct óf een mogelijk eerder doorgemaakt lateraal Q-golf infarct zijn geweest. ECG's van topatleten kunnen veranderingen laten zien in het ST-segment en in de T-toppen ten gevolge van een linkerventrikelhypertrofie, maar een anteroseptale T-top-inversie van deze graad bij een gezonde jonge man duidt bijna zeker op een hypertrofische cardiomyopathie.

Wat te doen

Echocardiografie zal de diagnose bevestigen. Een Holter-tape-analyse zal mogelijke ventriculaire aritmieën aan kunnen tonen. Hij dient te stoppen met de wedstrijdsport en naaste familieleden dienen gescreend te worden.

Samenvatting
Mogelijk hypertrofische cardiomyopathie.

Moeilijkheidsgraad: ★★★

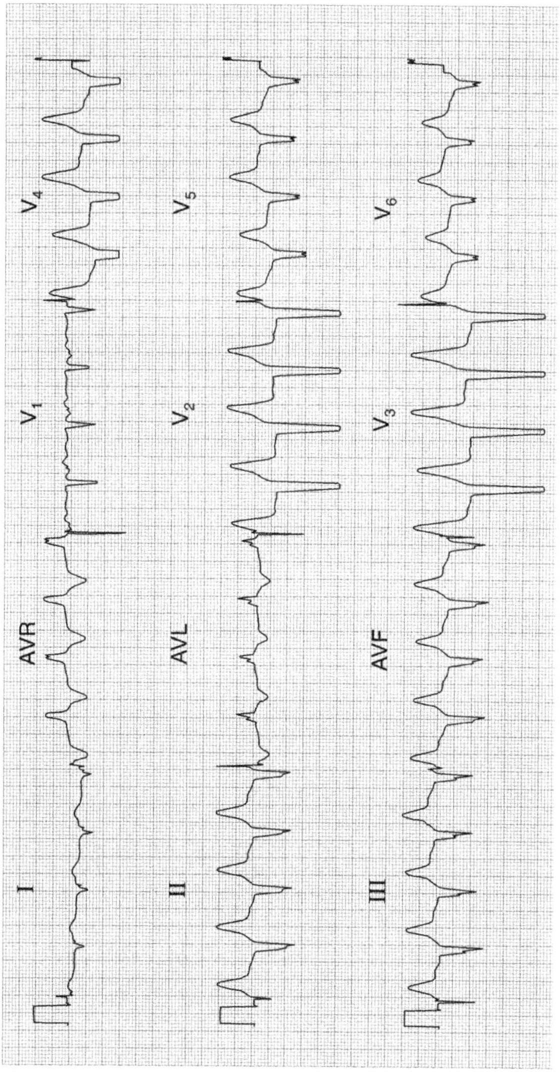

ECG 104 Dit is het ECG van een 45-jarige man die op de CCU werd opgenomen met een myocard-infarct en die goed herstelde. Wat is het ritme en wat zou je doen?

ANTWOORD 104

ECG-beoordeling:

- breed complex ritme, frequentie 90/min
- geen P-toppen
- duidelijke linkeras
- QRS-duur 160 ms
- alle borstwandafleidingen laten een neerwaarts QRS-complex zien (concordant)

Klinische interpretatie

Als het hartritme snel was, werd het moeilijk dit te herkennen als een ventrikeltachycardie, zodoende wordt dit ritme *slow VT* genoemd. Echter, het is een versneld idioventriculair ritme.

Wat te doen

Dit ritme wordt vaker gezien bij patiënten met een acuut myocard-infarct en het is zeker ook niet ongewoon om dit bij ambulante ECG-registratie van normale mensen te zien. Het veroorzaakt nooit problemen en het is belangrijk dit niet te willen behandelen; onderdrukking van het 'escape'-ritme zal tot gevaarlijke bradycardieën leiden.

Samenvatting

Versneld idioventriculair ritme.

Moeilijkheidsgraad: ***

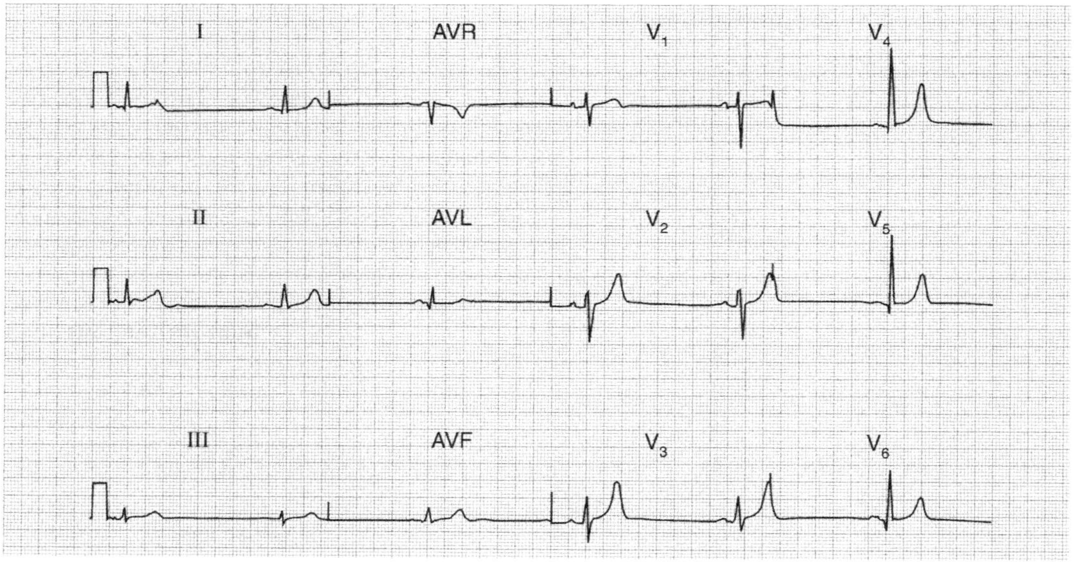

ECG 105 Dit ECG is van een 50-jarige man met hypertensie, die zich verder goed voelde. Is de registratie normaal, afgezien van vier mogelijke abnormaliteiten?

ANTWOORD 105

ECG-beoordeling:

- sinusritme, frequentie 34/min
- normale as
- bifasische P-toppen, het best te zien in de laterale afleidingen
- smalle ondiepe Q's in de laterale afleidingen
- normale QRS-complexen
- spitse T-toppen

Klinische interpretatie

De sinusbradycardie kan mogelijk door lichamelijke topconditie komen, door overactiviteit van de nervus vagus of door myxoedeem. Voor een hypertensiepatiënt lijkt de behandeling met bètablokkers de meest voor de hand liggende verklaring. De bifasische P kan wijzen op een linkeratriumhypertrofie ('P mitrale'), maar kan normaal zijn. De Q's in de laterale afleidingen zijn normaal, wijzend op een septale depolarisatie. De spitse T's kunnen door een hyperkaliëmie komen, maar zijn vaak een normale variant.

Wat te doen

Controle van het kalium.

Samenvatting
Normaal ECG.

Moeilijkheidsgraad: ★★

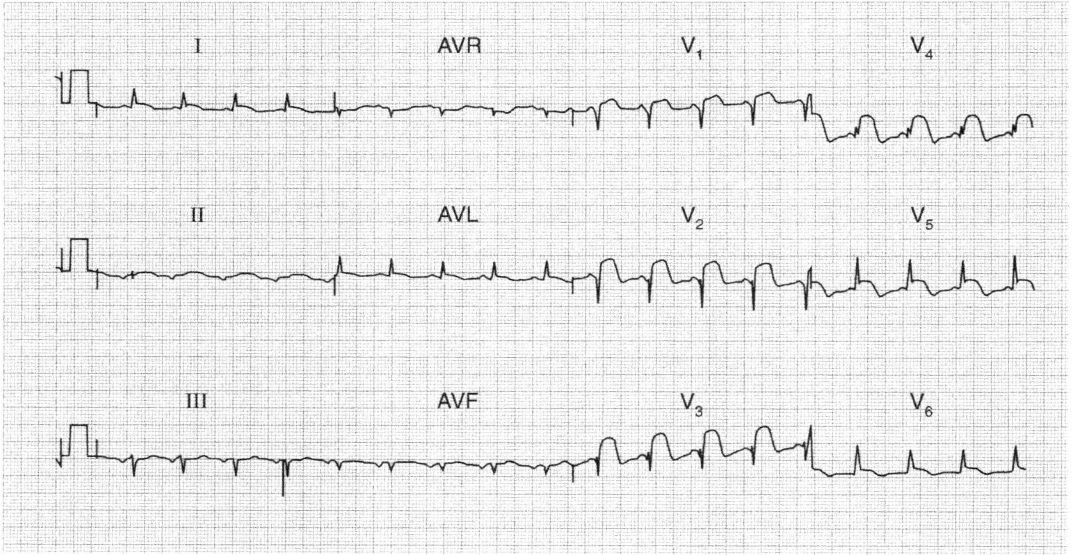

ECG 106 Een 48-jarige man wordt op de SEH gezien met het verhaal van ernstige pijn op de borst, die 24 uur geleden is begonnen en nu weg is. Hij is nu kortademig. Wat zie je op het ECG en welke behandeling is noodzakelijk?

ANTWOORD 106

ECG-beoordeling:
- sinusritme
- normale as
- normale QRS-complexen
- ST-segmentelevatie in de afleidingen I, AVL en V_2-V_6

Klinische interpretatie
Het ECG heeft het klassieke beeld van een acuut anterolateraal myocard-infarct.

Wat te doen
Omdat de pijn op de borst meer dan 24 uur geleden is begonnen, is trombolyse niet geïndiceerd. De kortademigheid wijst op een mogelijk linkerventrikelfalen. De man dient opgenomen en behandeld te worden met diuretica, zo nodig intraveneus nitraten om vasodilatatie te bewerkstelligen. De patiënt zal gedurende langere tijd behandeld gaan worden met ACE-remmers; het beste moment om hiermee te starten is altijd discutabel maar in ieder geval binnen twee à drie dagen. Hij zal ook gedurende langere tijd behandeld gaan worden met aspirine als een profylactisch middel tegen verdere infarcering.

Samenvatting
Acuut anterolateraal myocard-infarct.

Moeilijkheidsgraad: *

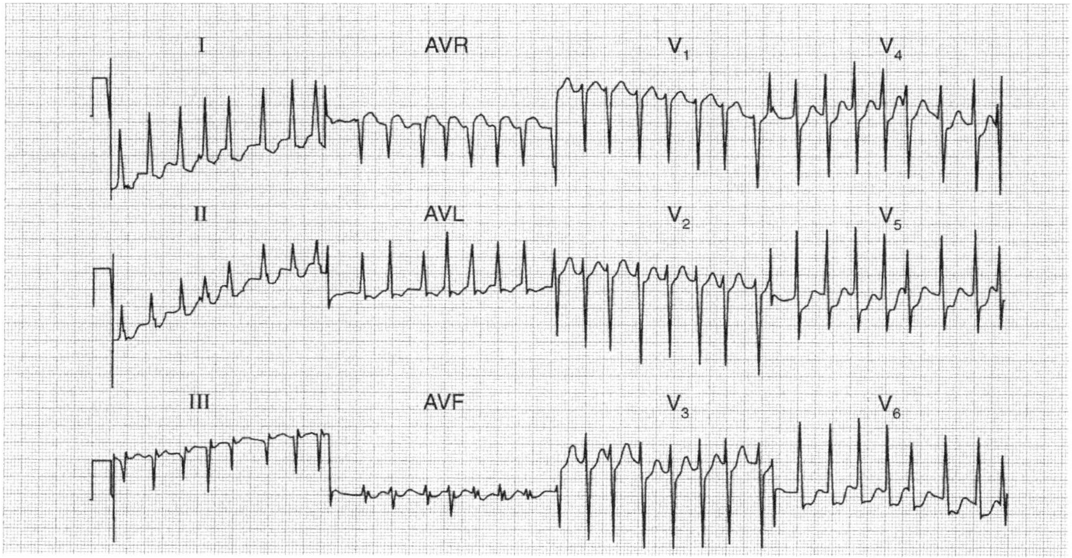

ECG 107 Een 50-jarige vrouw kwam naar de SEH in verband met plotseling ontstane palpitaties en ernstige kortademigheid. Welke abnormaliteiten zie je op het ECG en wat kan hier de oorzaak van zijn?

ANTWOORD 107

ECG-beoordeling:

- atriumfibrillatie
- onregelmatige QRS-complexen, ventrikelrespons tot 200/min
- normale as
- de hoogte van de R in afleiding V_6 plus de diepte van de S in afleiding V_2 is meer dan 35 mm, suggestief voor een linkerventrikelhypertrofie
- verder normale QRS-complexen, uitgezonderd het RSR-patroon in afleiding AVF
- depressie van het ST-segment in de afleidingen V_4-V_6, suggestief voor ischemie
- normale T-toppen

Klinische interpretatie

Atriumfibrillatie met een ongecontroleerde ventrikelfrequentie. De ischemische afwijkingen in de afleidingen V_4-V_6 zijn mogelijk gerelateerd aan de frequentie.

Wat te doen

De ischemie wordt mogelijk veroorzaakt door de atriumfibrillatie, of de snelle ventrikelfrequentie zelf is verantwoordelijk voor de ischemische veranderingen. Ischemie op zich is niet de eerste diagnose waaraan men denkt bij een 50-jarige vrouw, en de zaken waaraan men moet denken zijn reumatische hartaandoening (met name bij mitralisstenose), thyrotoxicose, alcoholisme en andere vormen van cardiomyopathie. Onmiddellijke behandeling van het hartfalen met diuretica en intraveneus geven van nitraten kan noodzakelijk zijn. De ventrikelrespons kan het best met digoxine behandeld worden, die zo nodig intraveneus gegeven kan worden. Cardioversie kan overwogen worden als de patiënt ernstig hartfalen heeft, maar het verdient de voorkeur eerst de onderliggende oorzaak van het atriumfibrilleren te behandelen. Onthoud wel dat een patiënt met atriumfibrilleren langdurig behandeld dient te worden met anticoagulantia.

Samenvatting
Atriumfibrillatie met een snelle ventrikelrespons en ischemische veranderingen.

Moeilijkheidsgraad: ★★

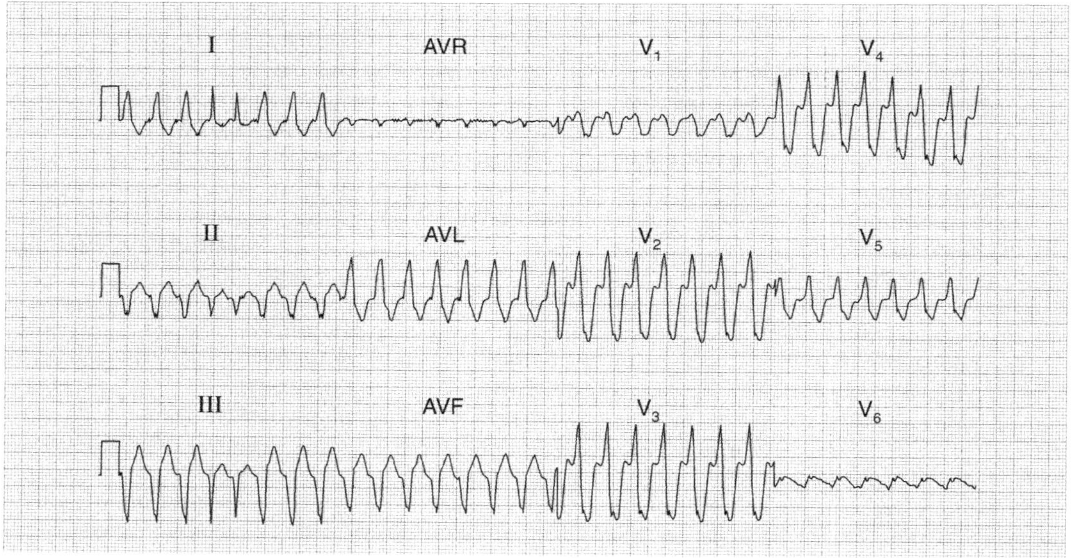

ECG 108 Een 70-jarige vrouw, opgenomen in het ziekenhuis in verband met toegenomen hartfalen van onbekende oorsprong, is gecollabeerd en had een snelle pols en een lage bloeddruk. Dit is haar ECG. Ze herstelde spontaan. Wat is het ritme en wat zou je doen?

ANTWOORD 108

ECG-beoordeling:

- breed complex tachycardie, frequentie ongeveer 180/min
- geen P-toppen zichtbaar
- linkeras
- QRS-duur ongeveer 140 ms
- het vierde en vijfde complex in de afleidingen I, II en III zijn smal
- de QRS-complexen zijn mogelijk concordant (in de borstwandafleidingen allen opwaarts), maar dit is moeilijk met zekerheid te zeggen

Klinische interpretatie

Breed complex tachycardie kan ventriculair, supraventriculair met een bundeltakblok of zelfs ten gevolge van een WPW-syndroom zijn. We hebben geen ECG van de patiënt tijdens een sinusritme. Dat is altijd zeer handig om te hebben om te kunnen bepalen wat de oorzaak mogelijkerwijs is. De complexen zijn niet extreem breed, wat voor een supraventriculaire oorsprong met abberatie pleit, maar de linkeras en (mogelijk) de concordante uitslag pleit voor een ventriculaire tachycardie. De sleutel ligt bij de twee smalle complexen aan het begin van de registratie; deze vallen iets eerder en zijn mogelijk captureslagen. Zij tonen aan dat bij vroeg vallende supraventriculaire slagen het voortgeleidingssysteem normaal kan functioneren; dit betekent dat de brede complexen afkomstig zijn van een ventriculaire tachycardie.

Wat te doen

Een oudere patiënt maakt meer kans op het hebben van een ischemische aandoening dan iets anders, maar alle mogelijke oorzaken van hartfalen dienen onderzocht te worden. Het plotseling ontstaan van een aritmie kan veroorzaakt worden door een myocard-infarct. Een longembolie kan een aritmie veroorzaken, hoewel deze eerder van supraventriculaire dan van ventriculaire oorsprong is. Het is belangrijk te weten te komen of de ritmeverandering ontstaan is door een behandeling, door een elektrolytenstoornis of het effect is van medicijngebruik dat aritmie in de hand werkt.

Samenvatting
Ventriculaire tachycardie.

Moeilijkheidsgraad: ★★★

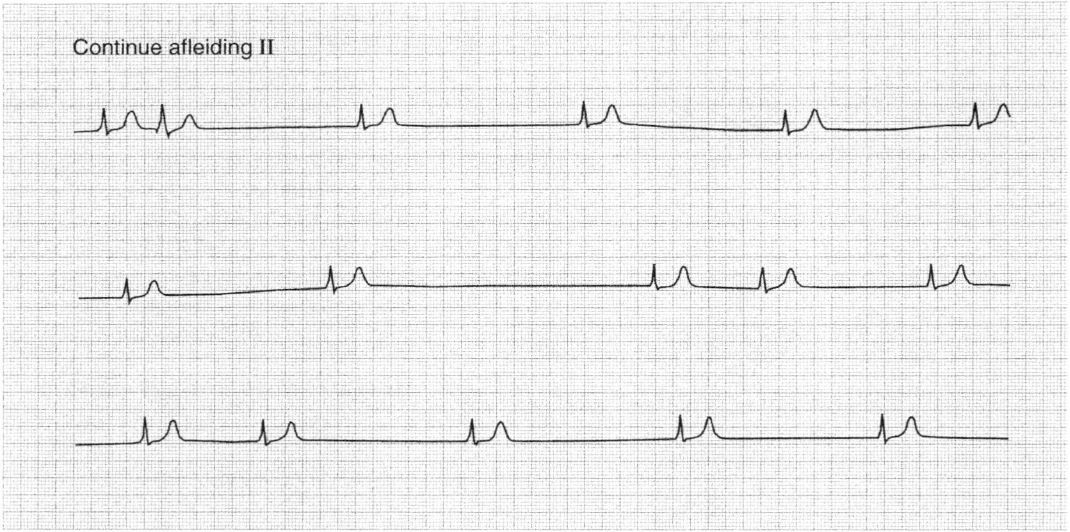

ECG 109 Dit is een continue ritmeregistratie (afleiding II) van een 25-jarige man die klaagt over periodes van snelle, regulaire palpitaties gepaard gaand met kortademigheid en duizeligheid. Bij onderzoek werden er geen bijzonderheden gevonden, behalve dan een trage, onregelmatige pols, en los van het ritme hier, een normaal ECG. Wat is de diagnose en hoe kan dit probleem behandeld worden?

ANTWOORD 109

ECG-beoordeling:

- variabele QRS-frequentie (16-60/min)
- geen P-toppen
- geen onregelmatige basislijn die zou kunnen wijzen op atriumfibrilleren
- voorzover aan de hand van deze ritmestrip is te bepalen, zijn het normale QRS-complexen en T-toppen

Klinische interpretatie

Dit is een *sick-sinus syndrome* of een sino-atriale aandoening. De registratie laat een 'stil atrium' zien met variabele junctie-escapeslagen. De palpitaties als door de patiënt omschreven zijn mogelijk het gevolg van een paroxismale supraventriculaire tachycardie, waardoor hij dus mogelijk last heeft van de 'bradycardie-tachycardie'-variant van de sino-atriale aandoening.

Wat te doen

Ambulante ECG-registratie zal de oorzaak van de palpitaties bevestigen. Hoewel zijn bradycardie asymptomatisch is, zal hij een pacemaker nodig hebben, want anti-aritmische medicatie ter behandeling van zijn tachycardie zal de bradycardie doen verergeren.

Samenvatting
Sino-atriale aandoening met een 'stil atrium'en junctie-escapeslagen.

Moeilijkheidsgraad: ★★★

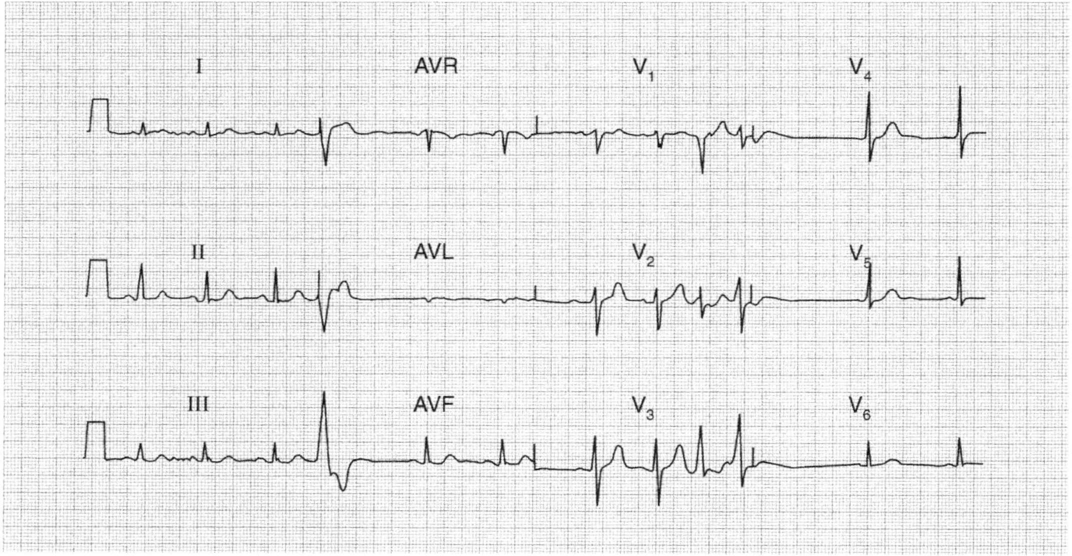

ECG 110 Dit is een ECG van een 80-jarige vrouw gedurende een standaard preoperatief onderzoek. Wat zie je? Wat zijn de implicaties voor de chirurgische behandeling?

ANTWOORD 110

ECG-beoordeling:

- sinusritme met ventriculaire extrasystolen
- er zijn twee soorten ventriculaire extrasystolen, het best te zien in afleiding V_3
- normale as
- normale QRS-complexen
- ST-segment en T-toppen zijn normaal

Klinische interpretatie

Sinusritme met multifocale ventriculaire extrasystolen, maar verder normaal.

Wat te doen

Bij grote groepen patiënten zijn ventriculaire extrasystolen gecorreleerd aan veel soorten hartaandoeningen. Bij individuen met een gezond hart komen ook ventriculaire extrasystolen voor, en eigenlijk komen ze bij iedereen van tijd tot tijd voor. Ventriculaire extrasystolen komen steeds meer voor bij het ouder worden en deze patiënte is 80 jaar oud. Indien er geen klachten of symptomen zijn die wijzen op een cardiovasculaire aandoening, zijn de ventriculaire extrasystolen niet van belang en zullen zij de gezondheidstoestand van de patiënt om de operatie te ondergaan niet nadelig beïnvloeden. Er is geen behandeling nodig.

Samenvatting
Sinusritme met multifocale extrasystolen.

Moeilijkheidsgraad: *

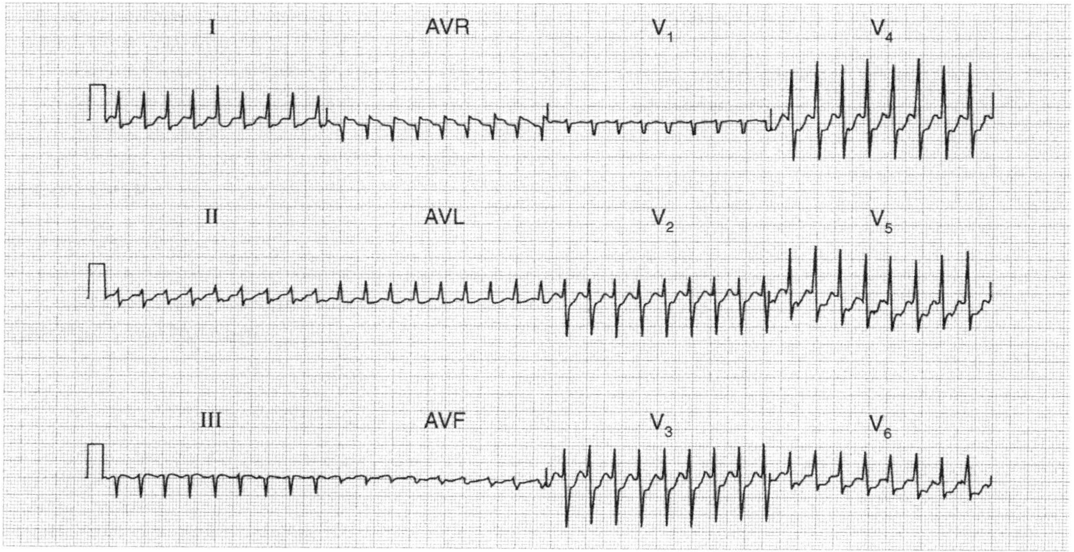

ECG 111 Een 50-jarige man wordt met spoed naar het ziekenhuis gebracht in verband met pijn op de borst; hij had de snelle pols niet in de gaten. Er waren enkele momenten van pijn geweest, die mogelijk het gevolg waren van ischemie, maar geen relatie hadden met inspanning. Kort na het maken van dit ECG vertraagde zijn pols plotseling en dat ECG was normaal. Wat zie je op deze registratie en wat zou je doen?

ANTWOORD 111

ECG-beoordeling:

- smal complex tachycardie, frequentie ongeveer 200/min
- geen P-toppen
- normale as
- normale QRS-complexen
- horizontale ST-segmentdepressie, het best te zien in afleiding V_4

Klinische interpretatie

Smal complex tachycardie zonder P-toppen; atrioventriculaire re-entry (junctie)tachycardie. Ischemische ST-segmentdepressie, als verklaring voor zijn pijn.

Wat te doen

Niet alle patiënten met een paroxismale tachycardie hebben palpitatieklachten; de herhaalde pijn op de borst kan wel degelijk door de aritmie veroorzaakt zijn. Patiënt zal methoden moeten leren om de vagusactiviteit te prikkelen, maar een profylactische, medicamenteuze behandeling zal nodig zijn: er zal eerst een bètablokker of verapamil geprobeerd moeten worden. Elektrofysiologisch onderzoek, met als doel het aantonen van een accessoirebundel en een ablatio, kan nodig zijn.

Samenvatting
Junctionele tachycardie met ischemie.

Moeilijkheidsgraad: ★

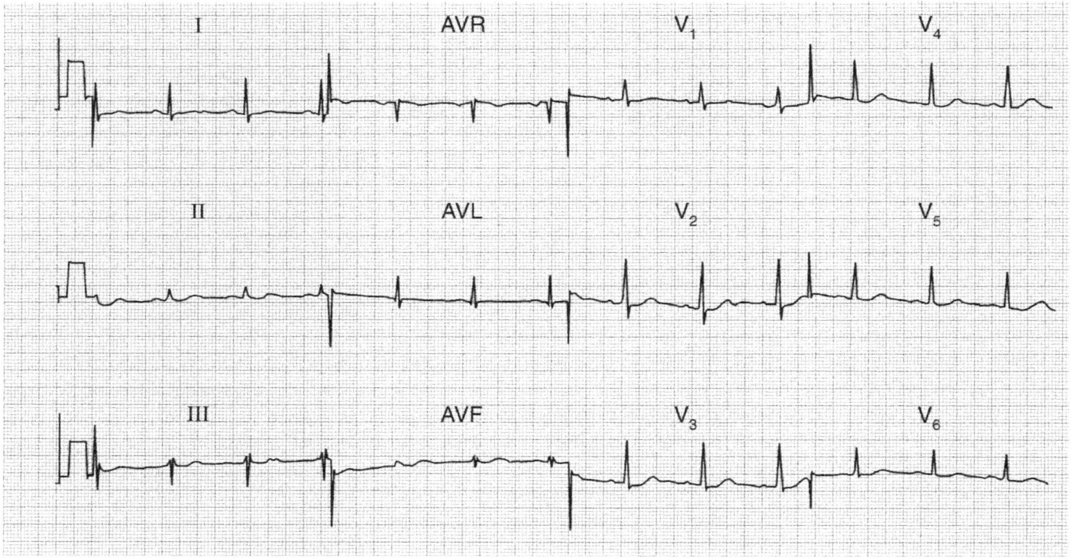

ECG 112 Een 40-jarige man die in de anamnese drie weken geleden een myocard-infarct door moet hebben gemaakt, wordt op de polikliniek gezien. Er zijn geen afwijkingen tijdens lichamelijk onderzoek en dit is zijn ECG. Er zijn twee mogelijke verklaringen voor de afwijkingen die te zien zijn, maar er is er maar één die het geheel verklaart. Wat is de mogelijke diagnose?

ANTWOORD 112

ECG-beoordeling:

- sinusritme
- normale as
- dominante R in afleiding V_1
- niet-specifieke T-afvlakking in de afleidingen I en AVL

Klinische interpretatie

De dominante R in afleiding V_1 kan wijzen op een rechterventrikelhypertrofie, maar er zijn geen andere afwijkingen die daarbij horen zoals rechterasdeviatie en T-top-inversie in de afleidingen V_1, V_2 en mogelijk V_3. De veranderingen worden mogelijk veroorzaakt door een posterior myocard-infarct dat het best past bij de pijn op de borst drie weken geleden.

Wat te doen

Het is belangrijk de diagnose 'longembolie' niet te missen. De patiënt dient herbeoordeeld te worden om er zeker van te zijn dat er geen klinische aanwijzingen zijn voor een rechterventrikelhypertrofie. Een thoraxfoto, AP en een laterale opname, en een echocardiogram kunnen van nut zijn.

Samenvatting
Mogelijk een posterior myocard-infarct.

Moeilijkheidsgraad: ★★

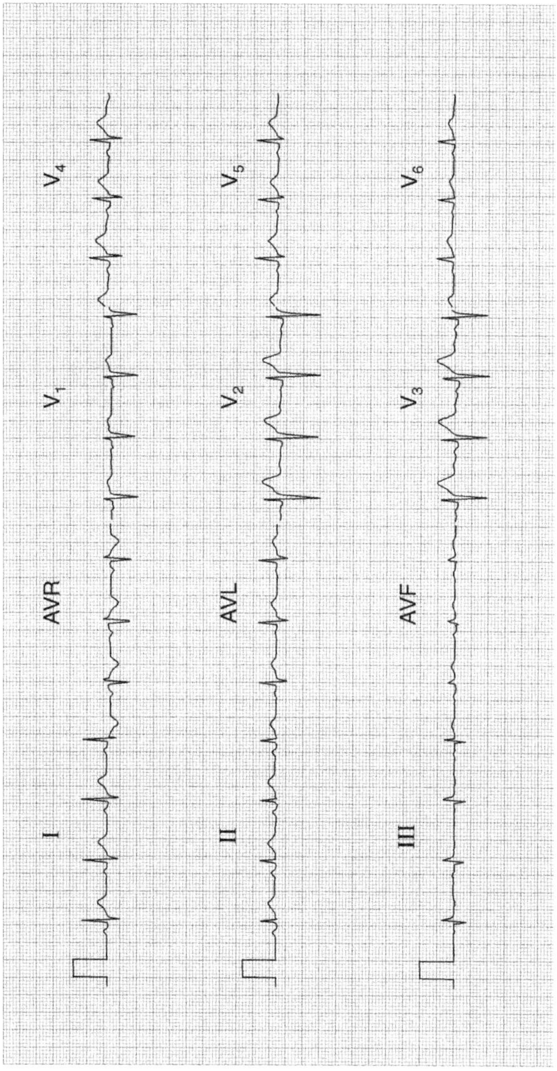

ECG 113 Dit ECG is van een 60-jarige man zonder klachten of symptomen, die zijn vliegbrevet wilde halen. Is het normaal? Hoe kun je de Rijksluchtvaartdienst overtuigen?

ANTWOORD 113

ECG-beoordeling:

- sinusritme
- normale geleiding
- normale as
- Q in afleiding III, maar niet in afleiding AVF
- T-top-inversie in afleiding III, maar niet in afleiding AVF

Klinische interpretatie

Een Q en een T-top-inversie in afleiding III, maar niet in afleiding AVF, zijn normale varianten. Wanneer er een ritmestrook van afleiding III gemaakt wordt terwijl de patiënt diep inademt, zal de verandering verdwijnen, zoals rechts te zien is.

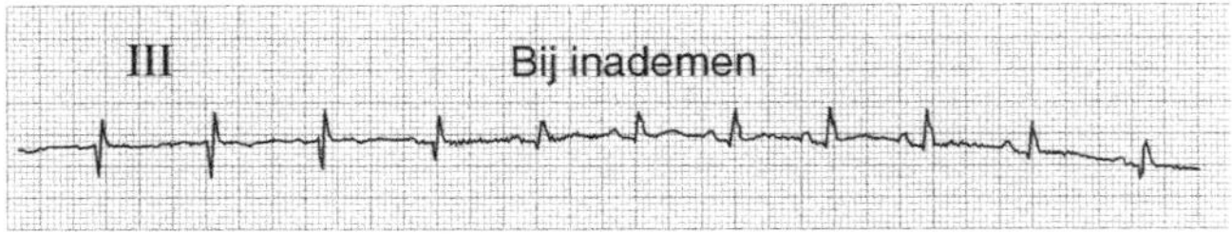

Samenvatting
Normaal ECG.

Moeilijkheidsgraad: ★★

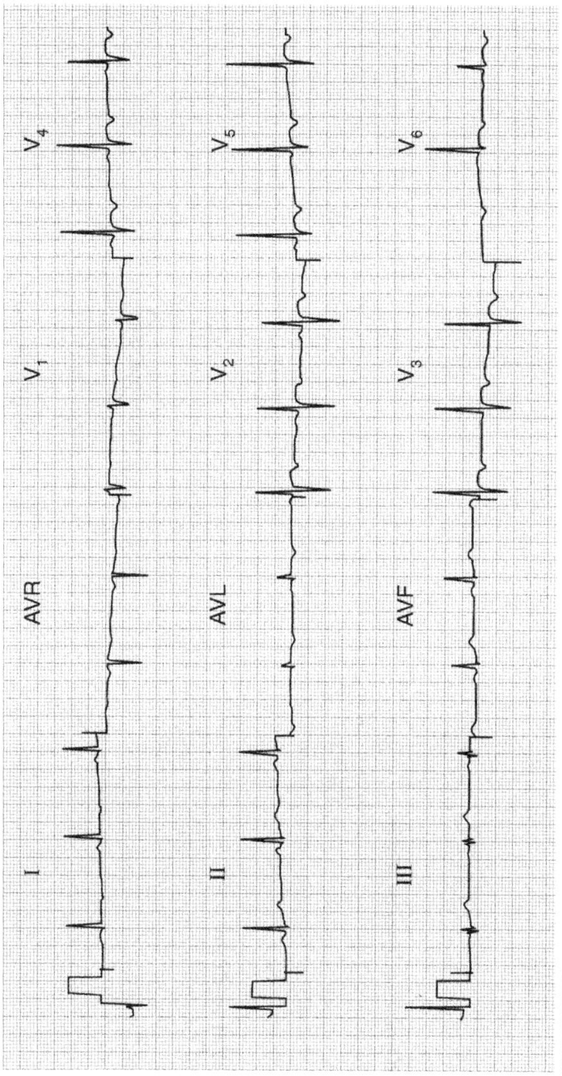

ECG 114 Dit is een ECG-registratie van een 55-jarige negroïde vrouw die al enkele jaren klaagt over pijn op de borst en die in het ziekenhuis werd opgenomen met persisterende pijn die niet karakteristiek was voor ischemie. Hoe zou je haar behandeld hebben?

ANTWOORD 114

ECG-beoordeling:

- sinusritme
- normale as
- normale QRS-complexen
- T-top-inversie in de afleidingen I, AVL en V_2-V_6

Klinische interpretatie

Bij het zien van dit ECG zou de eerste diagnose een non-Q anterolateraal infarct zijn, maar de T-top-'abnormaliteiten' zijn normaal voor negroïde mensen, en het ECG wordt als 'normaal' afgegeven.

Wat te doen

Bij deze patiënt werd een infarct uitgesloten toen de hartenzymbepaling normaal bleek te zijn. Er werd een inspanningstest gedaan, maar die was beperkt in verband met kortademigheid zonder ECG-veranderingen. Het coronair angiogram bleek volkomen normaal.

Samenvatting
Overal T-top-'abnormaliteiten', maar normaal voor een negroïde vrouw.

Moeilijkheidsgraad: ★★★

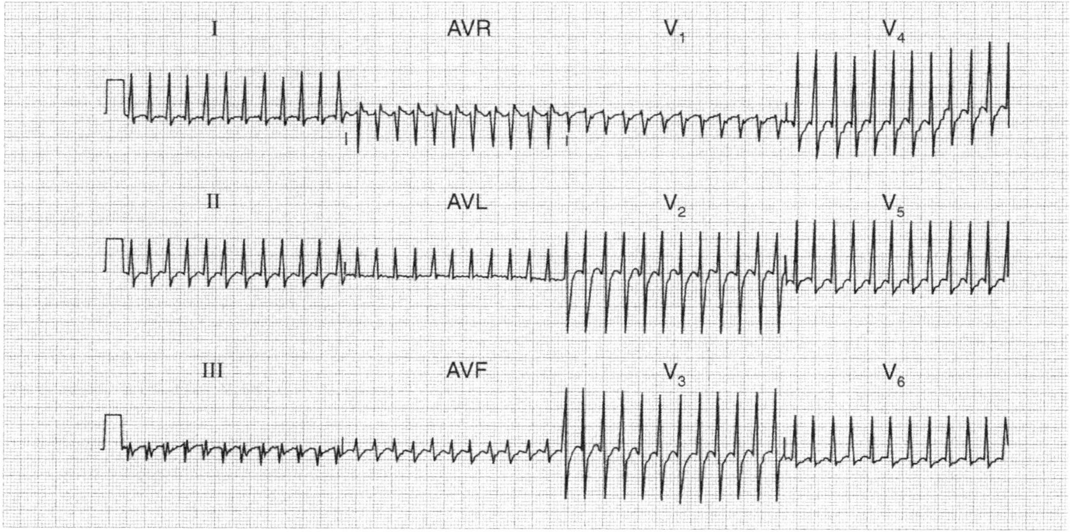

ECG 115 Een 50-jarige man die al jaren klaagt over aanvallen van duizeligheid en palpitaties, is op zijn werk gecollabeerd en naar de SEH gebracht. Hij is koud en klam. Hij heeft een snelle pols en een niet te meten bloeddruk. Er waren tekenen van linkerventrikelfalen. Dit is het ECG. Wat zie je en wat zou je doen?

ANTWOORD 115

ECG-beoordeling:

- smal complex tachycardie, frequentie 300/min
- niet te definiëren P-top
- horizontale ST-segmentdepressie in afleiding V_5
- normale QRS-complexen

Klinische interpretatie

Een regelmatig smal complex tachycardie is het meest waarschijnlijk voor een atriumflutter met een 1:1-geleiding (bijvoorbeeld iedere atriale activatie veroorzaakt een ventriculaire activatie).

Wat te doen

De cardiovasculaire collaps wordt veroorzaakt door het snelle ritme, met het verlies van een diastolische vulling. Carotis-sinusmassage kan tijdelijk het blok vergroten en de diagnose bevestigen, maar zal zeker niet het ritme herzetten van een atriumflutter naar een sinusritme. Intraveneus toedienen van adenosine zal waarschijnlijk hetzelfde resultaat geven. Een patiënt die hemodynamisch bedreigd raakt door zo'n ritme, dient meteen gecardioverteerd te worden.

Samenvatting
Waarschijnlijk een atriumflutter met een 1:1-geleiding.

Moeilijkheidsgraad: ★★

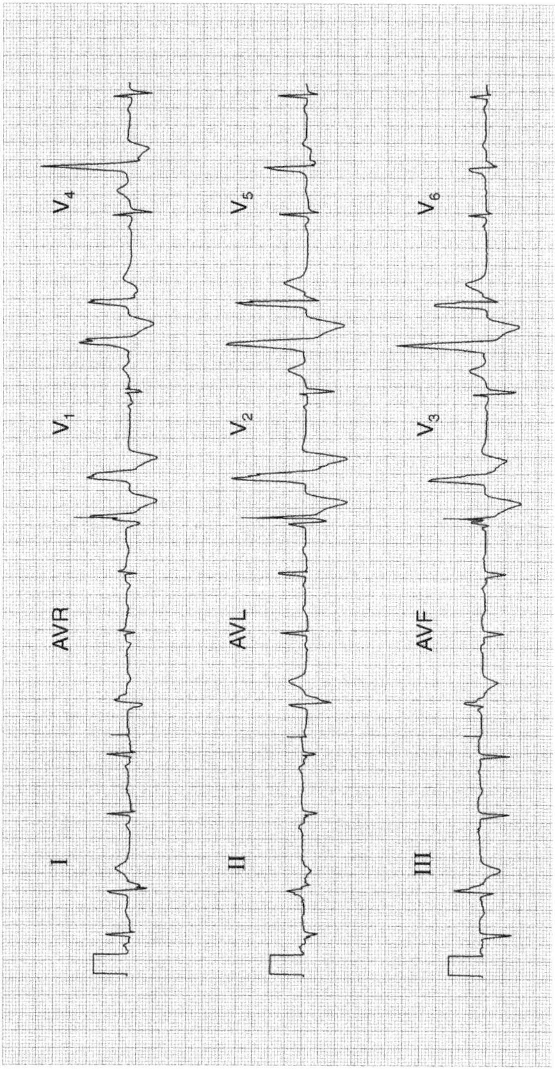

ECG 116 Een 70-jarige man, reeds enkele jaren bekend met angina, begint te klagen over aanvallen van duizeligheid. Dit is het ECG. Wat zie je en wat zou je doen?

ANTWOORD 116

ECG-beoordeling:

- sinusritme met frequente multifocale ventriculaire extrasystolen
- normaal PR-interval
- normale as
- Q's in de afleidingen II, III en AVF
- afgevlakte of T-top-inversie in de afleidingen II, III en V_5-V_6

Klinische interpretatie

Het ECG laat mogelijk een oud inferior infarct zien dat de oorzaak kan zijn van zijn angina. Ventriculaire extrasystolen op zich zijn meestal niet van belang, maar bij een patiënt met duizeligheidsklachten kunnen deze extrasystolen, die frequent en multifocaal zijn, de hemodynamiek nadelig beïnvloeden.

Wat te doen

Het is zeker de moeite waard om een ambulante ECG-registratie te hebben om te beoordelen of deze patiënt 'runs' heeft van een ventrikeltachycardie, maar de extrasystolen dienen zeer waarschijnlijk onderdrukt te worden. Sotalol zou de eerste keus als medicijn zijn, anders wordt het amiodaron.

Samenvatting

Oud inferior infarct en frequente multifocale ventriculaire extrasystolen.

Moeilijkheidsgraad: ★★

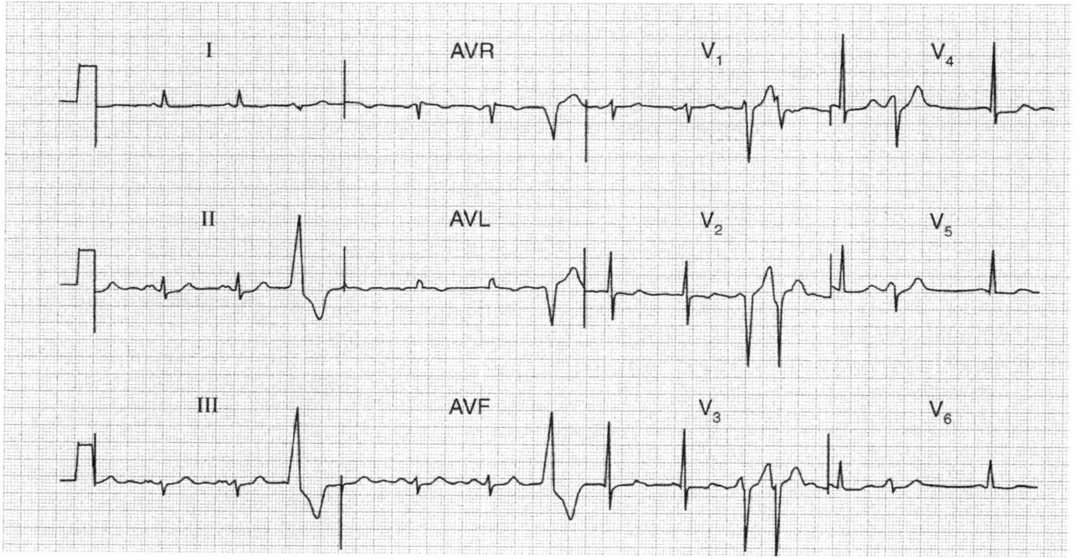

ECG 117 Dit ECG werd bij een 50-jarige vrouw gemaakt, die klaagde over benauwdheid en palpitaties. Naar welke lichamelijke tekenen zou je op zoek gaan en wat is de volgende stap in haar behandeling?

ANTWOORD 117

ECG-beoordeling:

- sinusritme met ventriculaire extrasystolen
- brede 'genotchte' P-toppen, goed te zien in de afleidingen II, III en AVF
- normale as
- normale QRS-complexen
- bifasische T-toppen in de afleidingen V_2 en V_3; T-top-inversie in afleiding AVL

Klinische interpretatie

De brede P-top wijst op een linkeratriumhypertrofie. Er is niets dat wijst op een linkerventrikelhypertrofie, dus men dient een mitralisstenose te overwegen. De ventriculaire extrasystolen kunnen de palpitaties verklaren, maar als de patiënte een mitralisstenose heeft zal zij eerder periodes hebben gehad van atriumfibrilleren. De verandering van de T-top is niet duidelijk, maar mogelijk een gevolg van ischemie.

Wat te doen

Ga op zoek naar de kloppende apexslag, de eerste luide toon, de openingsklik en de mid-diastolische ruis die zo karakteristiek zijn voor een mitralisstenose. Een echocardiografie zal nuttig zijn en een ambulante ECG-registratie kan nodig zijn om de oorzaak van de palpitaties vast te stellen. De behandeling die overwogen kan worden wanneer blijkt dat zij mitralisstenose en atriumfibrilleren heeft, bestaat uit het geven van digoxine en anticoagulantia en een mitralisklepoperatie.

Als blijkt dat de kortademigheid door een slechte linkerventrikelfunctie komt, kan een ACE-remmer nodig zijn.

Samenvatting

Sinusritme met ventriculaire extrasystolen, linkeratriumhypertrofie en mogelijk ischemie.

Moeilijkheidsgraad: ★★

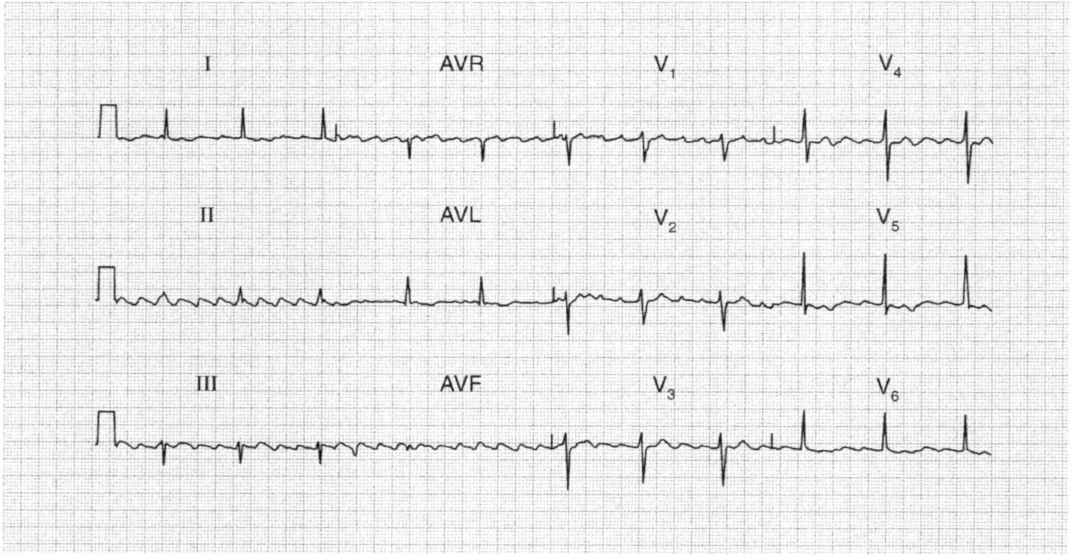

ECG 118 Bij een man van 60 jaar die klaagt over dikke enkels, wordt een regelmatige pols gevonden, een bloeddruk van 115/70, een vergroot hart en tekenen van een pompfunctiestoornis. Dit is zijn ECG. Hij is onbehandeld; hoe zou jij hem gaan behandelen?

ANTWOORD 118

ECG-beoordeling:

- atriumflutter met een 4:1-blok
- normale as
- lichte QRS-verbreding
- T-toppen moeilijk te bepalen, maar inversie is te zien in AVL

Klinische interpretatie

Een atriumflutter met een stabiele 4:1-geleiding verklaart waarom het hart klinisch zo regelmatig is. De lichte QRS-verbreding is niet-specifiek. Er zijn geen aanwijzingen voor een eerder doorgemaakt infarct of voor een ventrikelhypertrofie; de T-top-inversie kan bij ischemie passen maar kan net zo goed bij een gedilateerde cardiomyopathie horen.

Wat te doen

Een echocardiogram zal aantonen dat hij een gedilateerd linkerventrikel heeft, dat er een linkerventrikeldisfunctie is, of dat er delen zijn die beter contraheren dan de rest, hetgeen de ischemie kan verklaren.

Een atriumflutter is moeilijk te behandelen: als het hart vergroot is, is het onwaarschijnlijk dat het sinusritme hersteld kan worden door middel van medicijnen of cardioversie, en als het blok zo stabiel is als hier, kan men het het best zo laten. Digoxine dient men met enige voorzichtigheid te geven, omdat dit het blok kan verergeren en er een bradycardie kan ontstaan. Het hartfalen kan behandeld worden met een ACE-remmer en een diureticum. Deze patiënt had een gedilateerde cadiomyopathie op basis van alcoholgebruik.

Samenvatting

Atriumflutter met een 4:1-blok.

Moeilijkheidsgraad: ★

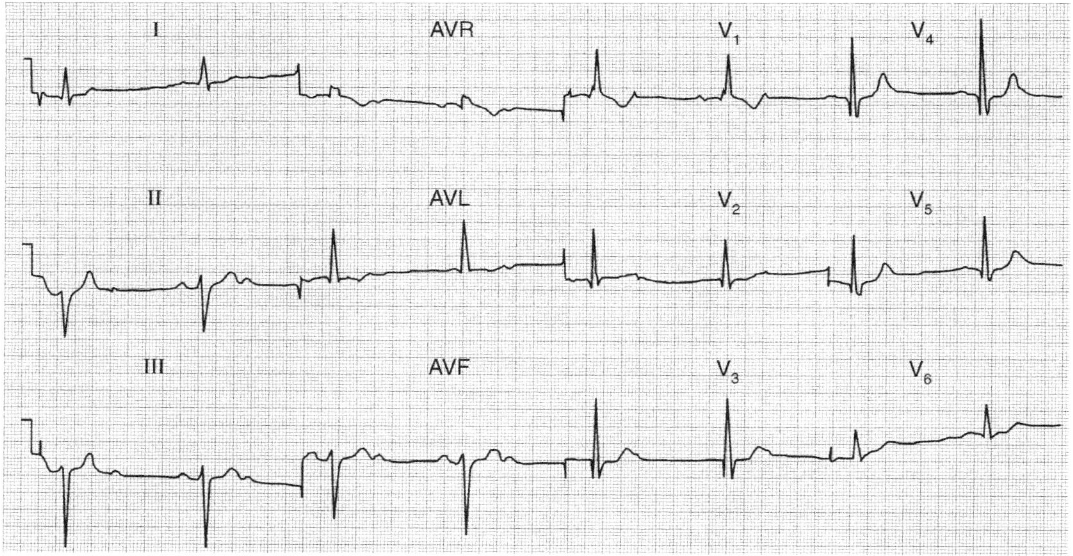

ECG 119 Een 70-jarige man wordt naar de polikliniek gestuurd in verband met aanvallen van duizeligheid. Welke afwijkingen zijn er te zien op het ECG en welke behandeling is er nodig?

ANTWOORD 119

ECG-beoordeling:

- sinusritme
- tweedegraads blok (2:1)
- linkerasdeviatie
- rechterbundeltakblok

Klinische interpretatie

De linkerasdeviatie komt door het linker anterior hemiblok. Omdat er ook een rechterbundeltakblok aanwezig is, is de intraventriculaire voortgeleiding afhankelijk van posteriore fasciculus. Het aanwezig zijn van een tweedegraads blok geeft al aan dat de voortgeleiding in deze fasciculus verminderd is, of dat er al een verminderde voortgeleiding in de bundel van His is.

Wat te doen

De aanvallen van duizeligheid zijn mogelijk toe te schrijven aan het trage hartritme zoals te zien is in het ECG, of worden mogelijk veroorzaakt door een intermitterend totaal blok met een nog trager ritme en perioden van Adams-Stokes. Permanente pacing is hier beslist noodzakelijk en de patiënt dient via de polikliniek opgenomen te worden.

Samenvatting

Tweedegraads blok (2:1), linker anterior hemiblok en rechterbundeltakblok (trifasciculair blok).

Moeilijkheidsgraad: ★★★

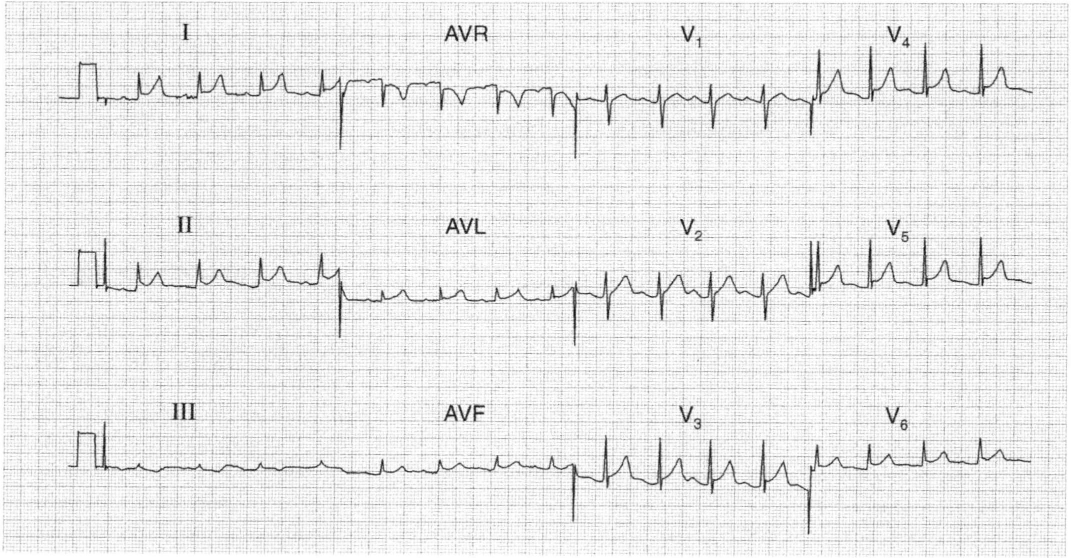

ECG 120 Dit is het ECG van een 30-jarige man die met ernstige centrale pijn op de borst werd opgenomen. Hij was een zware roker en had een sterk belaste familieanamnese van ischemische hartziekten. Het lichamelijk onderzoek werd als normaal afgegeven. Wat denk je dat er aan de hand is?

ANTWOORD 120

ECG-beoordeling:

- sinusritme, frequentie 100/min
- normale voortgeleiding
- normale as
- normale QRS-complexen
- licht verhoogd ST-segment in de afleidingen I, II, AVL en V_3-V_6
- *high take-off* van het ST-segment in de afleidingen V_3-V_6
- T-top-inversie in afleiding III

Klinische interpretatie

Bij patiënten met pijn op de borst en risicofactoren op een myocard-infarct dient een infarct als diagnose op de eerste plaats te staan. Het verhoogde ST-segment in dit ECG kan de diagnose meer bevestigen. Echter, de patiënt is nog te jong om een infarct door te maken. Het *high take-off* van het ST-segment in de afleidingen V_3-V_6 (verhoogde ST-segment gevolgd door een S) is een normale variant. De andere verhoogde ST-segmenten kunnen veroorzaakt worden door een pericarditis.

Wat te doen

De patiënt dient platliggend onderzocht te worden, omdat deze positie de grootste kans biedt om pericardwrijven te horen, zoals ook bleek. De pericarditis kon, natuurlijk, ontstaan zijn ten gevolge van infarceringen, maar de bij herhaling gemaakte ECG's lieten geen infarcering zien en het verhoogde ST-segment bleef gedurende enkele dagen bestaan. Uiteindelijk werd de diagnose virale pericarditis gesteld.

Samenvatting

ST-segmentelevatie, deels door *high take-off* en deels door een pericarditis.

Moeilijkheidsgraad: ★★

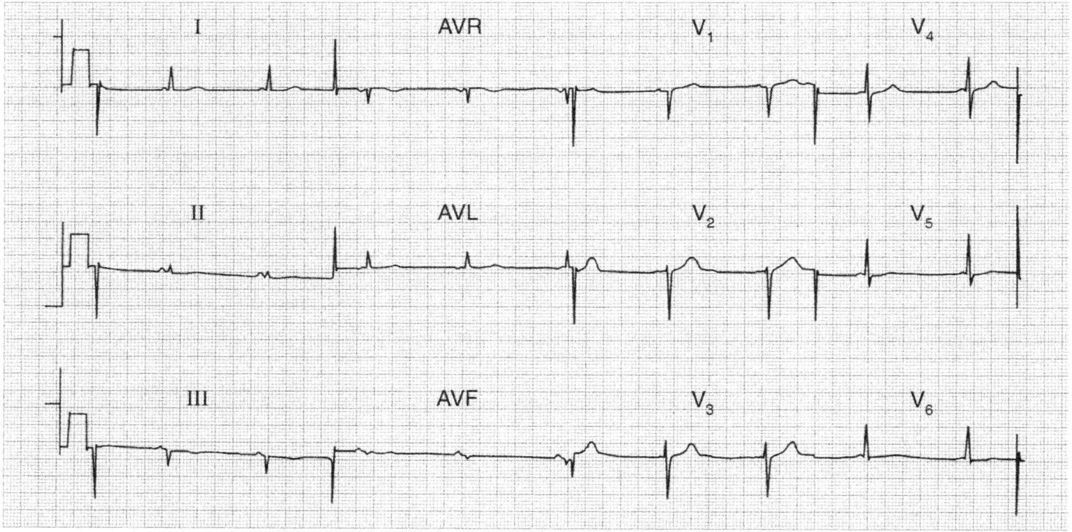

ECG 121 Een 18-jarige studente meldt dat zij af en toe last heeft van aanvallen van palpitaties. Deze aanvallen beginnen plotseling en zonder aanleiding; haar hartslag lijkt regelmatig, maar is 'te snel om te tellen'. Tijdens deze aanvallen voelt zij zich niet duizelig of kortademig, en de palpitaties houden na enkele seconden ineens op. Het lichamelijk onderzoek is normaal, en dit is haar ECG. Hoe luidt de diagnose en welk advies zou je haar willen geven?

ANTWOORD 121

ECG-beoordeling:

- sinusritme
- zeer kort PR-interval
- normale as
- normale QRS-complexen en T-toppen

Klinische interpretatie

Er is hier sprake van een Lown-Ganong-Levine-syndroom. Zoals bij het WPW-syndroom is er sprake van een losse accessoirebundel van de atrioventriculaire knoop en de bundel van His; bij het Lown-Ganong-Levine-syndroom ligt de bypass dicht bij de atrioventriculaire knoop die het linkeratrium met de bundel van His verbindt. Bij het WPW-syndroom zien we een vroege deltagolf bij de QRS-complexen, maar bij het Lown-Ganong-Levine-syndroom zijn de QRS-complexen normaal.

Wat te doen

Holter-tape of ambulante ECG-registratie kunnen de diagnose bevestigen, wanneer de aanvallen frequent genoeg voorkomen. Niet frequente of kortdurende aanvallen zoals deze patiënt ze beschrijft, zijn niet gevaarlijk, maar haar zal vagale stimulatie geleerd moeten worden, zoals een Valsalva-manoeuvre en een carotis-sinus-massage. Een elektrofysiologisch onderzoek en een ablatie van de abnormale bundel kunnen nodig zijn.

Samenvatting

Lown-Ganong-Levine-syndroom.

Moeilijkheidsgraad: ★★★

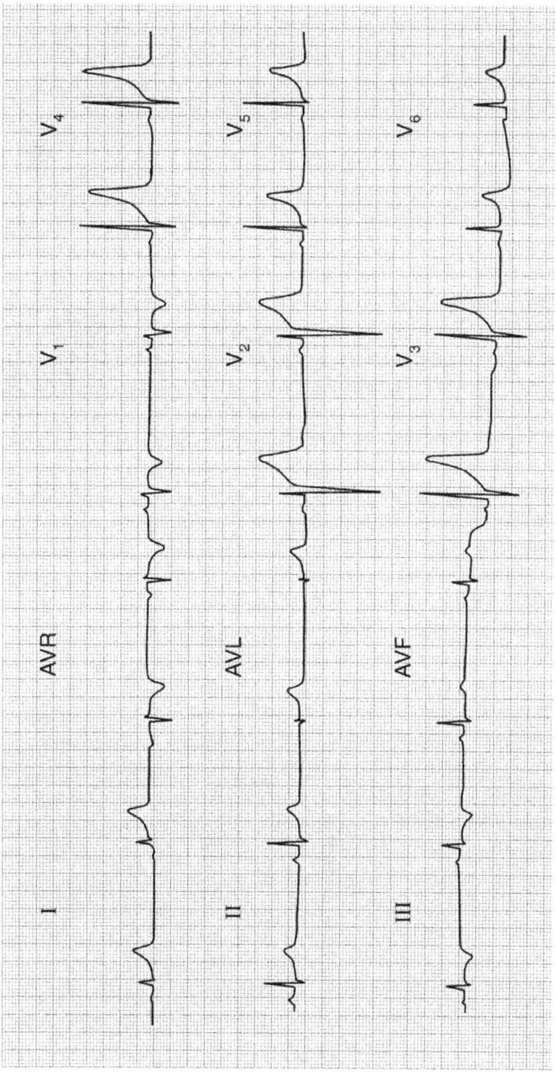

ECG 122 Dit ECG werd gemaakt van een 37-jarige man die voor een routine orthopedische operatie werd opgenomen. De anesthesioloog vraagt om commentaar.

ANTWOORD 122

ECG-beoordeling:

- sinusritme, frequentie 45/min
- normale as
- normale QRS-complexen
- T-top-inversie in afleiding III en ST-segmentdepressie in afleiding AVF
- spitse T-toppen in de voorwandafleidingen

Klinische interpretatie

Als vastgesteld is dat de patiënt geen bètablokkers gebruikt, dan is het trage hartritme mogelijk een weergave van een goede lichamelijke conditie. T-top-inversies in afleiding III en neerwaarts verlopende ST-segmenten in afleiding AVF zijn waarschijnlijk normaal. Spitse T-toppen zijn karakteristiek voor een hyperkaliëmie en worden soms beschreven als 'hyperacuut' bij ischemie. Echter, wanneer ze zo groot zijn als hier en met name wanneer de patiënt geen klachten heeft, kunnen deze spitse T-toppen als heel normaal worden afgegeven.

Wat te doen

Verzeker je ervan dat de patiënt geen cardiale klachten heeft en controleer preoperatief zijn elektrolyten.

Samenvatting

Normaal ECG.

Moeilijkheidsgraad: ★★★

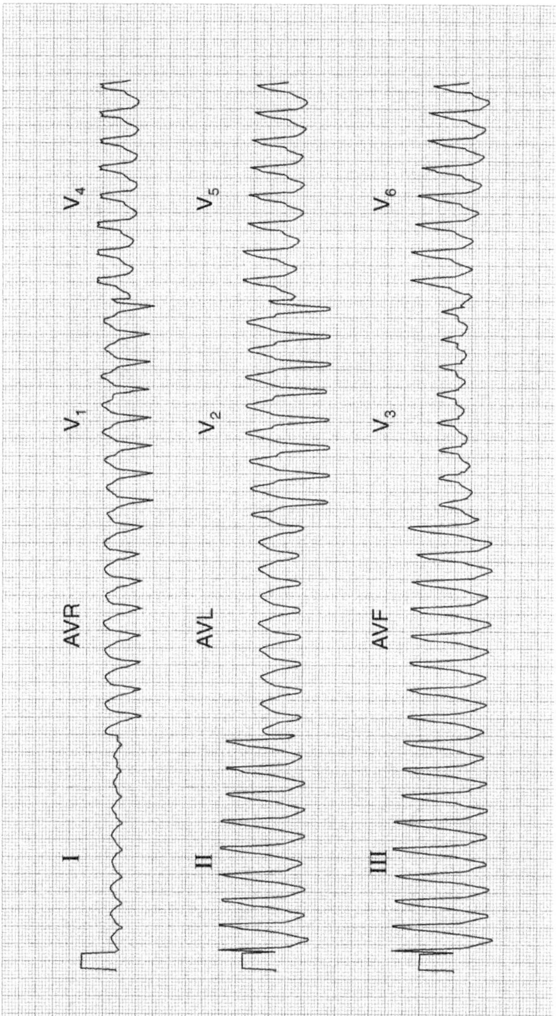

ECG 123 Een 30-jarige man die al enige jaren aanvallen heeft van palpitaties, werd gedurende zo'n aanval gezien en dit ECG werd van hem gemaakt. Hij was kortademig en zijn bloeddruk was niet te meten. Wat zie je op het ECG en hoe zou hij behandeld moeten worden?

ANTWOORD 123

ECG-beoordeling:

- breed complex tachycardie, frequentie 200/min
- geen zichtbare P-toppen
- rechteras
- QRS-duur 200 ms
- QRS-complexen laten geen concordantie zien, patroon van een linkerbundeltakblok (LBTB)

Klinische interpretatie

Een breed complex tachycardie zoals deze is waarschijnlijk ventriculair van origine, maar er zijn ook aspecten die dit ritme weerspreken, zoals de rechteras en het gebrek aan concordantie van de QRS-complexen (bijvoorbeeld: de complexen zijn neerwaarts gericht in de afleidingen V_1 en V_2, en opwaarts gericht in de andere borstwandafleidingen). Echter, de combinatie van een LBTB-patroon met een rechteras bij een breed complex tachycardie wijst er meer op dat de oorsprong in het rechterventrikel-outflowtraject ligt.

Wat te doen

Iedere patiënt met een aritmie en bewijs voor hemodynamische instabiliteit (in deze casus kortademigheid en een erg lage bloeddruk) dient gecardioverteerd te worden. Bij het treffen van de voorbereidingen ligt het voor de hand om intraveneus amiodaron of lidocaïne te proberen. Als eenmaal de aritmie gecorrigeerd is, dient er een elektrofysiologisch onderzoek plaats te vinden, omdat een rechterventrikel-outflowtrajecttachycardie de enige variant is van ventriculaire tachycardieën die behandelbaar zou zijn met een ablatie.

Samenvatting

Ventrikeltachycardie, mogelijke oorsprong in het rechterventrikel-outflowtraject.

Moeilijkheidsgraad: ★★★

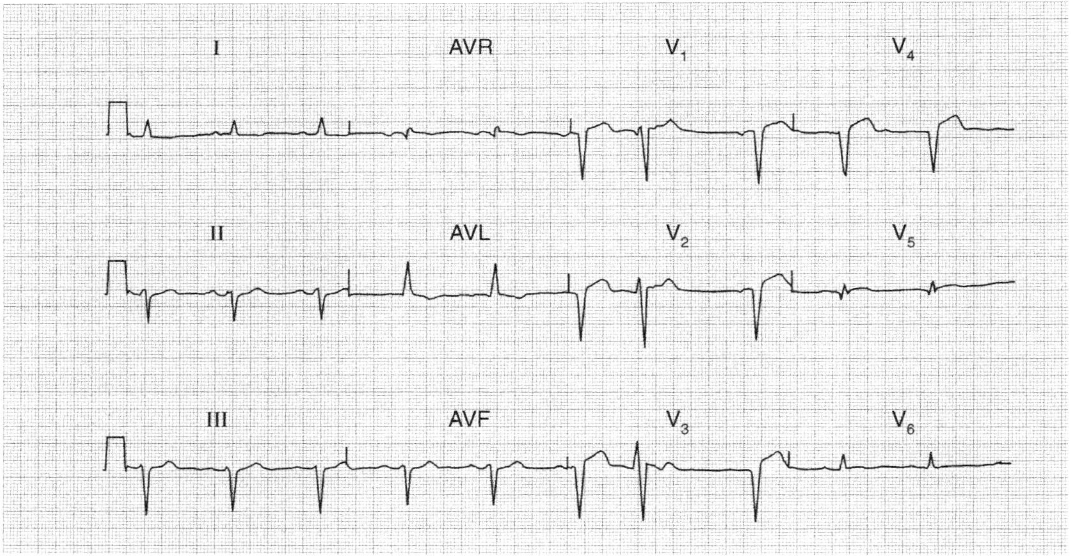

ECG 124 Dit ECG is van een 75-jarige man met hartfalen. Hij had klachten van pijn op de borst. Er zijn drie grote afwijkingen te zien. Hoe dient hij behandeld te worden?

ANTWOORD 124

ECG-beoordeling

- sinusritme met een ventriculaire extrasystole
- linkerasdeviatie
- lichte verbreding van de QRS-complexen
- Q's in de afleidingen V_2-V_5
- ST-segmentelevatie in de voorwandafleidingen
- T-top-inversie in afleiding AVL; afgevlakte T-toppen in de afleidingen I en V_6

Klinische interpretatie

Een stil voorwandinfarct waarbij niet bepaald kan worden hoe oud het is, heeft een linker anterior hemiblok veroorzaakt, hetgeen de linkeras en de verbreding van de QRS-complexen verklaart. De laterale T-top-veranderingen zijn waarschijnlijk een gevolg van ischemie.

Wat te doen

De ventriculaire extrasystolen hoeven niet behandeld te worden en het linker anterior hemiblok is geen indicatie voor een pacemaker. Wanneer er geen pijnklachten zijn, kan er vanuit worden gegaan dat het voorwandinfarct niet vers is waardoor trombolyse overbodig is. De patiënt heeft een ACE-remmer en diuretica nodig.

Samenvatting
Linker anterior hemiblok en een voorwandinfarct waarbij niet bepaald kan worden hoe oud het is; een ventriculaire extrasystole.

Moeilijkheidsgraad: ★★

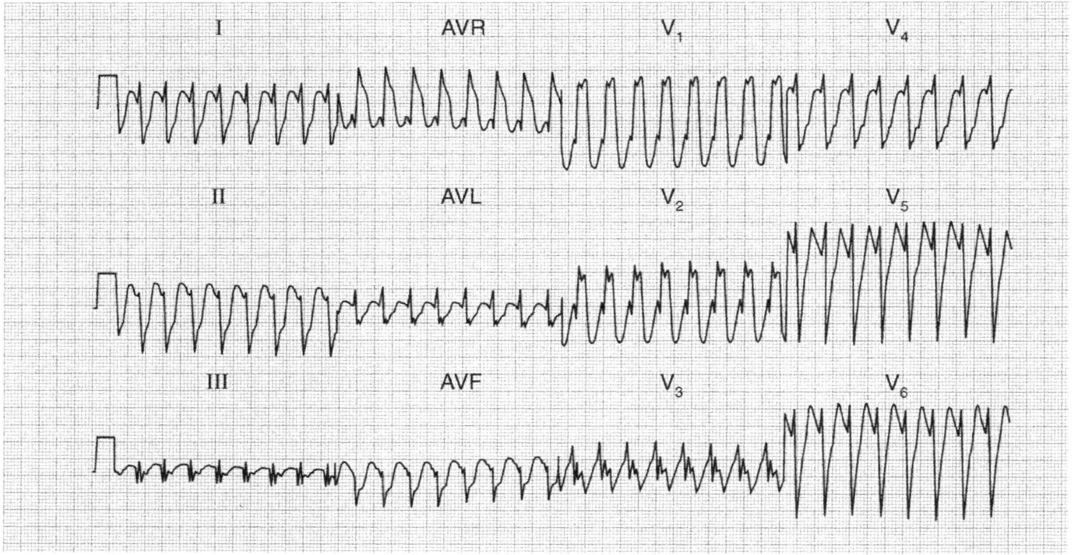

ECG 125 Een 35-jarige vrouw die al jaren last heeft van palpitaties zonder dat er ooit een diagnose gesteld is, wordt uiteindelijk tijdens zo'n aanval gezien op de SEH. Ze zag er goed uit en had geen tekenen van hartfalen; haar bloeddruk was 120/70. Dit is haar ECG. Wat is het ritme en wat zou je doen?

ANTWOORD 125

ECG-beoordeling:

- breed complex tachycardie (QRS-complexen 200 ms), frequentie bijna 200/min
- geen zichtbare P-toppen
- rechterasdeviatie
- rechterbundeltakblokpatroon
- in afleiding V_1 is de R-accent groter dan de R-top

Klinische interpretatie

Het probleem hier is om vast te stellen of het gaat om een supraventriculaire tachycardie met een rechterbundeltakblok of om een ventriculaire tachycardie. Zowel de klinische voorgeschiedenis als het feit dat de patiënt hemodynamisch stabiel was, droegen niet bij tot de diagnose. De combinatie van een rechterasdeviatie, een rechterbundeltakblok en een R-accent groter dan de R-top zorgt ervoor dat het hier eerder gaat om een supraventriculaire tachycardie met een rechterbundeltakblok dan om een ventriculaire tachycardie. Hoewel de erg brede QRS-complexen (>140 ms) meer pleiten voor een ventriculaire oorsprong bij deze aritmie.

Wat te doen

Carotis-sinus-massage. Als dit geen effect geeft, kan intraveneus adenosine gegeven worden, en als dit niet helpt kan intraveneus lidocaïne gegeven worden.

Samenvatting

Breed complex tachycardie met een rechterbundeltakblokpatroon, mogelijk supraventriculair van oorsprong.

Moeilijkheidsgraad: ★★★

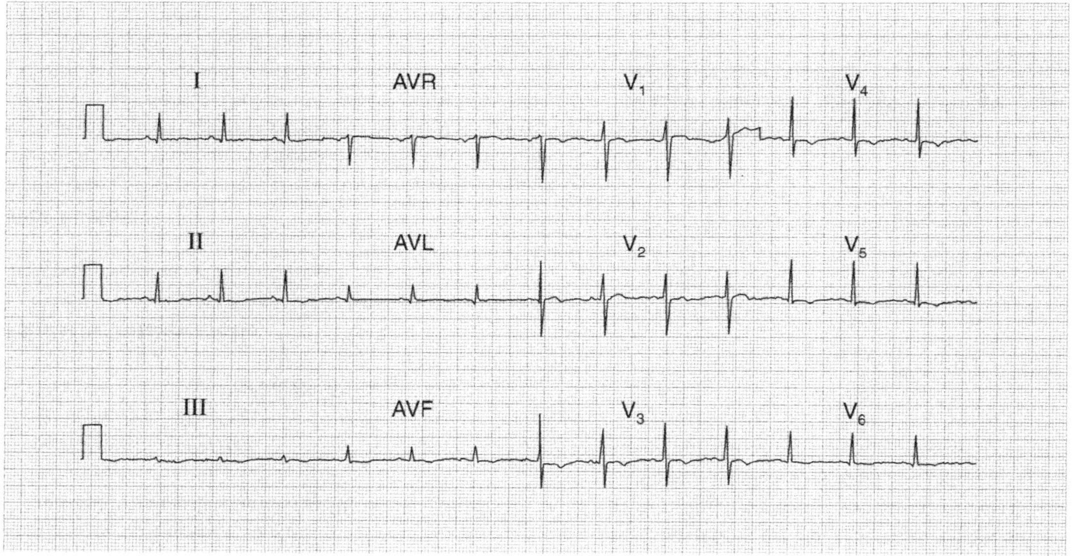

ECG 126 Dit ECG werd gemaakt, als onderdeel van een routineonderzoek, van een 40-jarige man die was opgenomen na zijn eerste insult. Hij was bewusteloos, was nekstijf en had bilateraal strekkrampen. Klinisch gezien was het hart normaal. Wat denk je dat er gebeurd is?

ANTWOORD 126

ECG-beoordeling:
- sinusritme, frequentie 80/min
- normaal PR-interval en normale QRS-duur
- normale as
- normale QRS-complexen
- ST-depressie in afleiding II
- T-top-inversie in de afleiding III, AVF en V_4-V_6

Klinische interpretatie
Het beeld hier is suggestief voor een non-Q voorwandinfarct, maar past niet bij het klinische plaatje.

Wat te doen
Het is mogelijk dat de patiënt een myocard-infarct heeft doorgemaakt dat een CVA heeft veroorzaakt als gevolg van een aritmie, of als gevolg van een cerebrale embolie en dat het CVA het insult heeft veroorzaakt. De bewusteloosheid en het bilateraal strekken kunnen eenvoudigweg bij het postictale horen. Echter, deze volgorde verklaart niet de nekstijfheid die meer past bij of een subarachnoïdale bloeding of een meningitis. Veranderingen zoals deze in het ECG zijn meer passend bij een subarachnoïdale bloeding waarbij de intense coronaire spasmen veroorzaakt werden door het vrijkomen van catecholaminen. Het bepalen van het troponine in het bloed zal waarschijnlijk geen bijdrage leveren aan de differentiatie tussen primair cardiaal lijden en primair neurologisch lijden. De patiënt had inderdaad een subarachnoïdale bloeding en het ECG kwam weer terug tot normaal.

Samenvatting
Voor- en onderwand T-top-inversie als gevolg van een subarachnoïdale bloeding.

Moeilijkheidsgraad: ★★★

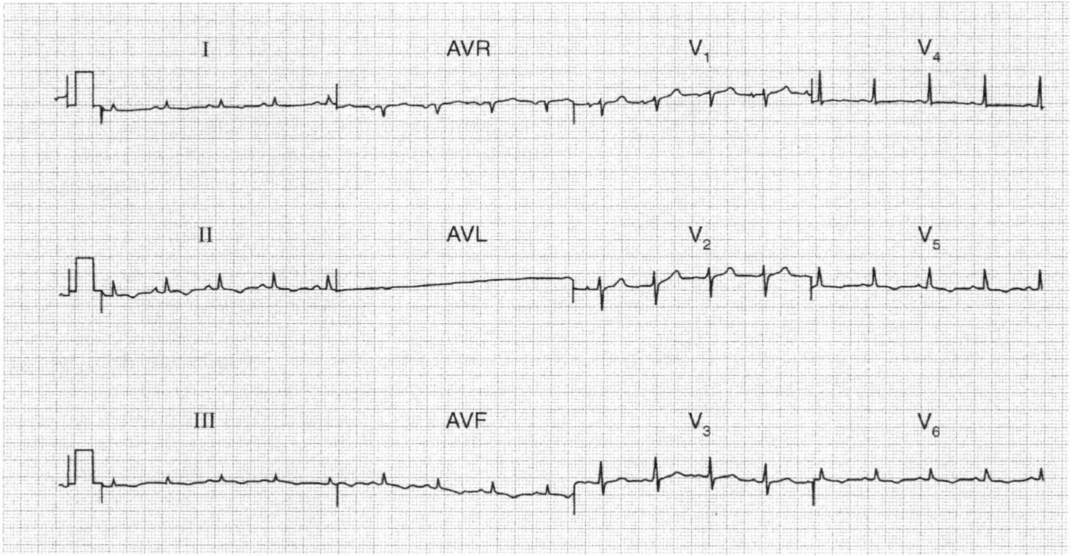

ECG 127 Een 70-jarige man, bekend met longkanker, wordt in het ziekenhuis opgenomen in verband met buikpijn en dikke enkels. Hij heeft een verhoogde centraal-veneuze druk (vena jugularis), een gevoelige en vergrote lever en zichtbaar perifeer oedeem. Helpt dit ECG bij het stellen van de diagnose en wat zou je kunnen doen?

ANTWOORD 127

ECG-beoordeling:

- sinusritme
- normale as
- normale breedte maar in het algemeen kleine QRS-complexen
- T-top-inversie in de afleidingen I, II, III, AVF en V_5-V_6

Klinische interpretatie

Kleine QRS-complexen zijn te zien bij pericardeffusie en soms bij patiënten met een chronisch longlijden. De wijdverspreide T-top-veranderingen kunnen goed passen bij een pericardaandoening. Er is niets in het ECG dat wijst op een longaandoening.

Wat te doen

De lichamelijke bevindingen en het ECG kunnen goed passen bij pericardeffusie die samengaat met een maligniteit. Je zult zorgvuldig de centraal-veneuze druk aan de vena jugularis moeten bekijken om te zien of de druk toeneemt tijdens inspiratie, hetgeen wijst op een pericardtamponnade. Echocardiografie is een essentieel onderzoek, en als blijkt dat het rechterventrikel samenvalt tijdens diastole dient er een pericarddrain ingebracht te worden.

De patiënt had een maligne pericardeffusie.

Samenvatting

Kleine QRS-complexen en wijdverspreide T-top-veranderingen passend bij een pericardeffusie.

Moeilijkheidsgraad: ★★★

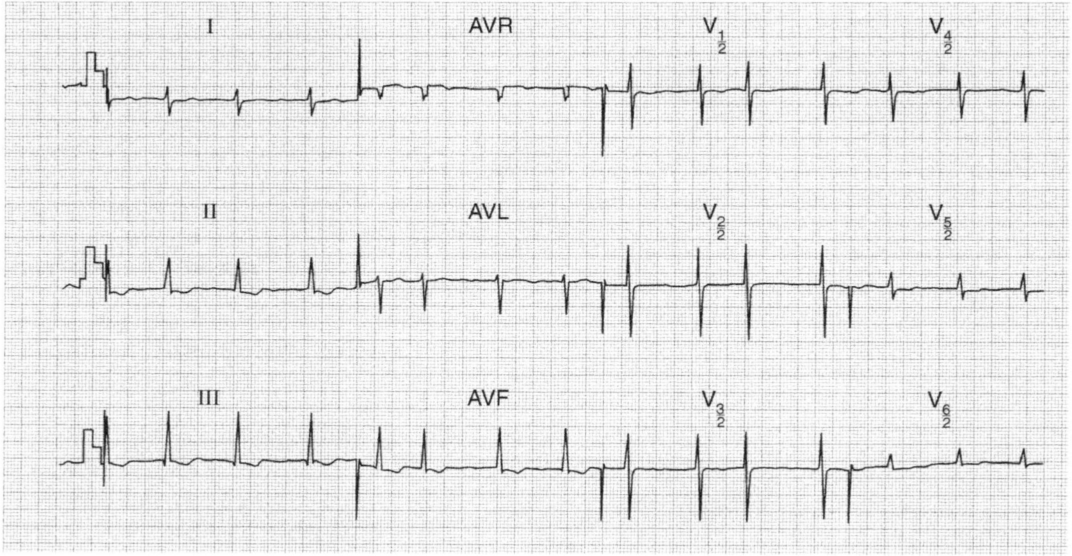

ECG 128 Dit is het ECG van een 65-jarige vrouw die een mitralisklepvervanging heeft gehad in verband met een reumatische klepaandoening, en die werd opgenomen met algehele lusteloosheid, misselijkheid en braken. Wat zie je op het ECG en wat zou je eraan doen? Helaas is er in het chemielaboratorium brand geweest en kunnen er geen bepalingen gedaan worden.

ANTWOORD 128

ECG-beoordeling:

Let op: de borstwandafleidingen zijn op een halve ijk.

- atriumfibrillatie
- rechterasdeviatie
- normale QRS-complexen, behalve de forse R in afleiding V_1
- overal afgevlakte T-toppen
- U-golven, het best te zien in de afleidingen V_4-V_5
- neerwaarts verlopend ST-segment, het best te zien in de afleidingen II, III en AVF

Klinische interpretatie

De atriumfibrillatie, de rechterasdeviatie en de forse R in afleiding V_1 (wijzend op een rechterventrikelhypertrofie) zijn waarschijnlijk van voor de klepvervanging. De vlakke T's met duidelijke U-golven doen een hypokaliëmie vermoeden. Het neerwaarts verlopend ST-segment doet denken aan een digoxine-effect.

Wat te doen

Het klinisch beeld past bij een hypokaliëmie en een digoxine-intoxicatie. Vanwege het feit dat de elektrolyten en de digoxinespiegel niet bepaald kunnen worden, dient de patiënte te stoppen met het innemen van digoxine en iedere niet-kaliumsparende diuretica. Geef haar oraal kalium. Monitoring van T- en U-golven is een ruwe maar effectieve manier om haar serumkaliumspiegel te beoordelen.

Samenvatting

Atriumfibrillatie, hypokaliëmie en digitaliseffect.

Moeilijkheidsgraad: ★★★

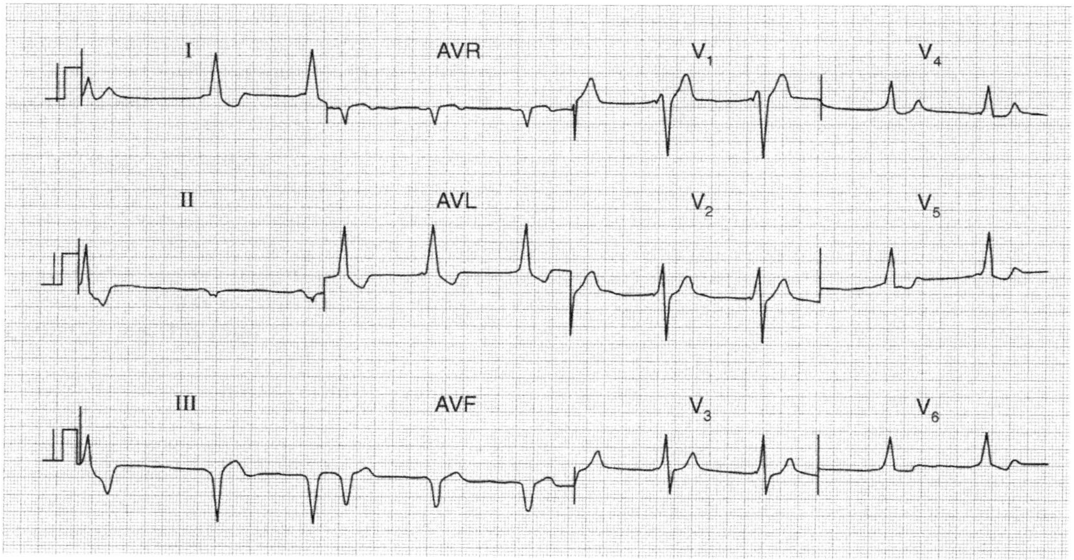

ECG 129 Een 20-jarige man wordt op de SEH gezien met een hoofdletsel; er is een vaag verhaal van een collaps. Wat zie je op het ECG?

ANTWOORD 129

ECG-beoordeling:

- sinusritme
- kort PR-interval
- linkerasdeviatie
- brede QRS-complexen met een deltagolf, het best te zien in de afleidingen V_2-V_4
- T-top-inversie in de afleidingen I, AVL en V_6

Klinische interpretatie

De korte PR-interval en de deltagolf zijn karakteristiek voor een Wolff-Parkinson-White-syndroom. Door het vluchtig bekijken kunnen de afleidingen I, AVL en V_6 per abuis verkeerd geïnterpreteerd worden als zijnde een linkerbundeltakblok, maar het is belangrijk alle afleidingen te bekijken omdat de diagnose het best in afleiding V_2 te zien is.

Wat te doen

Het Wolff-Parkinson-White-syndroom gaat vaak gepaard met paroxismale tachyaritmieën die een collaps kunnen veroorzaken. Een asymptomatisch WPW-syndroom behoeft geen behandeling, maar in dit geval is het van belang vast te stellen – via een Holter-tape of een ambulante ECG-registratie en inspanningproef – of de patiënt een paroxismale tachycardie heeft gehad of niet. Als er een reden is om aan te nemen dat een aritmie de oorzaak is geweest van de collaps en het hoofdletsel, dan dient er een elektrofysiologische ablatie plaats te vinden van de accessoirebundel.

Samenvatting
Wolff-Parkinson-White-syndroom.

Moeilijkheidsgraad: ★★★

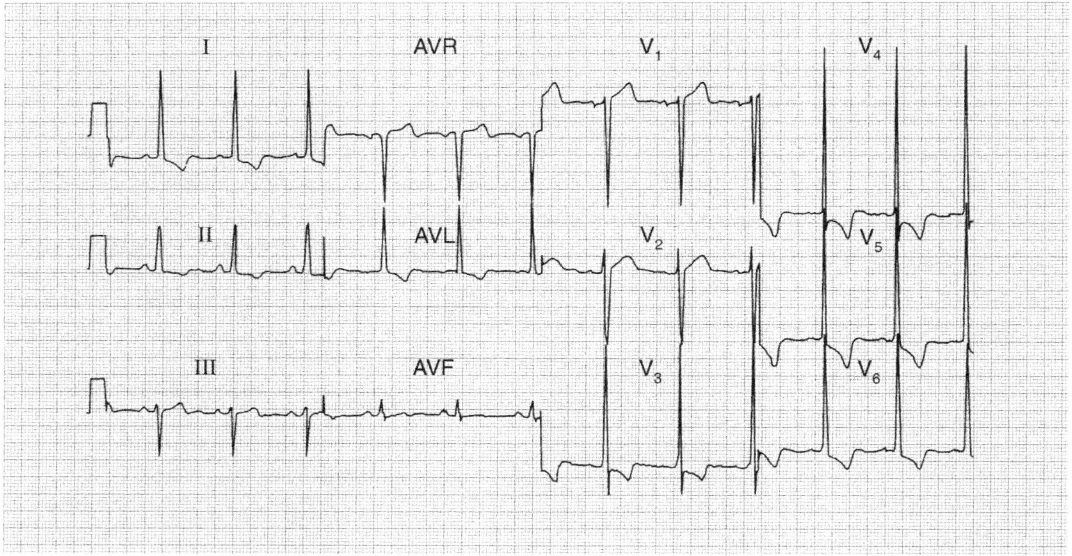

ECG 130 Een 85-jarige man wordt op de polikliniek gezien in verband met typische angina-pectoris-klachten en zo nu en dan klachten van duizeligheid bij een heuvel oplopen. Dit is zijn ECG. Wat is de diagnose en wat zou je doen?

ANTWOORD 130

ECG-beoordeling:

- sinusritme
- normale as
- forse R'en en diepe S'en in de borstwandafleidingen
- T-top-inversie in de afleidingen I, II, AVL en V_3-V_6

Klinische interpretatie

Dit is duidelijk een linkerventrikelhypertrofie. Het kan moeilijk zijn om het verschil te zien tussen een T-top-inversie ten gevolge van ischemie en een T-top-inversie door een linkerventrikelhypertrofie. Wanneer er een T-top-inversie is in de voorwandafleidingen (V_3-V_4), dient men wel aan ischemie te denken. Echter, de veranderingen zijn hier het meest duidelijk in de laterale afleidingen en dit sluit aan bij het 'voltagecriterium' voor een linkerventrikelhypertrofie. Angina, duizeligheid en een linkerventrikelhypertrofie bij een 85-jarige zijn meestal het gevolg van een forse aortastenose waarbij hypertensie ook een mogelijkheid is.

Wat te doen

Ga op zoek naar tekenen van aortastenose ('plateau'-pols, kleine polsdruk, verplaatste apexslag, systolische souffle tijdens ejectie van de aorta) en leg het drukgradiënt vast via echocardiografie. Bij deze patiënt was het drukgradiënt over de aortaklep 95 mmHg; dat wijst op een ernstige klepstenose. Angina en duizeligheid wijzen op een ernstige aandoening en een matige prognose; zelfs bij een leeftijd van 85 jaar kan een aortaklepvervanging een succesvolle ingreep zijn.

Samenvatting
Linkerventrikelhypertrofie.

Moeilijkheidsgraad: *

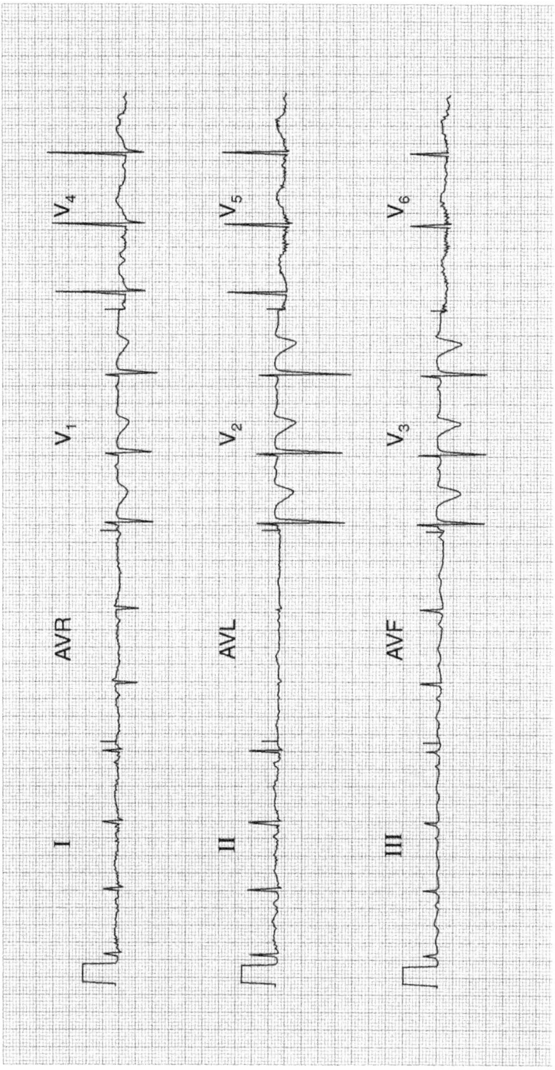

ECG 131 Dit is het ECG van een 15-jarige jongen die tijdens het voetballen collabeerde, maar weer helder was tegen de tijd dat hij werd gezien. Wat zijn de mogelijke diagnoses?

ANTWOORD 131

ECG-beoordeling:

- sinusritme
- normale PR en QRS-duur
- normale as
- normale QRS-complexen
- T-top-inversie in de afleidingen V_1-V_3
- lange QT-interval (520 ms)

Klinische interpretatie

Bij een collaps gedurende inspanning rijst de vraag of hier sprake is van een mogelijke aortastenose, hypertrofische cardiomyopathie of een inspanningsgerelateerde (opgewekte) aritmie. Het ECG laat niet het beeld van een linkerventrikelhypertrofie zien, dus een aortastenose ligt niet voor de hand. Anterior T-top-inversie is kenmerkend voor een hypertrofische cardiomyopathie, maar veroorzaakt niet het typisch verlengde QT-interval. Inspanningsgerelateerde aritmieën zijn typisch voor het familiaire verlengde QT-syndroom waaraan de zus van de jongen plotseling is overleden.

Wat te doen

Initieel behandelen met een bètablokker, maar het plaatsen van een ICD (interne defibrillator) dient overwogen te worden.

Samenvatting

Congenitaal verlengd QT-syndroom.

Moeilijkheidsgraad: ★★

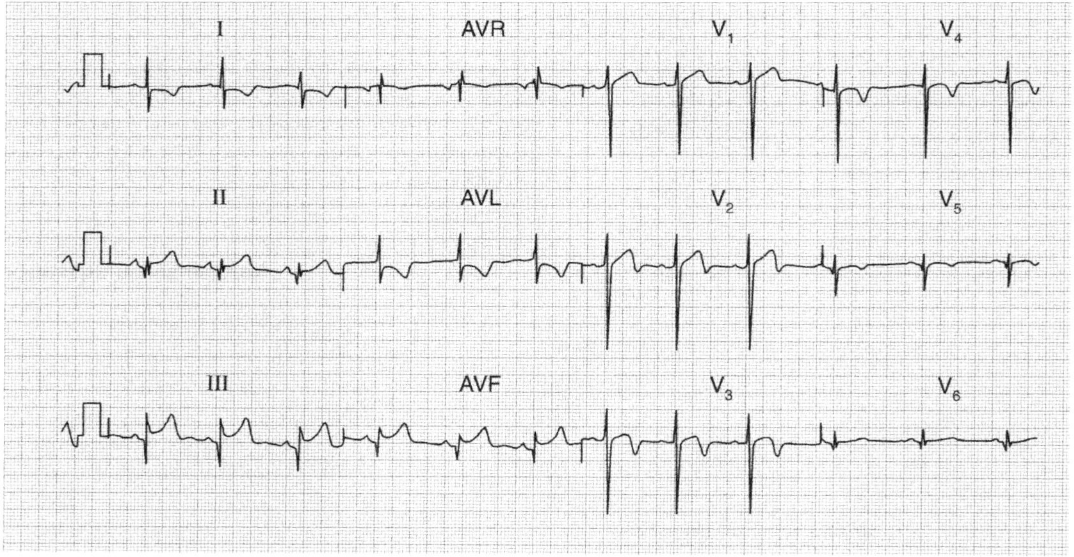

ECG 132 Een man van 70 jaar, al tien jaar bekend met angina, wordt in het ziekenhuis gepresenteerd met ernstige centrale pijn op de borst die al vier uur aanhoudt. Dit is zijn ECG. Wat zie je en wat zou je doen?

ANTWOORD 132

ECG-beoordeling:

- sinusritme
- normale as
- Q's in de afleidingen III en AVF
- verder normale QRS-complexen
- verhoogd ST-segment in de afleidingen II (voorafgegaan door ondiepe S), III en AVF
- bifasische T-toppen in de afleidingen V_2-V_3
- T-top-inversie in de afleidingen V_4-V_5

Klinische interpretatie

De Q's in de onderwand wijzen op een oud infarct. Het verhoogde ST-segment in de afleidingen III en AVF zouden goed kunnen passen bij een acuut infarct, maar het verhoogde ST-segment in afleiding II is een *high take-off*, omdat het vooraf wordt gegaan door een S. Het vermoeden rijst dat de verandering in de afleidingen III en AVF hier niet significant zijn. De veranderingen in de voorwand wijzen meer op een non-Q-infarct.

Wat te doen

Er is genoeg bewijs dat behandeling met trombolyse rechtvaardigt waarbij dit natuurlijk dient samen te gaan met pijnbestrijding en het geven van aspirine.

Samenvatting

Mogelijk oud en/of nieuw onderwandinfarct: non-Q-voorwandinfarct.

Moeilijkheidsgraad: ⋆

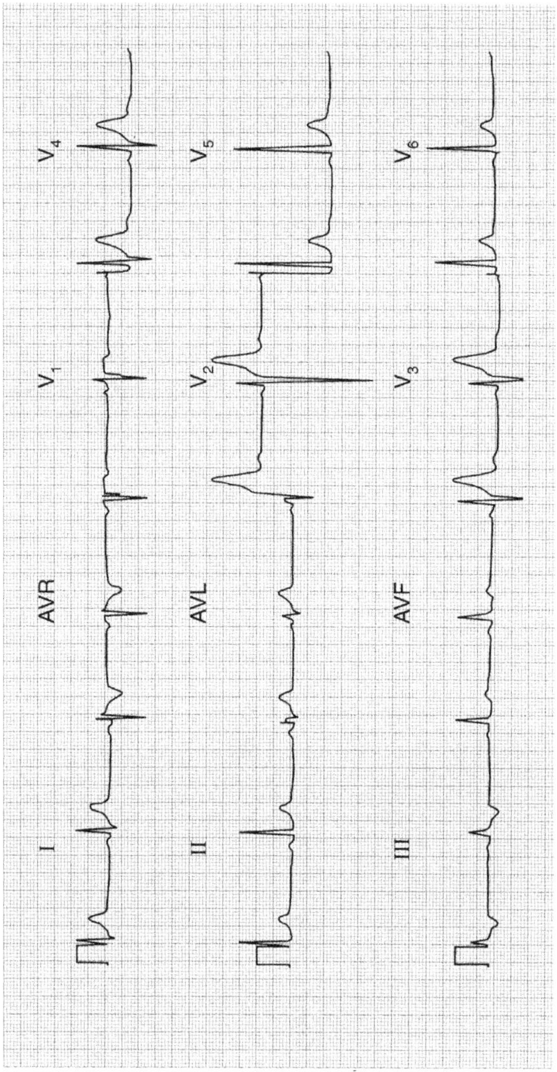

ECG 133 Dit ECG van een 30-jarige man is gemaakt als onderdeel van een, op eigen initiatief ingezet, gezondheidsonderzoek. Hij had geen klachten, maar is het ECG normaal?

ANTWOORD 133

ECG-beoordeling:

- sinusritme
- normale as
- 'voltagecriterium' voor linkerventrikelhypertrofie (hoogte van de R in afleiding V_6, plus de diepte van de S in afleiding V_2 is samen meer dan 35 mm)
- T-top-inversie in afleiding III
- prominente U-golf in de afleidingen V_2-V_6

Klinische interpretatie

'Voltagecriteria' voor een linkerventrikelhypertrofie zijn niet betrouwbaar en zijn vaak overschrijdend bij jonge mensen. Er is hier niets dat wijst op een linkerventrikelhypertrofie. De T-top-inversie in afleiding III is een normale en acceptabele variant. Wanneer U-golven ontstaan, komt dit meestal door een elektrolytenstoornis en gaat dit vaak samen met een afgevlakte T-top. Wanneer zij voorafgegaan worden door een spitse T, zoals hier, is dat normaal.

Wat te doen

Ervan uitgaand dat de bloeddruk van deze patiënt normaal is en het onderzoek geen andere oorzaak aangeeft voor de linkerventrikelhypertrofie, zoals een aortaklepaandoening, is verdere actie niet noodzakelijk.

Samenvatting
Normaal ECG.

Moeilijkheidsgraad: ★★★

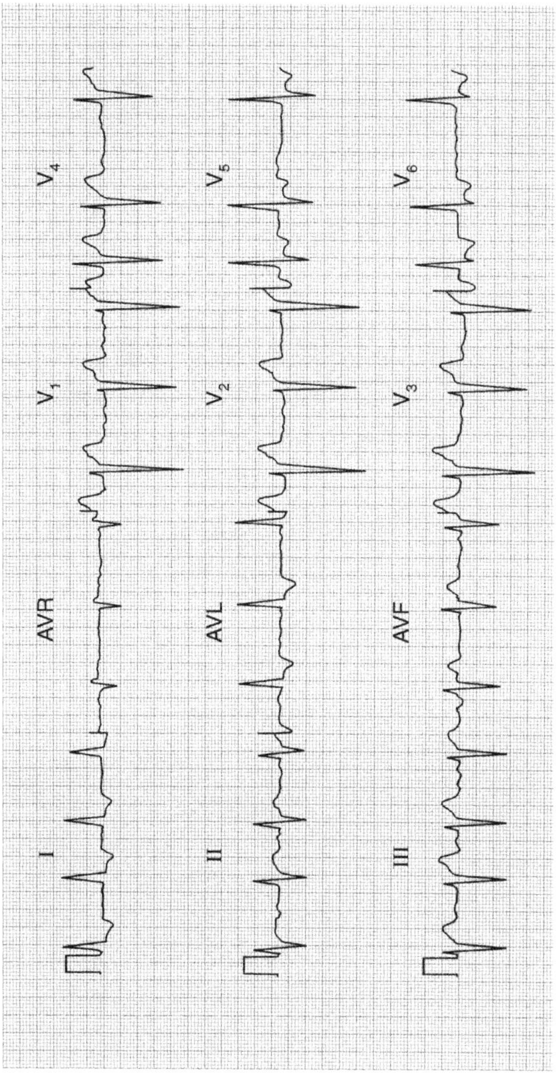

ECG 134 Dit ECG is gemaakt van een 60-jarige man die werd opgenomen met ernstig hartfalen. Wat zie je en wat zou je doen?

ANTWOORD 134

ECG-beoordeling:

- atriumfibrillatie
- linker anterior hemiblok
- linkerventrikelhypertrofie volgens 'voltagecriterium' (hoogte van de R in afleiding V_6 plus de diepte van de S in afleiding V_1 = 40 mm)
- laterale T-top-inversie

Klinische interpretatie

Afgezien van de atriumfibrillatie is de ventrikelfrequentie in orde. Het linker anterior hemiblok wijst op een aandoening in het geleidingssysteem. De laterale T-top-inversie kan het gevolg zijn van een intraventriculaire geleidingsvertraging, door een linkerventrikelhypertrofie of zelfs door ischemie. De T-top-veranderingen hebben niet de kenmerken van een digitaliseffect.

Wat te doen

Het is van belang te weten welke medicamenteuze behandeling de patiënt al heeft. Als de patiënt nog geen digoxine gebruikt dan dient dit met enige voorzichtigheid te gebeuren, omdat de ventrikelfrequentie wel eens lager kan worden dan verwacht bij een atriumfibrillatie. Het is ook van belang uit te zoeken wat de oorzaak kan zijn van de linkerventrikelhypertrofie. Neem daarbij mee dat de huidige bloeddruk niet representatief hoeft te zijn voor het huidige niveau.

Samenvatting
Atriumfibrillatie, linker anterior hemiblok en mogelijk een linkerventrikelhypertrofie.

Moeilijkheidsgraad: ★★★

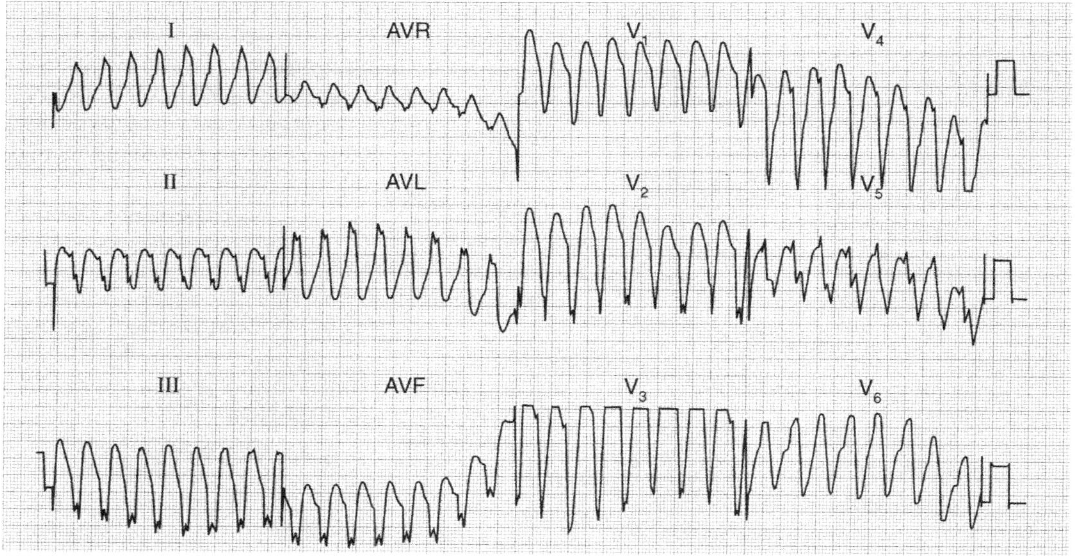

ECG 135 Een 60-jarige man gaf gedurende enige jaren aan periodiek last te hebben van palpitaties. Tussen de aanvallen door voelde hij zich goed; er werden geen lichamelijke afwijkingen gevonden en zijn ECG was normaal. Uiteindelijk werd dit ECG gemaakt tijdens zo'n aanval. Wat is de aritmie en wat zou je doen?

ANTWOORD 135

ECG-beoordeling:

- regelmatig breed complex tachycardie
- QRS-complex, duur 160 ms
- linkerasdeviatie
- onduidelijke QRS-complexconfiguratie, maar de complexen zijn in alle borstwandafleidingen neerwaarts gericht, met een QS-patroon in afleiding V_6

Klinische interpretatie

De combinatie van een regelmatig breed complex tachycardie, concordante QRS-complexen over alle afleidingen neerwaarts gericht en het QS-complex in afleiding V_6 zijn karakteristiek voor een ventrikeltachycardie.

Wat te doen

Patiënten die alleen maar zo nu en dan last hebben van hun aritmie en die zich verder goed voelen, zijn moeilijk te behandelen. Deze patiënt moet zeker voor een echocardiogram gaan om een cardiomyopathie uit te sluiten, en voor een inspanningsproef om ischemie en inspanningsgerelateerde aritmieën uit te sluiten. Bij de leeftijd van 60 jaar behoort een coronair-angiografie zeker tot de indicaties. Behandeling met amiodaron is even effectief als de keuze voor een anti-arrhythmicum op basis van herhaalde elektrofysiologische onderzoeken. Als deze episodes een syncope veroorzaakten, dan dient het plaatsen van een interne defibrillator overwogen te worden.

Samenvatting
Ventriculaire tachycardie.

Moeilijkheidsgraad: ★★

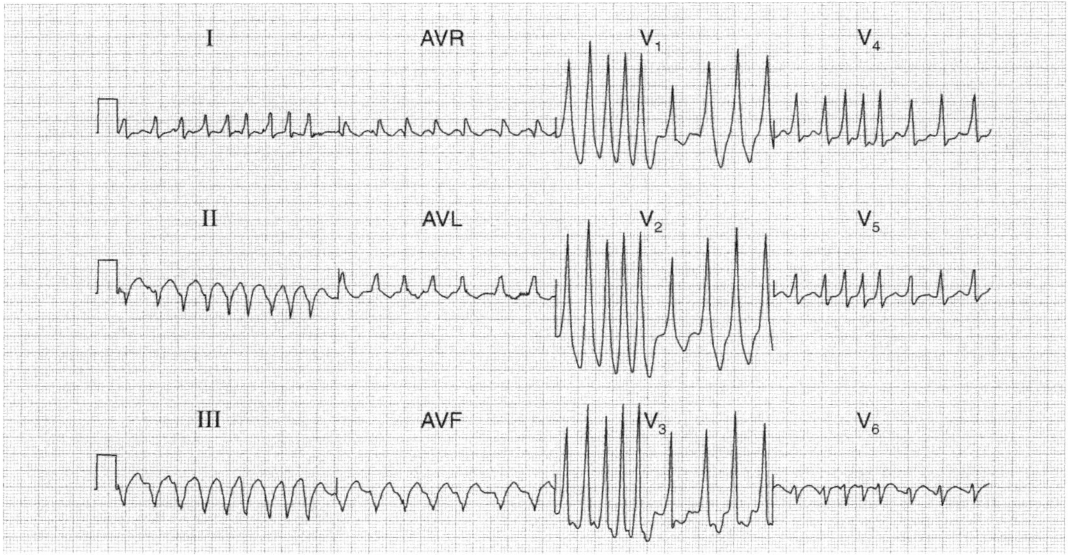

ECG 136 Bij een 25-jarige vrouw die al 10 jaar periodiek klachten lijkend op een paroxismale tachycardie heeft, werd dit ECG gemaakt gedurende zo'n moment. Wat is het ritme en wat is het onderliggende probleem?

ANTWOORD 136

ECG-beoordeling:

- onregelmatige tachycardie, ongeveer 200/min
- P-top niet consistent zichtbaar
- linkeras
- QRS-duur varieert van 120-160 ms
- QRS laat een dominante R zien in afleiding V_1 en een prominente S in afleiding V_6
- na de langere pauze lijkt het opgaande been van het QRS-complex komvormig te verlopen

Klinische interpretatie

De zichtbare onregelmatigheid kan alleen maar verklaard worden door de atriumfibrillatie. De brede QRS-complexen worden mogelijk veroorzaakt door een rechterbundeltakblok, maar de dominante R in afleiding V_1 samen met het komvormig oplopende been van het QRS-complex, in enkele afleidingen te zien, wijst op een Wolff-Parkinson-White-syndroom (type A).

Wat te doen

De combinatie van een Wolff-Parkinson-White-syndroom met een atriumfibrillatie is erg gevaarlijk, want het kan in ventrikelfibrilleren ontaarden. Het ritme dient met spoed behandeld te worden, wat de klinische staat van de patiënt ook is. Het is van belang een medicijn te kiezen dat niet de AV-knoop blokkeert en de prikkelgeleiding van de accessoirebundel verhoogt, want dat zal de kans op een VF vergroten. Daarom zijn adenosine, digoxine, verapamil en lidocaïne gecontra-indiceerd. Medicijnen die de prikkelgeleiding over de accessoirebundel vertragen, zijn bètablokkers, flecaïnide en amiodaron. Daarna is een elektrofysiologisch onderzoek nodig om vast te stellen of een accessoirebundel aanwezig is en eventueel voor ablatio in aanmerking komt.

Samenvatting

Atriumfibrillatie met een Wolff-Parkinson-White-syndroom.

Moeilijkheidsgraad: ★★★

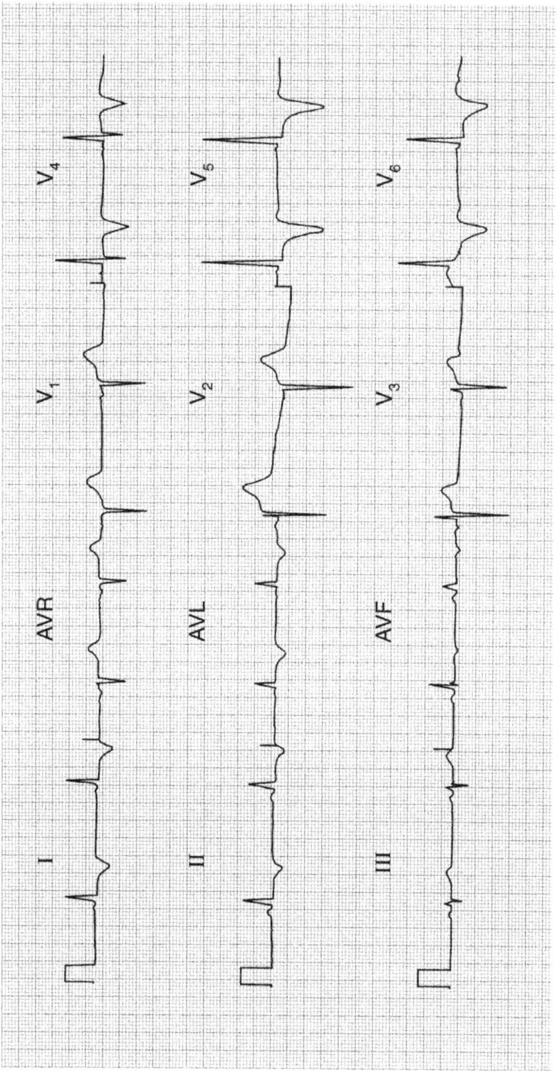

ECG 137 Een 35-jarige man wordt op de polikliniek gezien met pijn op de borst tijdens inspanning, een enkele keer gepaard gaand met duizeligheid. Dit is het ECG. Wat is de vermoedelijke diagnose? Naar welke kenmerken ga je op zoek?

ANTWOORD 137

ECG-beoordeling:

- sinusritme
- normale as
- normale QRS-complexen
- duidelijke T-top-inversie in de afleidingen I, II, AVL en V_4-V_6

Klinische interpretatie

Anterolaterale T-top-inversie zo duidelijk als hier kan het gevolg zijn van een non-Q-infarct of zelfs veroorzaakt worden door linkerventrikelhypertrofie. Echter, er zijn verder geen aanwijzingen voor een linkerventrikelhypertrofie op dit ECG, dat duidelijk genoeg tekenend is voor een hypertrofische cardiomyopathie.

Wat te doen

Kenmerken die horen bij een hypertrofische cardiomyopathie, zijn een 'vreemde polsslag', een ruis over de aorta die beduidend luider is na een pauze, veroorzaakt door een extrasystole, en een mitralisregurgitatie. Hypertrofische cardiomyopathie kan het best gediagnosticeerd worden met een echocardiografie waarop een asymmetrische septale hypertrofie te zien is, evenals het naar voren bewegen van de mitralisklep tijdens systole en het soms eerder sluiten van de aortaklep. Het echocardiogram liet alle kenmerken zien die passen bij de diagnose hypertrofische cardiomyopathie.

Samenvatting
Overduidelijke T-top-inversie in de anterolaterale afleidingen, wijzend op een hypertrofische cardiomyopathie.

Moeilijkheidsgraad: ★★★

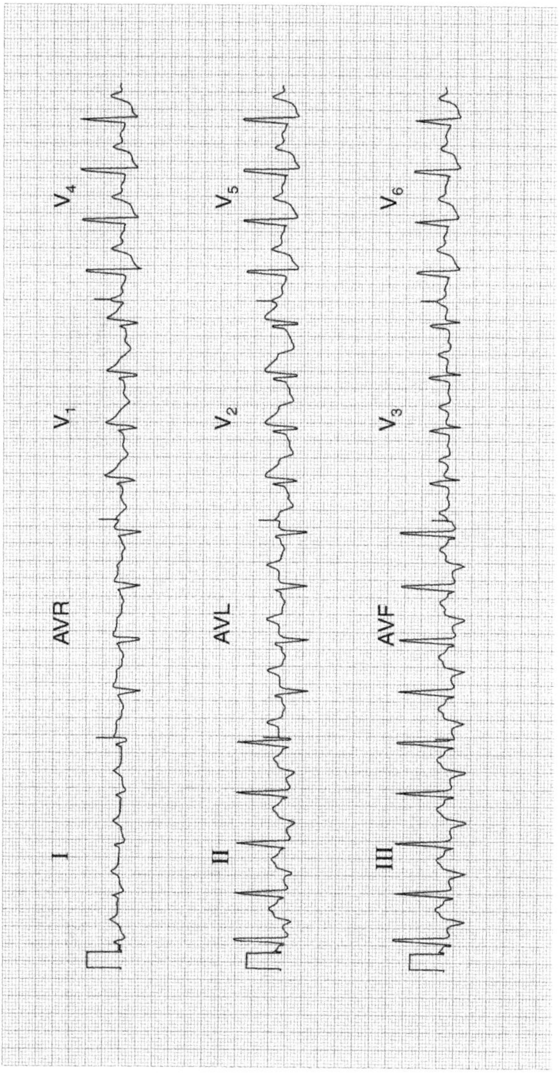

ECG 138 Dit ECG werd van een 30-jarige vrouw gemaakt die werd opgenomen met een diabetische keto-acidose. Wat zie je?

ANTWOORD 138

ECG-beoordeling:

- sinusritme
- normaal PR-interval
- normale as
- QRS-duur bovengrens van normaal 120 ms, maar QRS-complexen zijn verder normaal
- ST-segment niet eenvoudig te bepalen, maar lijken verhoogd in de afleidingen V_1 en V_2, en een depressie in de afleidingen V_4-V_6 (opwaarts komvormig verlopend)
- T-top-inversie in de onderwandafleidingen en spits in alle afleidingen

Klinische interpretatie

Deze veranderingen zijn passend bij een hyperkaliëmie, die zeker heel goed aanwezig kan zijn bij een diabetische keto-acidose.

Wat te doen

Bij het zien van dit ECG dien je meteen te reageren door het serumkalium te laten bepalen: bij deze patiënt was het 7,1 mmol/L. Het daalde vrij snel met de behandeling van haar diabetes.

Samenvatting

Hyperkaliëmie.

Moeilijkheidsgraad: ★★★

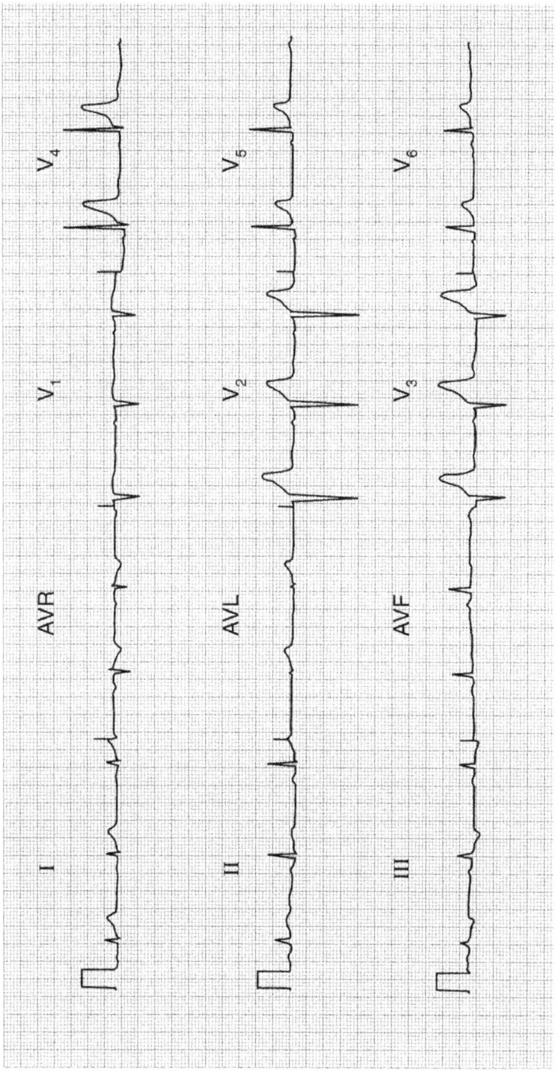

ECG 139 Dit ECG werd gemaakt als onderdeel van een gezondheidsonderzoek bij een asymptomatische 40-jarige man. Wat zou je verder gaan doen?

ANTWOORD 139

ECG-beoordeling:

- sinusritme
- normale as
- R-verlies in afleiding V_3
- *high take-off* ST-segment in afleiding V_4
- T-top-inversie in de afleidingen III en AVF

Klinische interpretatie

R-verlies in afleiding V_3 en het plotseling aanwezig zijn van een R in afleiding V_4 kan wijzen op een oud voorwandinfarct. Het verhoogde ST-segment in afleiding V_4, voorafgegaan door een S, zijn zeker normale varianten. De T-top-inversie in de onderwandafleidingen is waarschijnlijk 'niet-specifiek', maar kan het gevolg zijn van ischemie.

Wat te doen

Met een totaal asymptomatische patiënt is het moeilijk dit ECG te interpreteren. Waarschijnlijk zijn alle veranderingen niet-specifiek, maar ischemie kan op dit ECG niet uitgesloten worden. Het kan waardevol zijn om het ECG te herhalen om te zien of het R-verlies in afleiding V_3 is gekomen door een foutieve plaatsing van de elektrode toen het ECG werd gemaakt. Ook kan het waardevol zijn de patiënt te vragen een diepe zucht te nemen op het moment dat de onderwandafleidingen gemaakt worden, om te kijken of de T's normaliseren. Als de ECG veranderingen te zien blijft geven, dan is een inspanningsproef op zijn plaats.

Samenvatting
Waarschijnlijk normaal met een *high take-off* ST-segment, maar mogelijk inferior ischemie en mogelijk een oud anterior infarct.

Moeilijkheidsgraad: ★★★

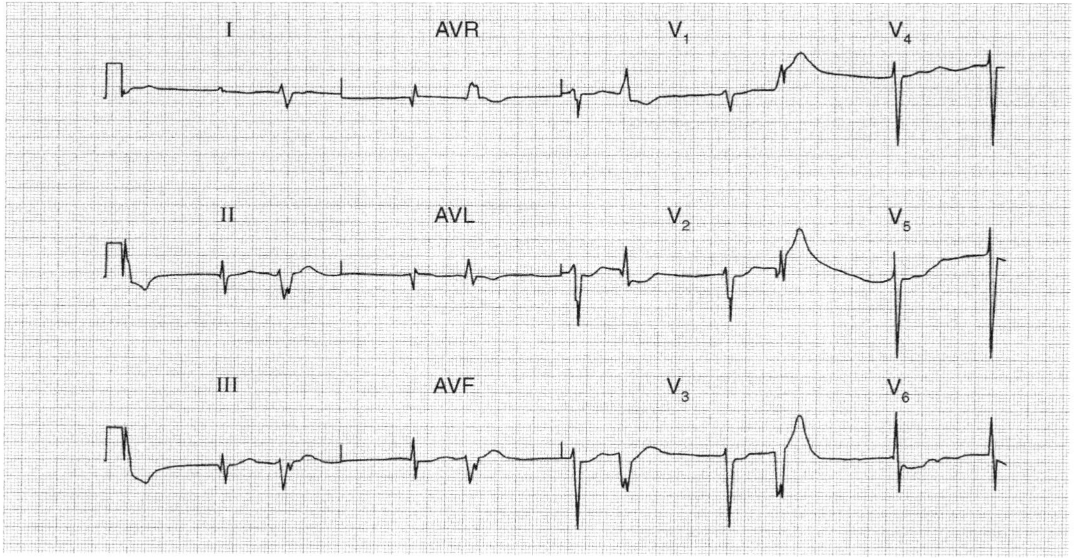

ECG 140 Een 60-jarige vrouw met langer bestaand hartfalen, oorzaak onbekend, klaagt over anorexie, gewichtsverlies, algehele zwakte en lusteloosheid. Helpt dit ECG bij het stellen van de diagnose en de behandeling?

ANTWOORD 140

ECG-beoordeling:

- atriumfibrillatie
- gekoppelde ventriculaire extrasystolen
- Q's in afleiding AVL (bij de supraventriculaire slagen)
- afgevlakte T's en prominente U's (het best te zien in afleiding V_3)
- komvormige ST-segmentdepressie in afleiding V_6

Klinische interpretatie

Een patiënt met hartfalen en met een atriumfibrillatie gebruikt zeker digoxine en diuretica. Het verhaal van anorexie en gewichtsverlies kan wijzen op een digoxine-intoxicatie en het zwakke slappe gevoel kan veroorzaakt worden door de hypokaliëmie. Het ECG bevestigt dit. In afleiding V_6 is het digoxine-effect te zien, de gekoppelde ventriculaire extrasystolen komen voort uit een digoxinetoxiciteit. De vlakke T en prominente U wijzen op een hypokaliëmie.

Wat te doen

Onthoud dat een hypokaliëmie het effect van digoxine versterkt. Het verdient daarom de voorkeur te stoppen met digoxine, de elektrolyten te controleren en oraal kaliumsuppletie te geven. Geef geen anti-arrhythmicum. Behandel het hartfalen met vasodilatatoren. De conditie van de vrouw verbeterde zienderogen toen haar digoxinedosis werd verminderd, zij oraal kalium kreeg, er gestart werd met een ACE-remmer en zij een lagere dosering diuretica kreeg.

Samenvatting
Atriumfibrillatie met ventriculaire extrasystolen; mogelijk digoxinetoxiciteit en hypokaliëmie.

Moeilijkheidsgraad: ★★★

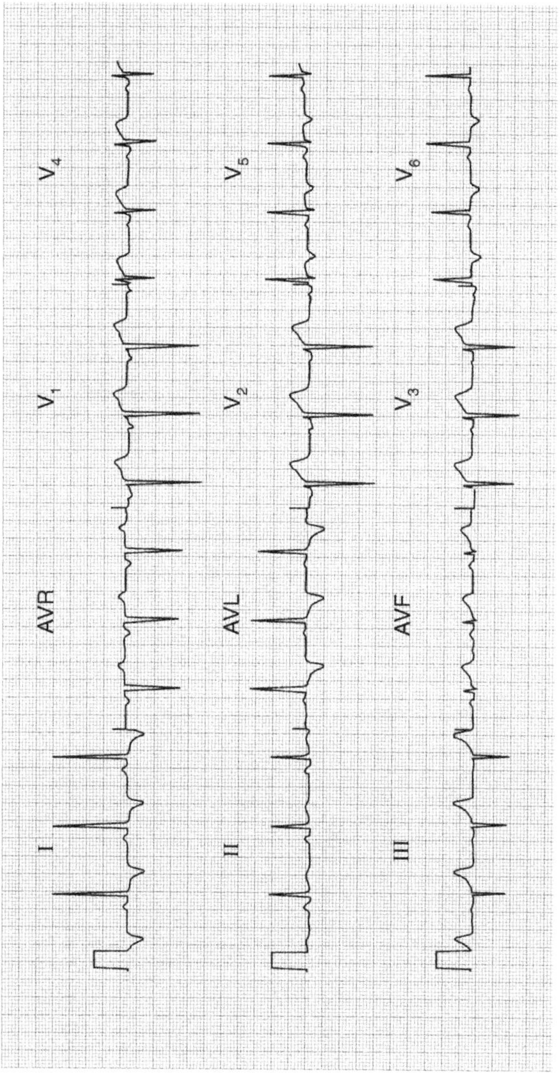

ECG 141 Een 50-jarige man heeft typische angina-pectorisklachten. Zijn bloeddruk is 150/90 en hij heeft over de aorta een systolische ejectieruis. Dit is zijn ECG. Wat is de mogelijke oorzaak van zijn angina en wat zou je eraan kunnen doen?

ANTWOORD 141

ECG-beoordeling:

- sinusritme
- normale as
- normale QRS-complexen
- verhoogd ST-segment voorafgegaan door een Q in de afleidingen V_4-V_5
- T-top-inversie in de afleidingen I, AVL en V_5-V_6

Klinische interpretatie

Het verhoogde ST-segment in de afleidingen V_4-V_5 is het gevolg van een *high take-off* en niet belangrijk. De laterale T-top-inversie kan wijzen op een linkerventrikelhypertrofie of op ischemie en de patiënt kan een aortastenose of een coronairlijden hebben. Het niet-aanwezig zijn van een hoge R maakt laterale ischemie meer vanzelfsprekend dan linkerventrikelhypertrofie, maar dit is dikwijls moeilijk te onderscheiden op een ECG.

Wat te doen

Echocardiografie zal aan moeten tonen of de patiënt een significante aortaklepaandoening heeft. Vergeet niet dat anemie een systolische ruis en angina kan veroorzaken, maar wellicht niet deze graad van T-top-inversie. De patiënt heeft coronairlijden.

Samenvatting
Waarschijnlijk laterale ischemie, maar mogelijk linkerventrikelhypertrofie.

Moeilijkheidsgraad: ★★★

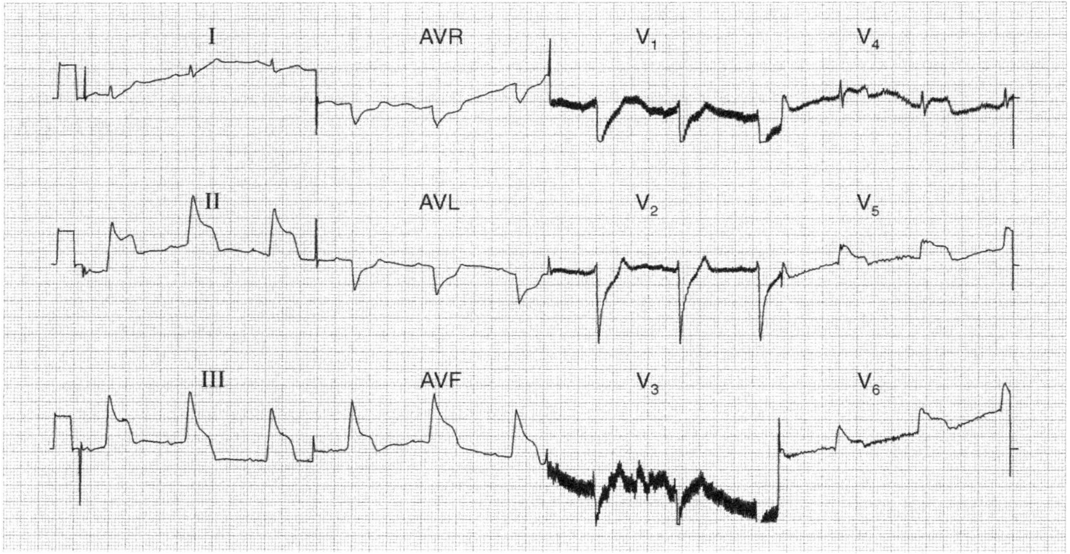

ECG 142 Dit ECG was door de ambulancedienst gemaakt bij een 50-jarige vrouw die al enige jaren bekend was met periodes van pijn op de borst en die nu de ambulancedienst heeft gebeld na ernstige pijnklachten. Tegen de tijd dat zij op de SEH gepresenteerd werd, was de pijn verdwenen en was haar ECG helemaal schoon. Wat is er gebeurd?

ANTWOORD 142

ECG-beoordeling:

- artefacten in de afleidingen V_1 en V_3
- sinusritme
- normaal PR-interval
- normale as, breed QRS-complex (ongeveer 160 ms)
- verhoogd ST-segment in de afleidingen II, III, AVF en V_4-V_6
- T-toppen mogelijk normaal

Klinische interpretatie

Als je het zo bekijkt, lijkt het hier om een acuut anterolateraal infarct te gaan. Een andere uitleg, gezien de wijdverspreide veranderingen, kan zijn dat het om een pericarditis gaat. Echter, omdat het ECG weer terugkwam tot normaal en er geen pijn meer is, lijkt het hier meer om een Prinzmetal-angina te gaan.

Wat te doen

Prinzmetal-angina werd voor het eerst in 1959 beschreven. Het ontstaat in rust en de kenmerkende verhoogde ST-segmenten zijn niet te reproduceren op het ECG bij inspanning. Tijdens angiografie, met pijn, wordt het gezien als gevolg van spasmen van een of meer coronaire arteriën. Echter, relatief weinig patiënten hebben bij dit type angina normale coronairvaten en de spasmen ontstaan vaak op de plaatsen met de arteriosclerotische plaques. Een coronair-angiografie is zeker geïndiceerd.

Samenvatting
Prinzmetal-angina.

Moeilijkheidsgraad: ★★★

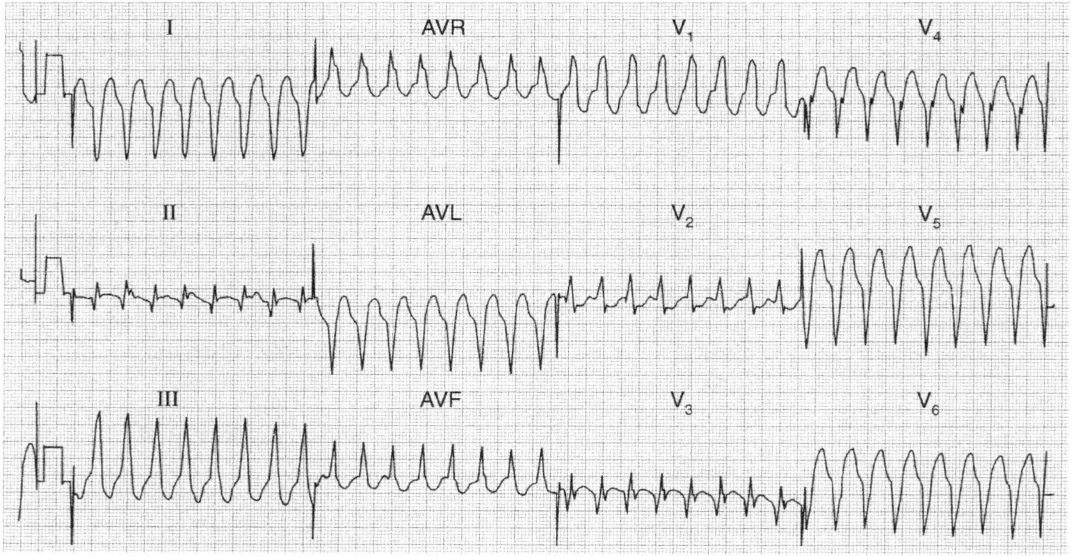

ECG 143 Een 45-jarige man wordt naar het ziekenhuis gebracht omdat hij al twee uur lang heftige pijn op de borst heeft. Zijn bloeddruk is 150/80 en er zijn geen tekenen van hartfalen. Wat zie je op het ECG en zou je hem behandelen?

ANTWOORD 143

ECG-beoordeling:

- breed complex tachycardie, frequentie 200/min
- geen P-toppen
- rechterasdeviatie
- QRS-complex duur ongeveer 140 ms
- rechterbundeltakblokpatroon waarbij de R-top groter is dan de R^1-accenttop in afleiding V_1
- niet-concordante QRS-complexen met negatief QS-patroon in afleiding V_6 (dat wil zeggen: de complexen zijn opwaarts gericht in afleiding V_1 en neerwaarts in afleiding V_6)

Klinische interpretatie

Dit is of een ventriculaire tachycardie of een supraventriculaire tachycardie met een rechterbundeltakblok. In het voordeel van eerstgenoemde pleiten de brede QRS-complexen en het feit dat de R-top groter is dan de R^1-accenttop in afleiding V_1 (dat wil zeggen: dit is niet een typisch rechterbundeltakblokpatroon).
Tegen een ventriculaire tachycardie pleiten de rechterasdeviatie en de verschillende richtingen waarin de QRS-complexen lopen in de borstwandafleidingen.

Wat te doen

Het probleem bij deze patiënt is om erachter te komen of hij een myocard-infarct heeft doorgemaakt met als complicatie een ventriculaire tachycardie of dat hij een aritmie heeft op basis van angineuze pijn. Omdat hij hemodynamisch stabiel is, verdient hij pijnstilling, carotis-sinus-massage, adenosine en lidocaïne te krijgen en wel in die volgorde. Bij twijfel, wanneer zijn bloeddruk zakt of wanneer zich hartfalen ontwikkelt, is cardioversie de veiligste actie.
De patiënt werd gecardioverteerd en het ECG vertoonde een onderwandinfarct. Het ritme was waarschijnlijk een ventriculaire tachycardie.

Samenvatting
Breed complex tachycardie van onbekende oorsprong.

Moeilijkheidsgraad: ★★★

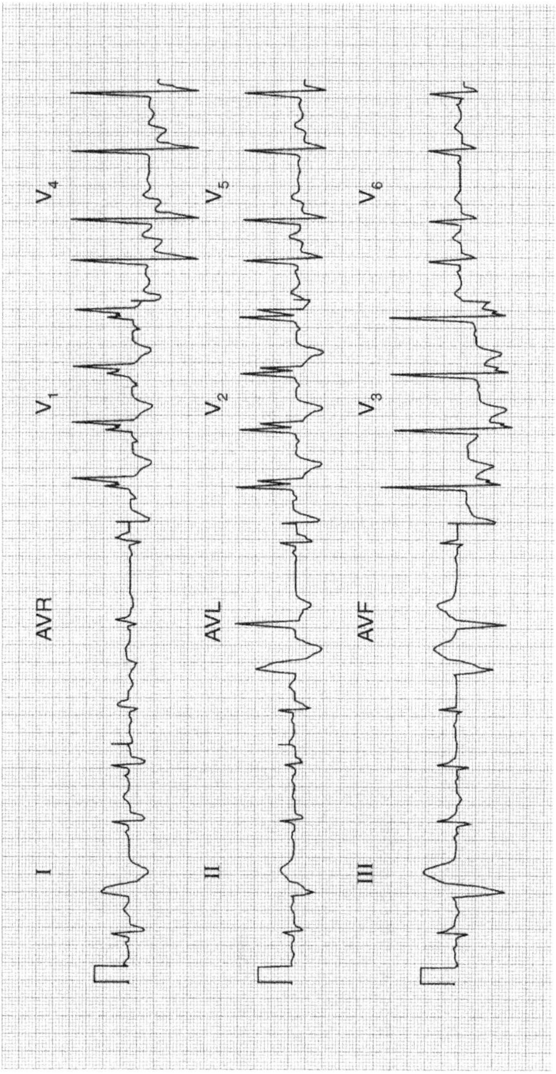

ECG 144 Dit ECG werd van een 65-jarige man gemaakt die klaagde over kortademigheid en die tekenen had van een matig hartfalen. Wat zie je op het ECG? Heeft het implicaties voor de behandeling?

ANTWOORD 144

ECG-beoordeling:

- sinusritme
- multifocale ventriculaire extrasystolen
- rechterbundeltakblok
- Q's in de sinusslagen in de afleidingen III en AVF

Klinische interpretatie

De aanwezigheid van Q's in de onderwandafleidingen wijzen op een oud infarct. De ischemische aandoening is daarom de mogelijke oorzaak van de extrasystolen en het rechterbundeltakblok.

Wat te doen

Het onder controle brengen van het hartfalen kan heel goed leiden tot het verdwijnen van de extrasystolen; de extrasystolen moeten niet behandeld worden met een anti-arrhythmicum. De aanwezigheid van multifocale extrasystolen moeten je attenderen op een mogelijke elektrolytenstoornis of een digoxine-intoxicatie.

Samenvatting
Multifocale ventriculaire extrasystolen, rechterbundeltakblok en mogelijk een oud onderwandinfarct.

Moeilijkheidsgraad: ★★

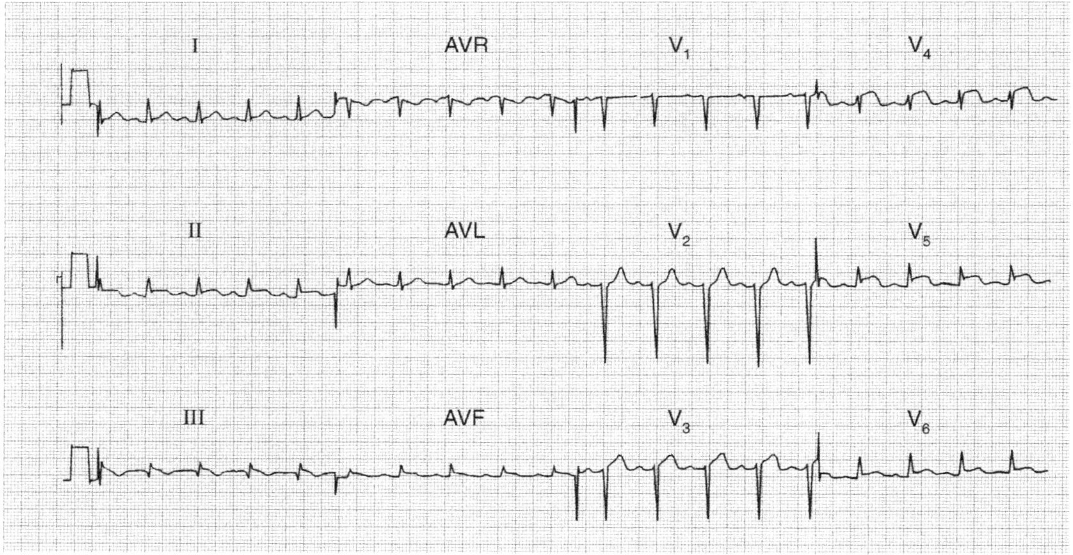

ECG 145 Dit ECG werd op de SEH gemaakt van een 25-jarige man met ernstige pijn op de borst. Er werden geen lichamelijke bijzonderheden gevonden, maar, als je dit ECG gezien hebt, waar zou je naar kijken en wat zou je doen?

ANTWOORD 145

ECG-beoordeling:

- sinusritme
- normale as
- normale QRS-complexen
- verhoogd ST-segment in de afleidingen I, II, III, AVF en V_4-V_6

Klinische interpretatie

Het verhoogde ST-segment in de afleidingen I en V_4, voorafgegaan door een S, is een *high take-off* en dus niet van betekenis. De ST-elevatie elders kan wijzen op een acuut infarct, maar gezien de wijdverspreide veranderingen, past het meer bij een pericarditis.

Wat te doen

Bij een 25-jarige is de diagnose van pericarditis meer op zijn plaats dan de diagnose van een infarct. Daarom dient er geen trombolyse gegeven te worden. De diagnose wordt gesteld wanneer de patiënt plat neergelegd wordt en het pericardwrijven (*rubbing*) makkelijker te horen is. Wanneer het echt zo is, zal er bij echocardiografie een pericardeffusie te zien zijn.

Samenvatting
Wijdverspreide ST-segmentelevatie, wijzend op een pericarditis.

Moeilijkheidsgraad: ★★★

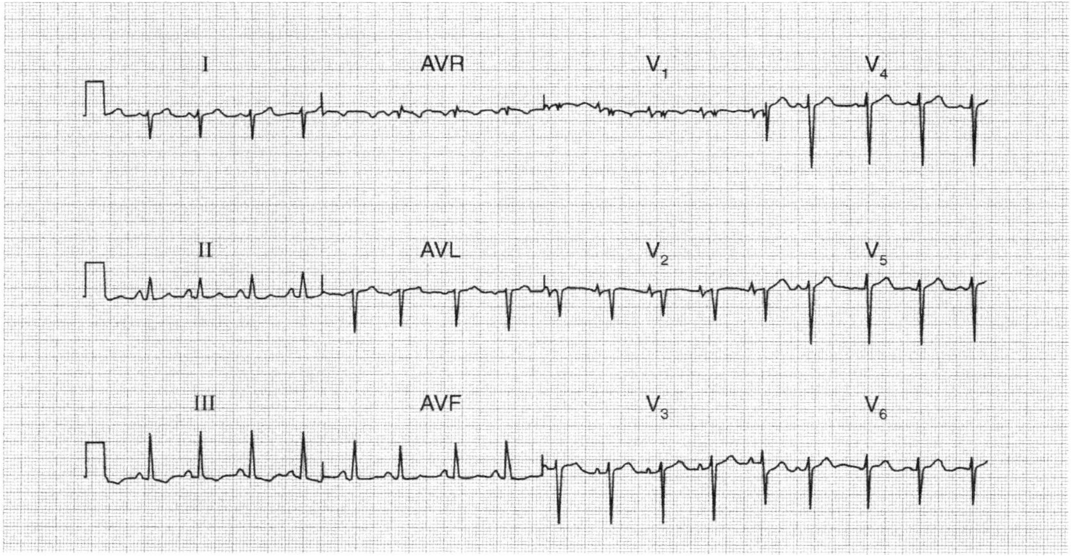

ECG 146 Dit ECG is van een 70-jarige man met benauwdheidsklachten. Welke afwijkingen zie je en wat is de meest voor de hand liggende diagnose?

ANTWOORD 146

ECG-beoordeling:

- sinusritme
- spitse P-toppen, het best te zien in de afleidingen V_1-V_2
- rechterasdeviatie (diepe S in afleiding I)
- RSR-patroon met normale QRS-duur in afleiding V_1 (partieel rechterbundeltakblok)
- diepe S in afleiding V_6 zonder linkerventrikelpatroon

Klinische interpretatie

Spitse P-toppen wijzen op een rechteratriumhypertrofie. Het partiële rechterbundeltakblokpatroon is niet significant. De rechterasdeviatie wordt nog al eens gezien bij lange, dunne mensen met een normaal hart, maar met een diepe S in afleiding V_6 wijst het op een rechterventrikelhypertrofie. Het niet tot verdere ontwikkeling komen van het linkerventrikelpatroon in de V-afleidingen (dat wil zeggen: diepe S'en tot aan afleiding V_6), komt doordat het rechterventrikel de meeste ruimte in het pericard inneemt. Dit wordt ook wel eens het 'clockwise rotation'-beeld genoemd (van onder af naar het hart gekeken) en is karakteristiek voor longlijden.

Wat te doen

Een thoraxfoto inclusief een laterale opname (waarop het rechterventrikel beter te zien is) en een longfunctieonderzoek kunnen bruikbaarder zijn dan een echocardiografie.

Samenvatting
Rechteratriumhypertrofie en mogelijk chronisch longlijden.

Moeilijkheidsgraad: ★★

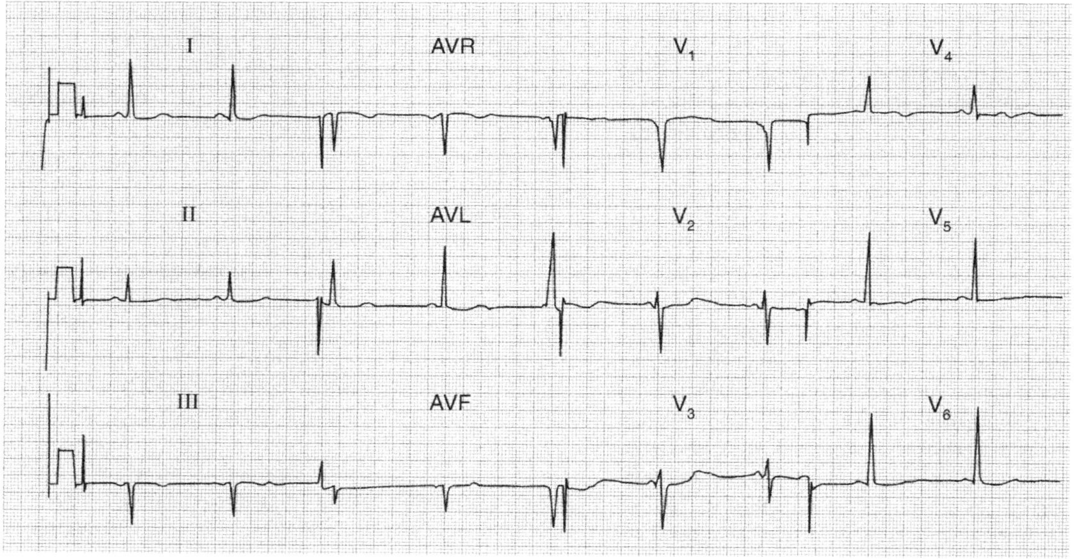

ECG 147 Dit ECG is van een 15-jarige jongen die tijdens het voetballen collabeerde. Zijn broer bleek plotseling te zijn overleden. Wat zie je op het ECG en welke klinische mogelijkheden dien je te overwegen?

ANTWOORD 147

ECG-beoordeling:

- sinusritme
- normaal PR-interval behalve het derde complex in afleiding AVL, wat lijkt op een preëxcitatiefase
- normale as
- normale QRS-complexen
- verlengde QT-tijd (ongeveer 640 ms)
- prominente U-golven, het best te zien in de borstwandafleidingen

Klinische interpretatie

De meest belangrijke afwijking die hier te zien is, is de verlengde QT-tijd en de aanwezigheid van U-golven. Dit patroon gaat vaak samen met een ventriculaire tachycardie van het type 'torsade' en met plotselinge dood.

Wat te doen

De familieanamnese wijst erop dat het hier heel goed kan gaan om een congenitale vorm van verlengde QT-tijd, het Jervell-Lange-Nielson- of het Romano-Ward-syndroom. Deze worden gekarakteriseerd door episodes van bewusteloosheid bij kinderen, vaak bij verhoogde activiteit van het sympathische systeem. Er dienen direct bètablokkers gegeven te worden als behandelvorm. Het plaatsen van een implanteerbare defibrillator kan noodzakelijk zijn. Het syndroom van de verlengde QT-tijd kan ook samengaan met het gebruik van anti-arrhythmica (quinidine, procaïnamide, disopyramide, amiodaron en sotalol) en met andere medicatie zoals ketanserine, prenylamine, tricyclische antidepressiva, erytromycine, Melleril® en lidoflazine. Elektrolytenafwijkingen (laag kalium, magnesium of calcium) kunnen ook een verlengde QT-tijd geven.

Samenvatting
Duidelijke verlenging van de QT-tijd met pathologische U-golven – het 'lange QT'-syndroom.

Moeilijkheidsgraad: ★★★

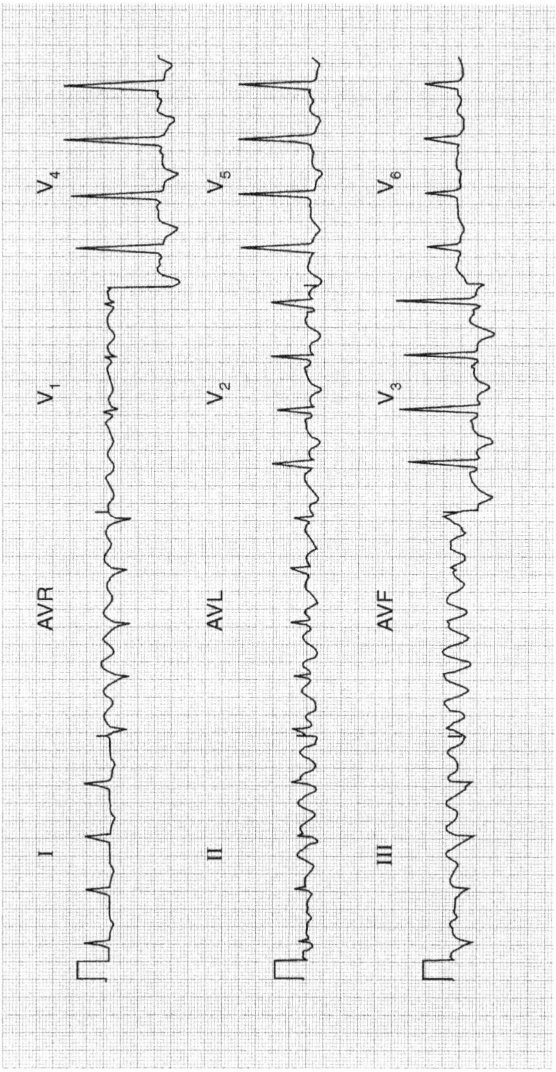

ECG 148 De afdelingsarts van de afdeling geriatrie is onzeker over dit ECG en vraagt je om raad. Welke vragen zou je hem stellen?

ANTWOORD 148

ECG-beoordeling:

- sinusritme
- trage ritmische golven, soms lijkt de basislijn op een atriumflutter, maar trager en grover
- kort PR-interval
- vertraagd opgaand been van het QRS-complex met name in afleiding I
- T-top-inversie in de voorwandafleidingen

Klinische interpretatie

De trage ritmische variatie komt door spierspanning en is niet cardiaal van origine. De korte PR-interval, het vertraagde opgaande been van het QRS-complex en de T-top-inversie zijn het gevolg van een Wolff-Parkinson-White-syndroom.

Wat te doen

Vraag de patiënt of hij de ziekte van Parkinson heeft; de tremoren, veroorzaakt door de ziekte van Parkinson, verklaren de variatie in de basislijn. Geeft de patiënt aan periodes te hebben van syncope of palpitaties? Dit zou het enige echte probleem kunnen zijn dat een WPW-syndroom kan veroorzaken bij de geriatrische patiënt.

Samenvatting

Spierartefacten, mogelijk door de ziekte van Parkinson: Wolff-Parkinson-White-syndroom.

Moeilijkheidsgraad: ★★★

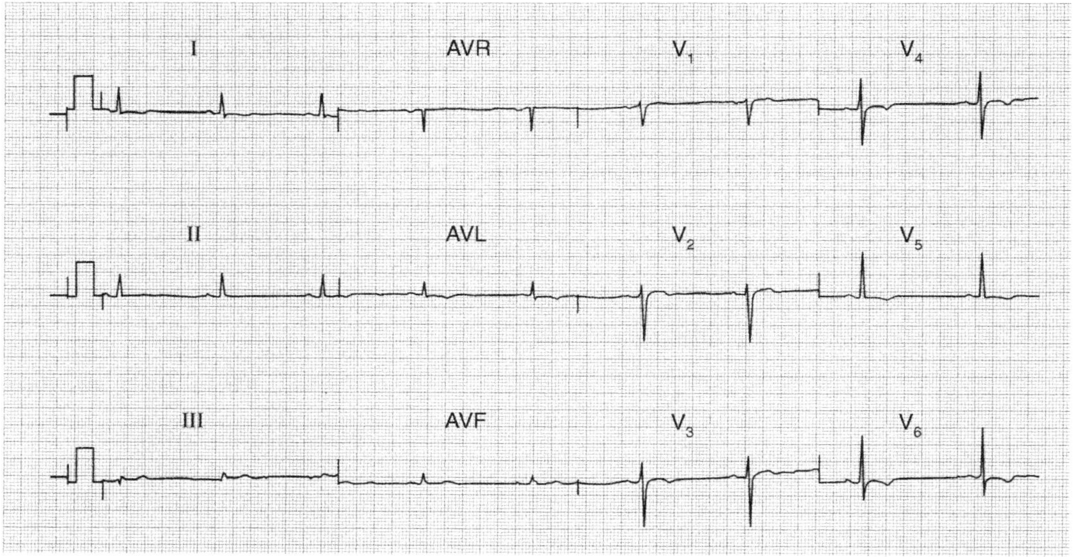

ECG 149 Een 30-jarige vrouw die al enige jaren voor haar depressie behandeld wordt, wordt in verband met zelfbeschadigend gedrag met spoed opgenomen in het ziekenhuis na een kleine hoeveelheid aspirine te hebben ingenomen. Bij onderzoek werden er geen afwijkingen gevonden, maar dit is haar ECG. Baart het je zorgen?

ANTWOORD 149

ECG-beoordeling:

- sinusritme
- normale as
- normale QRS-complexen
- T-top-inversie in de afleidingen I, AVL en V_4-V_6

Klinische interpretatie

Anterolaterale T-top-inversie wordt meestal door ischemie veroorzaakt, maar dit lijkt bij deze jonge vrouw zonder aanwijzingen voor een hartaandoening het meest onwaarschijnlijk. Een cardiomyopathie is een andere mogelijkheid, maar repolarisatie (T-top)-veranderingen kunnen door behandeling met lithium ontstaan.

Wat te doen

Zoals altijd wanneer de diagnose niet duidelijk is, dient men na te vragen welke medicatie de patiënte neemt. De patiënte gebruikte lithium en zowel een inspanningsproef als een echocardiografie leverden geen bewijs op voor hartlijden.

Samenvatting

Anterolaterale T-top-inversie ten gevolge van lithium.

Moeilijkheidsgraad: ★★★

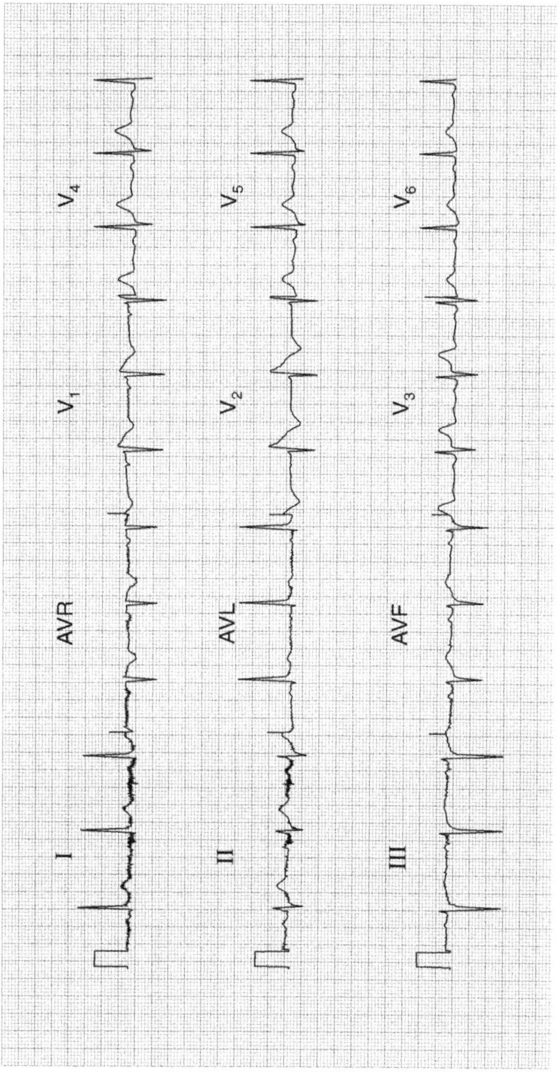

ECG 150 Dit ECG werd gemaakt van een 40-jarige man die in de supermarkt was flauwgevallen. Tegen de tijd dat hij werd gezien, voelde hij zich goed en werden er geen lichamelijke afwijkingen gevonden. Zou je dit ECG als normaal afgeven?

ANTWOORD 150

ECG-beoordeling:

- sinusritme, frequentie 70/min
- normale PR- en QRS-duur
- normale as
- de QRS-complexen in de afleidingen V_1-V_2 tonen een RSR-patroon
- ST-segmentelevatie en neerwaarts weglopend in de afleidingen V_1-V_2
- normale T-toppen

Klinische interpretatie

Dit is geen normaal ECG. De verschijningen in de afleidingen V_1-V_2 zijn kenmerkend voor het Brugada-syndroom.

Wat te doen

Het syndroom van Brugada is een genetische afwijking die het natriumtransport in het myocard verandert en het vatbaar maakt voor ventrikeltachycardie en ventrikelfibrillatie. Het flauwvallen van de patiënt werd mogelijk veroorzaakt door een aritmie. Het syndroom is vaak familiair. De ECG-veranderingen zijn niet blijvend en een dag later was het ECG van de patiënt weer helemaal normaal. De ECG-veranderingen en de ventriculaire tachycardieën kunnen veroorzaakt worden door anti-arrhythmica. De enige behandeling is het geven van een implanteerbare defibrillator.

Samenvatting
Syndroom van Brugada.

Moeilijkheidsgraad: ★★★

Register

Let op: de cijfers verwijzen naar de paginanummers en NIET naar de ECG-nummers. De *cursief* gedrukte nummers verwijzen naar pagina's met ECG's.

ACE-remmer 26, 46, 54, 80, 168, 194, 218
Adams-Stokes-aanval 12, 22, 38, 244
adenosine 18, 32, 112, 150, 236, 256, 278
alcoholische hartaandoening 54, 60, 190, 242
alteplase 56, 148
amfetamine 134
amiodaron 126, 152, 188, 192, 194, 238, 252, 276, 278, 300
anemie 8
  sinustachycardie 92, 114
  systolische souffle 288
aneurysma, ventriculair 118
angina *51*, 52, *65*, 66, *237*, *265*, 266, *269*, 270, *287*, 288
  instabiele 20, 90
angst
  benauwdheid *113*
  palpitaties *133*
  sinustachycardie 92
anorexia *285*, 286
anticoagulantia
  atriumfibrillatie 220
  linkeratriumhypertrofie 240
aortastenose 26, 44, *157*, 158, 268
  angina 266
  linkerventrikelhypertrofie 266
  systolische souffle 266, *287*, 288
aspirine 10, 80, 148, *303*, 304
atleet *145*, 146, 168, *211*, 212
atriale extrasystolen 28, 102, 226
atrioventriculair blok
  eerstegraads 156
  tweedegraads 46
atrioventriculair nodal escape 146
atrioventriculaire re-entry 228
atrium-septumdefect 58, *175*, 176, 186
atriumfibrillatie 16, 54, 66, 88, 96, 162, 188, 262
  en hypothermie 206
  met compleet blok 22
  met linker anterior hemiblok 106, 274
  met linkerbundeltakblok 26, 158
  met rechterbundeltakblok 98
  met snel ventriculair ritme 190, 220
  met ventriculaire extrasystolen 132, 286
  ventriculair gepaced ritme 164
  Wolff-Parkinson-White-syndroom 278
atriumflutter 142
  met 2:1-blok 32, 60
  met een 1:1-geleiding 236
  met een 4:1-blok 142, 242
  met traag ventriculair ritme 152
  oudere patiënt 152, 302
atriumtachycardie 150

beriberi 114
bèta-agonist 134

bètablokker *49*, 80, 90, 130, 150, 162, 168, 174, 188, 216, 278
bifasciculair blok 122, 136, 160, 210
bloedverlies, acuut 92
bradycardie 22, 84, 214
  sinus 216
bradycardie-tachycardie-variant door sino-atriale aandoening 224
Brugada-syndroom 306

captopril 182
cardiomyopathie 26, 54, 138
  atriumfibrillatie 220
  hypertrofisch 138, 212, 268, 280
  vergroot 194, 242
carotis-sinus-druk 32, 112, 134, 236, 248, 256
carotis-sinus-massage 150
cerebrale embolus 206, 258
cholesterol, verhoogd *153*, 154
clockwise rotatie 132, 182, 298
  rechterventrikelhypertrofie 208
CO_2-retentie, sinustachycardie 114
collaps gedurende sport *299*, 300
cor pulmonale 116
coronary bypass graft (CABG) 90, 162

DC-cardioversie 32, 68, 236, 292
  atriumfibrillatie 220
  atriumflutter 142
defibrillator, geïmplanteerd 276, 300
deltagolf 86, 140, 248, 264
dextrocardie 94
diabetes *105*, 106, *281*, 282
diamorfine 90, 192
digitaliseffect 16, 54, 88, 262
  anorexia/gewichtsverlies *285*, 286
  atriumfibrillatie 190, 262, 286
  atriumflutter 142

digoxine
  atriumfibrillatie 26, 96, 162, 188, 262, 278, 286
  atriumflutter 60, 142, 150
  dosering 54
  fibrilloflutter 88
  gedilateerde cardiomyopathie 242
  linkeratriumhypertrofie 240
  linkerbundeltakblok 26
  ST-segmentveranderingen 82
  toxiciteit 16, 262
disopyramide 300
duizeligheid *29*, *135*, 136, *237*, 238, *243*, 244
  aortastenose 266
  eerstegraads blok 38
  inspanningsgerelateerd *41*, 42, *279*
  intermitterend compleet blok 122
  onregelmatige pols *121*
  tweedegraads blok *171*, 172

Ebstein-anomalie 186
endocarditis, infectieus 124, 190
enkelzwelling *25*

feochromocytoom 134
fibrilloflutter 88
flecaïnide 32, 60, 142, 188, 278
furosemide 182

geelzucht *59*, 60
geleidingssysteem
  aandoening 274
  idiopathische fibrose 22
gewichtsverlies *133*, *285*, 286
glycoproteïne IIb/IIIa-remmer 174

hartblok
  compleet 12, 22

intermitterend 122
derdegraads 12, 22
eerstegraads 38, 64, 100, 184, 194, 200
atrioventriculair 46, 156
tweedegraads
2:1-type 22, 30, 32, 76, 160, 172, 244
Mobitz-type-II-blok 84, 122, 172
hartfalen *25*, *253*, 274, *285*, 286
hartruis *41*, *57*, 58
adolescent *185*, 186
kind *103*
stroom 102
zwangerschap *101*, 102
hemiblok, linker anterior 84, 152, 244, 254
aandoening geleidingssysteem 274
bifasciculair blok 136, 210
linkerasdeviatie 60, 76, 122, 128, 172
heparine 162, 174
His-bundel-geleidingsvertraging 200
hoofdletsel *263*, 264
hyperkaliëmie 10, 182, 216, 250, 282
atriumfibrillatie 262, 286
hypertensie *71*, 72, *215*, 216
hypertrofische cardiomyopathie 138, 212, 268, 280
hypocalciëmie 154
hypokaliëmie 16, 154, 272
hypomagnesiëmie 154
hypotensie 126, 252
hypothermie, atriumfibrillatie en 206

ICD 194, 268
infectieuze endocarditis 124, 190
INR 60
inspanningstest 10, 66
ischemie 10, 26, 150, 220, *227*, *245*
anterolateraal 20, 74, 90, 162
hyperacute T-top 250
inferior 148
lateraal 288
ST-segmentdepressie 82, 190

J-golf en hypothermie 170, 206
Jervell-Lange-Nielson-syndroom 300
junctie-escape-ritme 224
junctietachycardie 18, 112, 228

ketanserine 300
lang QT-syndroom 268, 300

lichamelijke fitheid, sinusbradycardie 216
lidocaïne, intraveneus 126, 188, 192, 252, 256, 278
linkerasdeviatie 128, 164, 172, 264, 276
bifasciculair blok 136, 160, 210
linker anterior hemiblok 76, 106, 122, 128, 172, 244
stil infarct 254
linkeratriumhypertrofie 240
linkerbundeltak
blok 26, 44, 52, 158, 194, 196, 252
geleidingsvertraging 200
linkerventrikelfalen *31*, 124, *235*
linkerventrikelhypertrofie 42, 56, 78, 212, 220, 266, 274, 288
T-top-inversie 72
anterolateraal 280
lateraal 288
voltagecriterium 266, 272, 274
lithiumtherapie 304

longembolie 62, 98, 178, 208, 222, 230
  recidiverend 24, 116
longkanker *259*, 260
longoedeem *105*, 106, *191*, 192
longziekte, chronisch 60, 116, 128, 132, *297*, 298
Lown-Ganong-Levine-syndroom 248

maligniteit 190
meningitis 258
mitralisklepvervanging *261*, 262
mitralisstenose 240
myocard-infarct 52, 126, *213*, 229, 230
  acuut anterior 14, 56, *67*, 68, 70, 118, 148
  acuut anterolateraal 40, 106, 110, 202, 218
  acuut inferior 34, 70
    met eerstegraads blok 100, 184
  acuut lateraal 128
  anterior 128
    non-Q 64, 174, 212, 270
    van onbekende leeftijd 80, 128, 254
  inferior 10, 124, 270, 294
  links inferior 254
  non-Q 50, 198, 270, 280
    anterior 36, 64, 212
    anterolateraal 198, 234
  oud 66, *83*, 168
    anterior 66, 76, 118
    inferior 56, 238, 270
  posterior 230
myxoedeem 154
  sinusbradycardie 216

negroïde mensen, T-top-afwijkingen *137*, 138, 234
nitraten 90, 162, 174

normaal ECG 48, 78, 142, 204, 216, 232, 234, 250, 272
  beroepsrijbewijs *203*, 204
  high take-off ST-segment 166, 284
  hypertensie *215*, 216
  kind 104
  prominente U-golf 274
  rechterdeviatie 170
  sino-atriale aandoening 224
  sinus-aritmie 48
  spitse T-top 250
  ventriculaire extrasystolen 130
  voltagecriterium voor linker-ventrikelhypertrofie 274

P mitrale 124, 216
P-top 30
  afwezig 182
  bifasisch 124, 216
  inversie 94
  notched 240
  spits 186, 298
pacemaker
  compleet blok 120
  eerstegraads blok met rechterbundeltakblok 200
  sino-atriale aandoening 224
  tweedegraads blok 30, 244
    met linkerasdeviatie 172
  tweedegraads blok en bifasciculair blok 84, 136, 160
  ventriculair gepaced ritme 164
palpitaties *17*, 18, *31*, *91*, *111*, *133*, 148, *149*, *179*, *255*, 256
  atriale extrasystolen 28
  atriumfibrillatie 132
  met benauwdheid *219*, *223*, *239*, 240
  sinustachycardie 92, 150
  ventriculaire tachycardie 276

percutane transluminale coronair
angioplastie (PTCA) 90, 162
pericardeffusie 260
maligne 260
pericarditis 246, 296
pericardwrijven 246
pijn op de borst *39*, *79*, *147*, *161*, 162, *289*
angina *65*, 66, *269*, 270
benauwdheid *217*
ernstig centraal *13*, *49*, *99*, *109*, *125*, *127*, *147*, *171*, *183*, *197*, *201*, *245*, *297*, 298
in rust *19*
inspanningsgerelateerd *9*, 10, *81*, *89*
ischemie *83*, 290
myocard-infarct *33*, 34, *55*, 56, *63*, 64, 70
niet-specifiek *107*
pleuraal *97*, *165*, 166
pols, vreemde 280
pompfunctiestoornis *53*, 54, *87*, *241*, 242
PR-interval
constant 30
verkort 86, 140, 146, 248, 264, 302
preëxcitatie 72, 300
prenylamine 300
Prinzmetal-angina 290
procaïnamide 300
pulmonale hypertensie 208
primair 24

Q-golf 10, 202, 254, 294
acuut anterolateraal infarct 40
anterolateraal infarct van onbepaalde ouderdom 80
kleine 204
myocard-infarct 34
ontwikkeling 70
QRS-complex
grootte 72
klein 132, 260
traag verlopend opgaand been 86, 140, 302
verbreed 102, 120, 164, 256, 264
QT-interval
congenitale verlenging 300
verlenging 152, 268
quinidine 300

R-golf
dominant 24, 86, 230
grootte 78
matige progressie 66, 76, 132
verlies 284
rechteras 182
rechterasdeviatie 256, 262
breed complex tachycardie 292
chronisch lijden 132
normaal ECG 144, 170, 298
rechterventrikelhypertrofie 24, 144, 170, 208, 298
rechteratriumhypertrofie 116, 186, 298
rechterbundeltakblok
atriale extrasystolen 102
atrioventriculair blok, tweedegraads 46
atrium-septumdefect 58, 186
bifasciculair blok 136, 160, 210
breed complex tachycardie 256
eerstegraads 200
ischemische aandoening 294
longembolie 98
partieel 298
supraventriculair tachycardie 176
trifasciculair blok 136, 244

rechterhartfalen *185*
rechterventrikelhypertrofie 116, 144, 178, 208, 230
  rechterasafwijking 170
  zwaar 22, 24
reteplase 56
reumatische hartaandoening *15*, 54, *181*, *261*, 262
  atriumfibrillatie 220
rijbewijs *139*, *203*, 204
Romano-Ward-syndroom 300

S-golf
  diepe 182, 208
  persisterend in afleiding V_6 102, 128
salbutamol 132
septale depolarisatie 204, 216
sick-sinus syndrome 224
sino-atriale aandoening 224
sinus-aritmie 48
sinusbradycardie 216
sinusritme
  met atriale extrasystolen 28
  met eerstegraads blok 38, 200
  met linkerbundeltakblok 44, 196
  met rechterbundeltakblok 58, 200
  met ventriculaire extrasystolen 8, 124, 226, 240
sinustachycardie 20, 62, 90, 92, 114, 116, 134, 150
slow VT 214
sotalol 238, 300
spierinfarct 302
spiertremor 302
splenomegalie *59*, 60
sport *137*, 138, *145*, 146, 168, *211*, 212, *267*, 268, *299*, 300
ST-segment
  elevatie 90, 110, 118, 128, 148, 166, 184, 202, 246, 270, 288, 296
  high take-off 166, 246, 270, 284, 288, 296
  niet-specifieke veranderingen 82, 108, 114
ST-segmentdepressie 110, 112, 184
  horizontaal 74, 190, 228, 236
  ischemie 82
  neerwaarts verlopend 16, 70, 74, 88, 114, 262
  vlak 82, 148
statine 10, 80, 168
stil atrium 224
streptokinase 56, 148
stroke *119*, *163*, 164, *205*, 206
subarachnoïdale bloeding 258
supraventriculaire extrasystolen 52, 198
supraventriculaire tachycardie 18, 112, 126, 176, 188
  met bundeltakblok 180, 256
syncope 276
systolische ruis *7*, 8, 58, *159*, 160
  aorta-ejectie *287*

T-top
  afgevlakt 108, 154, 262, 286
  bifasisch 240, 270
  inversie 72, 182, 204, 250, 258
    hypertrofische cardiomyopathie 186, 212, 268
    ischemie 182, 284
    lithiumbehandeling 304
    myocard-infarct 198
    non-Q-infarct 280
    pericardiale aandoening 260
    vergrote cardiomyopathie 242
    wijdverspreide 138, 260

niet-specifieke veranderingen 108, 114
spitse 182, 216, *249*, 250
tachycardie
atriaal 150
breed complex 68, 126, 158, 180, 192, *193*, 194, 252, 256, 276, 292
junctioneel 18, 112, 228
paroxismaal 72, *187*, *277*
sinus 20, 62, 90, 92, 114, 116, 134, 150
smal complex 228, 236
supraventriculair 18, 112, 126, 176, 180, 188, 256
ventriculair 68, 132, 180, 222, 252, 256, 276
torsade-type 152, 300
thyrotoxicose 54, 190
atriumfibrillatie 220
sinustachycardie 92, 114
tirofiban 174
tricyclische antidepressiva 300
trifasciculair blok 136, 244
trombolyse 14, 20, 64
linkerbundeltakblok 196
myocard-infarct 34, 70, 110, 148, 184, 198, 202, 218, 270
troponine 258

U-golf 16, 144, 154, 262, 272, 286, 300

Valsalva-manoeuvre 112, 248
vagusstimulatie 18
vena-jugularis-druk *115*, 116, *117*, *259*, 260
ventriculair aneurysma 118
ventriculair gepaced ritme 120, 164
ventriculaire extrasystolen 8, 130, 132, 152, 190, 202, 240, 254, 286
multifocaal 226, 238, 294
ventriculaire tachycardie 68, 132, 180, 222, 252, 256, 276
torsade-type 124, 152, 300
verapamil 18, 188, 228, 278
versneld idionodaal ritme 146
versneld idioventriculair ritme 214
vliegbrevet *231*
voltagecriterium, linkerventrikel-hypertrofie 78
volumeverlies, sinustachycardie 114
voortgeleidende banen, elektrofysiologische ablatie 264

wandering atrial pacemaker 146
Wolff-Parkinson-White-syndroom 180, 188, 222, 248, 264, 302
atriumfibrillatie en 278
type A 36, 86, 178, 278
type B 72, 140

ziekte van Parkinson 302
zwangerschap *7*, 8
benauwdheid *85*, 86, *207*
hartruis *101*, 102
sinustachycardie 114

Made in the USA
Monee, IL
08 November 2026

68144964R10174